T0280465

Verhaltenssüchte

Karl Mann
(Hrsg.)

Verhaltenssüchte

Grundlagen, Diagnostik, Therapie, Prävention

Mit 5 Abbildungen und 15 Tabellen

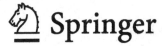 Springer

Herausgeber
Prof. Dr. Karl Mann
Klinik für Abhängiges Verhalten und Suchtmedizin
Zentralinstitut für Seelische Gesundheit (ZI)
Medizinische Fakultät Mannheim der
Universität Heidelberg
Deutschland

ISBN 978-3-642-38363-2   ISBN 978-3-642-38364-9 (eBook)
DOI 10.1007/978-3-642-38364-9

Die Deutsche Nationalbibliothek verzeichnet diese Publikation in der Deutschen Nationalbibliografie;
detaillierte bibliografische Daten sind im Internet über http://dnb.d-nb.de abrufbar.

SpringerMedizin
© Springer-Verlag Berlin Heidelberg 2014

Planung: Renate Scheddin, Heidelberg
Projektmanagement: Renate Schulz, Heidelberg
Lektorat: Dr. Angelika Koggenhorst-Heilig, Leimen
Projektkoordination: Eva Schoeler, Heidelberg
Umschlaggestaltung: deblik Berlin
Fotonachweis Umschlag: © PA/fotolia.com
Herstellung: Crest Premedia Solutions (P) Ltd., Pune, India

Gedruckt auf säurefreiem und chlorfrei gebleichtem Papier

Springer Medizin ist Teil der Fachverlagsgruppe Springer Science+Business Media
www.springer.com

Vorwort

Internetsucht, Sexsucht, Kaufsucht, Facebook-Sucht, die Aufzählung der »neuen Süchte« ließe sich beliebig fortsetzen. Spätestens bei »Arbeitssucht« oder »Marathonsucht« wird klar, dass wir es in den letzten Jahren mit einer fast schon »suchtartigen Ausweitung« des Suchtbegriffes zu tun haben. Eine kritische Bestandsaufnahme zur diagnostischen Einordnung und den Prävalenzen erscheint daher erforderlich.

Diese Aufgabe übernahmen 25 Expertinnen und Experten aus dem deutschen Sprachraum. Sie sind am Ende des Vorwortes aufgeführt. Auf Veranlassung durch den Präsidenten der Deutschen Gesellschaft für Psychiatrie und Psychotherapie, Psychosomatik und Nervenheilkunde (DGPPN), Herrn Prof. Dr. Wolfgang Maier, bildeten sie die »Task Force Verhaltenssüchte«, deren Koordination ich übernahm. Gemeinsam steckten wir die zu behandelnden Themenbereiche ab, verfassten erste Entwürfe und trafen uns zu einer vertieften Diskussion und Konsentierung des Materials im Jahr 2012 im Zentralinstitut für Seelische Gesundheit in Mannheim. Jeweils mehrere Autoren legten einen Text vor, der dann von fachkundigen »Reviewern« aus dem Kreis der Task Force überarbeitet wurde. Daraus entstanden zunächst 5 Manuskripte, die im November 2012 im NERVENARZT erschienen. Weiter wurde eine gemeinsame Stellungnahme zu den Verhaltenssüchten erarbeitet und bei einem DGPPN Hauptstadtsymposium im Februar 2013 der Öffentlichkeit und den Medien vorgestellt. Das Material inklusive mehrerer Fallberichte ist unter ▶ http://www.dgppn.de dokumentiert.

Im Verlaufe des Arbeitsprozesses wurde sehr schnell klar, dass eine vertiefte und umfangreichere Darstellung der Sachverhalte wünschenswert wäre. So kam es zu dem jetzt vorliegenden Buch. Es behandelt Grundlagen, Diagnostik, Therapie und Prävention der Verhaltenssüchte und ihrer Randgebiete. Exzessives Verhalten bei Glücksspiel, Internetgebrauch, Kaufen, Adipositas und Sexualität werden erörtert. Theoretisch und praktisch werden Nutzen (Chancen) und Grenzen einer Einordnung unter den Begriff der Sucht untersucht.

Unter anderem behandeln die Autoren der einzelnen Kapitel folgende Fragen:
- Welches Verhalten weist tatsächlich Suchtcharakter auf und muss als anerkannte »Verhaltenssucht« neben die etablierten Abhängigkeiten von psychoaktiven Substanzen wie Alkohol, Nikotin und anderen Drogen gestellt werden?
- Welche Gemeinsamkeiten z. B. bei psycho- und neurobiologischen Befunden gibt es mit den stoffgebundenen Süchten und wo zeigen sich Unterschiede?
- Wie sehen die epidemiologischen Daten im Quer- und Längsschnitt aus?
- Wie werden die Symptome in den diagnostischen Systemen DSM und ICD erfasst und eingeordnet?
- Wann können die Betroffenen nicht mehr aus eigener Kraft individuelles Leid und vitale Gefährdung beherrschen, wer muss also professionell behandelt werden und mit welchen Aussichten?
- Welche Möglichkeiten der Verhaltens- und Verhältnisprävention gibt es und was davon ist evidenzbasiert?

Wo immer möglich führen Fallvignetten in die Beiträge ein. Am Ende der klinischen Kapitel werden Argumente für oder gegen eine Einordnung des Verhaltens als Sucht zusammengefasst. So kann sich der Leser sein eigenes Urteil bilden. Zwei Kapitel stellen den internationalen Stand der Forschung zu den psycho- und neurobiologischen Grundlagen des Verhaltens dar. Den therapeutischen Möglichkeiten wurde ein übergreifendes Kapitel gewidmet. Drei Beiträge geben Übersichten über die präventiven Ansätze und die dazu gehörenden empirischen Befunde. Schließlich werden abschließend und zusammenfassend die Grenzen der Verwendung des Suchtbegriffes auf den dargestellten Verhaltensweisen erörtert.

Das vorliegende Werk will somit Hinweise für Wissenschaftler und Forscher geben, ebenso für Praktiker in Prävention und Therapie und natürlich für alle Betroffenen und ihre Angehörigen.

Danksagung:

Allen Autoren, Koautoren und Mitgliedern der Task Force sei hiermit für ihre Beiträge sehr herzlich gedankt. Das gilt auch für die DGPPN, insbesondere Herrn Prof. Maier, für die Anregung und die Finanzierung der Task Force. Weiterer Dank gebührt meinen Sekretärinnen, Frau Weber und Frau Heimann, sowie dem Springer-Verlag.

Karl Mann, Mannheim
August 2014

- **Task Force Verhaltenssüchte**
Leiter:
Prof. Dr. Karl Mann, Mannheim
Mitglieder:
Prof. Dr. Michael Adams, Hamburg
Dr. phil. Dipl.-Psych. Nicolas Arnaud, Hamburg
Prof. Dr. med. Anil Batra, Tübingen
Prof. Dr. med. Michael Berner, Bad Säckingen
Prof. Dr. med. Stefan Bleich, Hannover
Prof. Dr. med. Jobst Böning, Würzburg
Prof. Dr. med. Martina de Zwaan, Hannover
Dr. rer nat. Mira Fauth-Bühler, Mannheim
Dr. Ingo C. Fiedler, Hamburg
Prof. Dr. med. Uwe Hartmann, Hannover
Dr. phil. Dipl.-Psych. Tobias Hayer, Bremen
Prof. Dr med. Dr. phil. Andreas Heinz, Berlin
Prof. Dr. med. Falk Kiefer, Mannheim
Dr. sc. hum. Tagrid Leménager, Mannheim
Prof. Dr. rer. nat. Dipl.-Psych. Gerhard Meyer, Bremen
Dipl.-Psych. Chantal Mörsen, Berlin
PD Dr. phil. habil. Dipl.-Psych. Thomas Mößle, Hannover
PD Dr. med. Dr. phil. Astrid Müller, Hannover
Dr. phil. Dipl.-Psych. Florian Rehbein, Hannover
Dr. Dipl.-Psych. Nina Romanczuk-Seiferth, Berlin
PD Dr. phil. Dipl.-Psych. Hans-Jürgen Rumpf, Lübeck
PD Dr. med. Bert Theodor te Wildt, Bochum
Prof. Dr. med. Rainer Thomasius, Hamburg
Dr. phil. Klaus Wölfling, Mainz

Inhaltsverzeichnis

Autorenverzeichnis

Prof. Dr. Michael Adams
Universität Hamburg
Institut für Recht der Wirtschaft
Max-Brauer-Allee 60
22765 Hamburg
adams@mba.uni-hamburg.de

Dr. phil. Dipl.-Psych. Nicolas Arnaud
Deutsches Zentrum für Suchtfragen des Kindes-
und Jugendalters (DZSKJ)
Universitätsklinikum Hamburg-Eppendorf
Martinistraße 52
20246 Hamburg
n.arnaud@uke.de

Prof. Dr. med. Anil Batra
Eberhard-Karls-Universität Tübingen
Universitätsklinik für Psychiatrie & Psychotherapie,
Sektion für Suchtmedizin und Suchtforschung
Calwer Str. 14
72076 Tübingen
anil.batra@med.uni-tuebingen.de

Prof. Dr. med. Michael Berner
Rhein-Jura Klinik
ZWM GmbH
Schneckenhalde 13
79713 Bad Säckingen
prof.dr.m.berner@rhein-jura-klinik.de

Dr. Paula Bleckmann
Kriminologisches Forschungsinstitut
Niedersachsen e.V.
Lützerodestraße 9
30161 Hannover
paula.bleckmann@kfn.de

Prof. Dr. med. Jobst Böning
Psychiater
Barbarossaplatz 4
97070 Würzburg
jobst.boening@gmx.net

Dr. phil. Dipl.-Psych. Barbara Braun
IFT Institut für Therapieforschung
Bereich Forschung der Landesstelle
Glücksspielsucht in Bayern
Parzivalstr. 25
80804 München
braunbarbara@ift.de

Prof. Dr. Gerhard Bühringer
Professur für Suchtforschung
Institut für Klinische Psychologie und
Psychotherapie
Technische Universität Dresden
Chemnitzer Str. 46
01187 Dresden
buehringer@psychologie.tu-dresden.de
und
IFT Institut für Therapieforschung
Parzivalstraße 25
80804 München
buehringer@ift.de

Prof. Dr. med. Martina de Zwaan
Klinik für Psychosomatik und Psychotherapie
Medizinische Hochschule Hannover
Carl-Neuberg-Str. 1
30625 Hannover
dezwaan.martina@mh-hannover.de

Dr. rer. nat. Mira Fauth-Bühler
AG Spielsucht
Klinik für Abhängiges Verhalten und Suchtmedizin
Zentralinstitut für Seelische Gesundheit (ZI)
J5, 68159 Mannheim
mira.fauth-buehler@zi-mannheim.de

Dr. Ingo C. Fiedler
Universität Hamburg
Institut für Recht der Wirtschaft
Arbeitsbereich Glücksspiele
Max-Brauer-Allee 60
22765 Hamburg
ingo.fiedler@uni-hamburg.de

Dr. med. Martin Grosshans
Klinik für Abhängiges Verhalten und Suchtmedizin
Zentralinstitut für Seelische Gesundheit (ZI)
J5, 68159 Mannheim
martin.grosshans@zi-mannheim.de

Prof. Dr. med. Uwe Hartmann
Klinik für Psychiatrie, Sozialpsychiatrie und
Psychotherapie, Zentrum für Seelische Gesundheit
Arbeitsbereich Klinische Psychologie und
Sexualmedizin
Medizinische Hochschule Hannover
Carl-Neuberg-Str. 1
30625 Hannover
hartmann.uwe@mh-hannover.de

Dr. phil. Dipl.-Psych. Tobias Hayer
Universität Bremen
Institut für Psychologie und
Kognitionsforschung (IPK)
Grazer Str. 4
28359 Bremen
tobha@uni-bremen.de

Prof. Dr. med. Dr. phil. Andreas Heinz
Charité – Universitätsmedizin Berlin
Klinik für Psychiatrie und Psychotherapie, CCM
Charitéplatz 1
10117 Berlin
andreas.heinz@charite.de

Dr. Jens Kalke
Zentrum für interdisziplinäre Suchtforschung (ZIS)
Klinik für Psychiatrie
Martinistr. 52
20246 Hamburg
kalkej@aol.com

Prof. Dr. med. Falk Kiefer
Klinik für Abhängiges Verhalten und Suchtmedizin
Zentralinstitut für Seelische Gesundheit (ZI)
J5, 68159 Mannheim
falk.kiefer@zi-mannheim.de

Dipl.-Psych. Anja Kräplin
Professur für Suchtforschung
Institut für Klinische Psychologie und
Psychotherapie
Technische Universität Dresden
Chemnitzer Str. 46
01187 Dresden
anja.kraeplin@tu-dresden.de

Dr. sc.hum. Tagrid Leménager
Klinik für Abhängiges Verhalten und Suchtmedizin
AG Spielsucht
Zentralinstitut für Seelische Gesundheit (ZI)
J5, 68159 Mannheim
tagrid.lemenager@zi-mannheim.de

Prof. Dr. Karl Mann
Zentralinstitut für Seelische Gesundheit (ZI)
Medizinische Fakultät Mannheim der
Universität Heidelberg
Klinik für Abhängiges Verhalten und Suchtmedizin
J5, 68159 Mannheim
karl.mann@zi-mannheim.de

Prof. Dr. rer. nat. Dipl.-Psych. Gerhard Meyer
Universität Bremen
Institut für Psychologie und Kognitionsforschung
(IPK)
Grazer Str. 4
28359 Bremen
gerhard.meyer@uni-bremen.de

Dipl.-Psych. Chantal Mörsen
AG Spielsucht
Charité – Universitätsmedizin Berlin
Klinik für Psychiatrie und Psychotherapie, CCM
Charitéplatz 1
10117 Berlin
chantal.moersen@charite.de

PD Dr. phil. habil. Dipl.-Psych. Thomas Mößle
Kriminologisches Forschungsinstitut
Niedersachsen e.V.
Lützerodestraße 9
30161 Hannover
thomas.moessle@kfn.de

PD Dr. med. Dr. phil. Astrid Müller
Klinik für Psychosomatik und Psychotherapie
Medizinische Hochschule Hannover
Carl-Neuberg-Str. 1
D-30625 Hannover
mueller.astrid@mh-hannover.de

Dipl.-Psych. Kai W. Müller
Ambulanz für Spielsucht
Klinik und Poliklinik für Psychosomatische Medizin
und Psychotherapie
Universitätsmedizin der Johannes Gutenberg-Universität Mainz
Untere Zahlbacher Str. 8
55131 Mainz
kai.mueller@unimedizin-mainz.de

Dr. Dipl.-Psych. P. Peukert †
Psychologischer Psychotherapeut
Universitätsklinik für Psychiatrie und
Psychotherapie
Osianderstraße 24
72076 Tübingen

Dr. phil. Dipl.-Psych. Florian Rehbein
Kriminologisches Forschungsinstitut
Niedersachsen e.V.
Lützerodestraße 9
30161 Hannover
florian.rehbein@kfn.de

Thomas-Gabriel Rüdiger, M.A.
Institut für Polizeiwissenschaft der
Fachhochschule der Polizei des Landes
Brandenburg
Forschungsfeld Cybercrime und Soziale
Interaktionsrisiken des Internets
Bernauer Str. 146
16515 Oranienburg
thomas.ruediger@fhpolbb.de

Dr. Dipl.-Psych. Nina Romanczuk-Seiferth
Klinik für Psychiatrie und Psychotherapie, CCM
AG Emotional Neuroscience
Charité – Universitätsmedizin Berlin
Charitéplatz 1
10117 Berlin
nina.seiferth@charite.de

**PD Dr. phil. Dipl.-Psych. Hans-Jürgen
Rumpf**
Universität zu Lübeck
Klinik für Psychiatrie & Psychotherapie
Ratzeburger Allee 160
23538 Lübeck
hans-juergen.rumpf@uksh.de

PD Dr. med. Bert Theodor te Wildt
Klinik für Psychosomatische Medizin und
Psychotherapie
LWL-Universitätsklinikum Bochum der
Ruhr-Universität Bochum
Alexandrinenstraße 1-3
44791 Bochum
bert.tewildt@wkp-lwl.org

Prof. Dr. med. Rainer Thomasius
Deutsches Zentrum für Suchtfragen des Kindes-
und Jugendalters (DZSKJ)
Universitätsklinikum Hamburg-Eppendorf
Martinistraße 52
20246 Hamburg
thomasius@uke.uni-hamburg.de

Dr. phil. Klaus Wölfling
Ambulanz für Spielsucht
Klinik und Poliklinik für Psychosomatische Medizin
und Psychotherapie
Universitätsmedizin der Johannes Gutenberg-Universität Mainz
Untere Zahlbacher Str. 8
55131 Mainz
woelfling@uni-mainz.de

Konzept und Positionierung der Verhaltenssüchte in der Klassifikation psychischer Erkrankungen

K. Mann, M. Fauth-Bühler

Traditionell wird »Sucht« mit der Abhängigkeit von psychoaktiven Substanzen wie Alkohol und anderen Drogen in Verbindung gebracht. Erst seit Kurzem wird der Begriff der »Sucht« auf eine Reihe problematischer Verhaltensweisen wie z. B. Glücksspiele, Internetgebrauch und sexuelle Aktivitäten angewendet. Ob solche sog. »Verhaltensabhängigkeiten« als Süchte behandelt werden sollen, wird zurzeit noch diskutiert. In den zwei wichtigsten Diagnosesystemen psychischer Erkrankungen, der Internationalen Klassifikation der Krankheiten 10. Revision (ICD-10; WHO 1992) und dem Diagnostischen und Statistischen Manual für Psychische Störungen 4. Revision (DSM-IV; APA 1994), ist nur das »pathologische Glücksspiel« enthalten, welches aber als »Störung der Impulskontrolle« eingeordnet wird. In der 5. Auflage des DSM wurden »Verhaltenssüchte« als neue Kategorie vorgeschlagen, wobei »pathologisches Glücksspiel« die einzige »Verhaltenssucht« in dieser Gruppe ist, während »Internetabhängigkeit« im Anhang aufgenommen wird (Holden 2010, APA 2013). Eine angemessene Einordnung und klare Diagnosestellung entsprechend des derzeitigen Wissensstandes sind aber notwendig, um effektive therapeutische Präventions- und Behandlungsstrategien zu entwickeln.

1.1   Suchtkonzept

Das englische Wort »addiction« kommt vom lateinischen Verb »addicere«, was ursprünglich «versklaven« bedeutete. Die Unfreiheit des Willens als zentrales Merkmal der Sucht spiegelt sich auch in den diagnostischen Kriterien der ICD-10 wieder: Als Kernelement wird der Kontrollverlust angesehen. Der Betroffene hat Schwierigkeiten, die Einnahme zu kontrollieren, was Beginn, Beendigung und Menge des Konsums betrifft. Außerdem kommt es zu fortschreitender Vernachlässigung anderer Verpflichtungen, Aktivitäten, Vergnügungen oder Interessen, d. h. das Verlangen nach der Substanz wird zum Lebensmittelpunkt. Der Gebrauch der Substanz(en) wird wider besseres Wissen und trotz eintretender schädlicher Folgen fortgesetzt. Des Weiteren berichten die Betroffenen über ein starkes, oft unüberwindbares Verlangen, die Substanz zu konsumieren (sog. Craving). Entzug und Toleranzentwicklung sind Teile des körperlichen Abhängigkeitssyndroms. Wird die Substanz abgesetzt, kommt es zu Entzugssymptomen, die der Wirkung der Substanz entgegengesetzt sind und als neuroadaptive Prozesse des zentralen Nervensystems in Folge des Substanzkonsums verstanden werden können. Als Toleranz bezeichnet man das Phänomen, dass der Betroffene immer größere Mengen der Substanz benötigt, damit die gewünschte Wirkung eintritt bzw. dass bei konstanter Menge die gewünschten Effekte ausbleiben (WHO 1994).

Es wurde bereits viel über die Begrifflichkeiten von »Sucht« und »Abhängigkeit« diskutiert (Maddux u. Desmond 2000). Im Jahr 1964 führte das WHO-Expertenkomitee den Begriff der »Abhängigkeit« ein, um damit die Begriffe »Sucht« und »Habituation« zu ersetzen. Im Folgenden wurde argumentiert, den Begriff »Sucht« anstelle von »Abhängigkeit« zu verwenden, was zu Verwirrungen bei der Definition der »Abhängigkeit« führte. So kann sich z. B. physische Abhängigkeit durch die chronische Verabreichung einer Substanz einstellen (z. B. β-Blocker bei Bluthochdruck) und Aspekte wie Toleranz und Entzug beinhalten, ohne generell mit den schädigenden Effekten einer »Sucht« assoziiert zu sein, wie z. B. mit dem starken Verlangen nach der Substanz und der Substanzeinnahme, die andere wichtige Lebensbereiche beeinträchtigen. Mit anderen Worten könnte eine Verschiebung der Begrifflichkeiten zugunsten von »Sucht« den Fokus der Aufmerksamkeit von der chronischen Einnahme einer Substanz und der damit verbundenen physischen Abhängigkeit auf die schädigenden Effekte des Suchtprozesses, auf die Individuen, ihre Freunde und Familie lenken. Folglich könnte eine präzisere Terminologie helfen, die Kontroverse z. B. über den Einsatz einer Methadonsubstitution zu reduzieren, und wäre konsistent mit der Abkehr des DSM-III von Aspekten der physischen Abhängigkeit als zentrales Merkmal der »Sucht« (Potenza 2006).

Eine veränderte Funktion des mesokortikolimbischen dopaminergen Systems (oft als Belohnungssystem bezeichnet) wird mit der Entwicklung einer »Substanzabhängigkeit« in Verbindung gebracht. Das Belohnungssystem des Gehirns spielt eine Rolle bei der Vermittlung motivationalen und zielgerichteten Verhaltens, der Verstärkung von belohnungsassoziiertem Verhalten und Lernen

(Fiorillo et al. 2003, Potenza 2008). Es wird durch natürliche Verstärker wie Essen, Wasser, sexuelle Reize und mütterliche Fürsorge aktiviert und verstärkt dadurch Verhaltensweisen, die für das Überlegen und die Arterhaltung notwendig sind (Robbins u. Everitt 1996, Wise 2000). Strukturell besteht das Belohnungssystem aus stark vernetzten kortikalen und subkortikalen Strukturen wie dem präfrontalen Kortex, der Amygdala, dem Nucleus accumbens (NAc) des Mittelhirns, dem Subikulum der Hippokampusformation und der Area tegmentalis ventralis (ATV) des Mittelhirns (Cooper 2002). Dopaminerge Neurone, deren Zellkörper in der ATV liegen und die primär zum NAc projizieren, spielen eine entscheidende Rolle bei der Verarbeitung von Belohnung. Es wird allgemein angenommen, dass dopaminerge und glutamaterge Neurotransmittersysteme für belohnungsassoziiertes Lernen und Selektion von Verhaltensweisen bedeutsam sind, die zu Belohnung führen (NIDA, NIMH, NIDDK 2002). Zahlreiche neuere Studien weisen auf die Bedeutung mehrerer Neurotransmittersysteme bei der Pathophysiologie der Sucht hin. Hier sind u. a. das serotonerge, noradenerge und opioiderge System zu nennen (▶ Kap. 8).

1.2 Konzept und Klassifikation der Verhaltenssüchte

Bis vor Kurzem wurden nichtsubstanzassoziierte »Verhaltenssüchte« weder im DSM-IV (APA 1994) noch im ICD-10 (WHO 1992) aufgelistet. Auch heute gibt es noch immer kein konsistentes Konzept für die Diagnose und Behandlung exzessiver Verhaltensweisen, die die Belohnungsbefriedigung zum Ziel haben, und ihre Klassifikation wird weiter diskutiert. Eine entsprechende Klassifikation und klare Diagnose würde aber die therapeutischen Präventions- und Behandlungsstrategien verbessern (Albrecht et al. 2007).

1.2.1 Definition der Verhaltenssüchte

Der Begriff »Sucht« wurde bisher mit der Abhängigkeit von psychoaktiven Substanzen wie Alkohol, Nikotin und anderen Drogen in Verbindung

gebracht. Erst in jüngster Vergangenheit wurde eine ganze Reihe von Verhaltensweisen, die exzessiv betrieben zum Problem werden, wie Glücksspiele, Essen, Sex, das Schauen von pornografischem Filmmaterial, Internet- und PC-Gebrauch, das Spielen von Videospielen, spirituelle Zwänge (im Gegensatz zur religiöser Hingabe) und Einkaufen (Petry 2006, Holden 2001) mit dem Begriff der Verhaltenssucht versehen. Der Begriff der »Verhaltenssucht« – auch als Prozesssucht (Shaffer 1996) oder nichtsubstanzassoziierte Sucht (Albrecht et al. 2007) bezeichnet – bezieht sich auf die Tatsache, dass sich an sich normale, angenehme Tätigkeiten in unangepasste, immer wiederkehrende Verhaltensweisen verwandeln. Diese werden aufgrund eines unwiderstehliches Verlangens, Anreizes oder Impulses, den das Individuum nur schwer kontrollieren kann, häufig ausgeführt, obwohl das Verhalten in dieser Intensität der Person und/oder anderen Schaden zufügt (Grant et al. 2010). Die »Verhaltenssucht« stellt eine chronische Erkrankung dar, bei der ein anhaltendes Risiko besteht, auch nach langen Abstinenzzeiträumen rückfällig zu werden. Bei »Verhaltenssüchten« werden analog zur »Substanzabhängigkeit« auch Phänomene wie Entzugssymptome (Rosenthal u. Lesieur 1992) und Toleranzeffekte beobachtet (Grant et al. 2010). Betroffene Individuen zeigen eine dysphorische Stimmung, wenn sie in der Ausübung des exzessiven Verhaltens gehindert werden (d. h. Entzugssymptome). Bei konstanter Zahl der Wiederholungen der entsprechenden Handlungen nehmen die begleitenden positiven Gefühlszustände ab oder aber die Intensität der Verhaltensweisen muss zunehmen, um ähnlich positive Effekte zu erzielen (sog. Toleranzentwicklung).

1.2.2 Klassifikation der Verhaltenssüchte: Nichtsubstanzassoziierte Sucht, Impulskontrollstörung oder Zwangsstörung?

Die diagnostische Beschreibung der »Verhaltenssüchte« ähnelt der von »Substanzmissbrauch«/»Abhängigkeit«, d. h. eine intensive Beschäftigung mit dem Verhalten, eine verminderte Kontrolle des Verhaltens sowie negative psychosoziale

4 Kapitel 1 · Konzept und Positionierung der Verhaltenssüchte in der ...

1

Konsequenzen. Hierbei werden Toleranz- und Entzugsphänomene beobachtet (El-Guebaly et al. 2012). Historisch gesehen wurden einige dieser unangepassten Verhaltensweisen als Impulskontrollstörungen klassifiziert, wie z. B. das »pathologische Glücksspiel«. Deshalb ist eine derzeit viel diskutierte zentrale diagnostische Frage, ob »Verhaltenssüchte« mehr Ähnlichkeiten mit »Substanzabhängigkeit« haben oder ob sie eher Gemeinsamkeiten mit »Impulskontrollstörungen« oder »Zwangserkrankungen« aufweisen (El-Guebaly et al. 2012, Grant et al. 2010). Überzeugende Übereinstimmungen wurden zwischen »substanz-« und »nichtsubstanzassoziierten Süchten« hinsichtlich Krankheitsverlauf (chronisch rezidivierender Verlauf mit höherer Verbreitung und Prävalenz unter Jugendlichen und jungen Erwachsenen), Phänomenologie (subjektives Craving, Intoxikation und Entzug), Toleranzeffekten, Komorbiditäten, genetischer Veranlagung, neurobiologischen Mechanismen (den Neurotransmittern Glutamat, Opioiden, Serotonin und dem dopaminergen mesokortikolimbischen Belohnungssystem werden eine bedeutende Rolle zugeschrieben) und Behandlungsverlauf berichtet (Grant et al. 2010). Die Daten wurden primär an Glücksspielern und internetabhängigen Individuen erhoben. Die Evidenz bei anderen Verhaltensweisen, die exzessiv betrieben ein Problem darstellen wie Essen, Einkaufen und Sex, ist nicht ausreichend erforscht, um daraus Schlussfolgerungen hinsichtlich einer möglichen Eingruppierung als »Verhaltenssüchte« zuzulassen (siehe hierzu die entsprechenden Kapitel in diesem Band). Obwohl zwanghafte und impulsive Aspekte auch bei »Verhaltenssüchten« zu beobachten sind, variieren sie doch erheblich zwischen verschiedenen »Verhaltenssüchten« (El-Guebaly et al. 2012, Grant et al. 2010). Weitere Studien sind notwendig, die die diskreten Komponenten von Impulsivität und Zwanghaftigkeit bei verschiedenen »substanz-« und »nichtsubstanzassoziierten Süchten« in einer umfangreichen und gut charakterisierten Stichprobe untersuchen, um festzustellen, wo sie auf einem Kontinuum mit den beiden Polen Impulsivität und Zwanghaftigkeit anzuordnen sind. Dabei ist fraglich, ob es sich dabei um ein eindimensionales Konstrukt handelt (Grant et al. 2010).

1.2.3 Hauptkategorien der Verhaltenssüchte

■ **Pathologisches Glücksspiel (▶ Kap. 2)**
»Pathologisches Glücksspiel« wurde als Diagnose in der 3. Auflage des DSM (APA 1980) und in der 10. Auflage des ICD (WHO 1992) eingeführt. Seit der ersten Erwähnung wurde das Krankheitsbild als Impulskontrollstörung klassifiziert. In den letzten 25 Jahren haben sich die Kriterien verändert und das Wissen hinsichtlich Ätiologie, Komorbidität und Behandlung wurde erweitert. Trotz der Verständnisfortschritte gibt es Klärungsbedarf hinsichtlich der Diagnosestellung und Klassifikation von »pathologischem Glücksspiel«. Die Verhaltensweisen, die für »pathologisches Glücksspielen« charakteristisch sind, wie Kompensation von Verlusten, starkes gedankliches Beschäftigen mit dem Spielen, die Unfähigkeit das Verhalten zu kontrollieren, sind in der Hinsicht impulsiv, als dass sie oft nicht ausgereift, wenig durchdacht und riskant und mit langfristig negativen Konsequenzen verbunden sind (Chamberlain u. Sahakian 2007). Defizite beim Arbeitsgedächtnis, Planen von Handlungen, kognitiver Flexibilität und Zeitmanagement sind häufiger bei Individuen mit »pathologischem Spielen« anzutreffen als bei gesunden Kontrollen (Lawrence et al. 2009, Roca et al. 2008). In einer Bildgebungsstudie zur Inhibition wurde mittels einer Stroop-Aufgabe bei Patienten mit »pathologischem Glücksspielen« im Vergleich zu gesunden Kontrollen eine verminderte Aktivität im ventrolateralen präfrontalen Kortex gefunden (Potenza et al. 2003). Mögliche konfundierende Variable bei Patientenstudien können aber vorhandene Komorbiditäten wie z. B. »Depressionen« sowie begleitende Therapien sein, da sie das Ergebnis beeinflussen können. Des Weiteren kann durch diese Studien kein zeitlicher Zusammenhang zwischen der Manifestation kognitiver Defizite und klinisch manifesten Symptomen hergestellt werden. Diese Veränderungen können so z. B. bei vulnerablen Personen vorhanden sein, bevor Krankheitssymptome auftreten, oder sie können Folge der Erkrankungen selbst sein und ein sekundäres oder zufälliges Epiphänomen darstellen (Hodgins et al. 2011).

Prävalenzraten für »pathologisches« und »problematisches Spielen« aus nationalen Erhebungen variieren weltweit. So reichen die 12-monatigen Prävalenzangaben für »problematisches Glücksspiel« von 0,2 % in Norwegen bis 5,3 % in Hong Kong (Wardle et al. 2007). Die in den USA berichteten Prävalenzzahlen für »pathologisches Glücksspielen« variieren zwischen 0,4 und 1,1 % und die Angaben für »problematisches Glücksspielen« schwanken zwischen 1 und 2 %. Daten aus Prävalenzerhebungen deuten auf eine große Variabilität in den Angaben für pathologisches Glücksspiel hin, die nicht nur auf Unterschiede in den Erhebungsmethoden wie z. B. unterschiedliche Screening-Techniken, erfragte Zeiträume, Antwortraten etc. zurückzuführen sind (Williams u. Volberg 2009), sondern auch auf Variabilität in der Verfügbarkeit und Zugänglichkeit der Etablissements beruhen. In einigen Fällen sind jedoch die nationalen Prävalenzraten trotz einer Zunahme an Glücksspielmöglichkeiten über die Zeit hinweg stabil. Dies legt nahe, dass eine Art soziale Adaptation dadurch stattgefunden hat, dass das Spielen immer weniger Neuigkeitswert hatte (Shaffer et al. 2004).

Hohe Komorbiditäten werden zwischen »pathologischem Glücksspielen« und anderen psychischen Erkrankungen berichtet (Petry 2006). Die meisten Hinweise gibt es für einen Zusammenhang zwischen »pathologischem Glücksspiel« und »Substanzmissbrauch« bzw. »Substanzabhängigkeit«. In der größten bisher durchgeführten psychiatrischen Epidemiologiestudie, »National Epidemiologic Survey on Alcohol and Related Conditions« oder kurz NESARC, zeigten pathologische Glücksspieler im Vergleich zu Nichtspielern ein 6-fach erhöhtes Risiko für eine zeitlebens bestehende »Alkoholmissbrauchsdiagnose« und ein 4-fach erhöhtes Risiko für eine aktuell bestehende Diagnose von Substanzmissbrauch oder -abhängigkeit. Außerdem wiesen pathologische Glücksspieler 3-mal so häufig Fälle von »majorer Depression« und »Dysthymie« und 8-mal so häufig Fälle von »manischen Episoden« auf als gesunde Individuen. Darüber hinaus traten Fälle von »generalisierter Angststörung«, »Panikstörung« und »spezifische Phobien« 3-mal so häufig auf, wobei die »Sozialphobie« 2-mal so häufig berichtet wurde. Module zur Erfassung von »Zwangserkrankungen« und »posttraumatischen Belastungsstörungen« waren in der NESARC-Studie nicht vorgesehen, und die

Belege zu Komorbiditäten mit »pathologischem Glücksspiel« in anderen Studien sind heterogen. In der NESARC-Studie wurde darüber hinaus ein 8-fach erhöhtes Risiko für »Persönlichkeitsstörungen« gefunden (Petry et al. 2005).

In einer weiteren großangelegten US-Erhebung zu psychischen Erkrankungen, der »National Comorbidity Survey Replication«, kurz NCS-R, konnten die Komorbiditätsraten der NESARC-Studie im Wesentlichen bestätigt werden. Unter der Gruppe der pathologischen Glücksspieler war das Risiko für »Substanzmissbrauch« und »Substanzabhängigkeit« 5,5-fach erhöht. Ein 3,7-fach höheres Risiko wurde für »affektive Störungen« berichtet, und »Angsterkrankungen« waren bei Glücksspielern 3,1-fach häufiger anzutreffen als bei Nichtspielern. Obwohl die bidirektionale Natur der Assoziation zwischen »pathologischem Glücksspiel« und anderen psychischen Erkrankungen unklar ist, war die NCS-R-Studie die erste Studie, die retrospektiv Daten zu Beginn der Erkrankungen erhoben hat. Die Befunde deuten darauf hin, dass bei pathologischen Glücksspielern mit einer komorbiden Erkrankung der Beginn des pathologischen Spielens in 23,5 % der Fälle der Begleiterkrankungen voraus ging, wohingegen in 74,3 % der Fälle das pathologische Spielen zeitlich nach der komorbiden Erkrankung begann. Des Weiteren deuten die Ergebnisse der NCS-R-Studie darauf hin, dass »affektive Erkrankungen« und »Angststörungen« meist zuerst bestanden haben, bevor mit »pathologischen Glücksspielen« begonnen wurde. Bezüglich »Substanzmissbrauch« und »Substanzabhängigkeit« konnte gezeigt werden, dass hier das pathologische Spielen zeitlich zuerst aufgetreten ist (Kessler et al. 2008).

Immer mehr Belege deuten darauf hin, dass mehrere Neurotransmittersysteme wie das dopaminerge, serotonerge, noradrenerge und opioiderge System bei der Pathophysiologie von »pathologischem Glücksspiel« eine Rolle spielen. Dopamin ist relevant für Belohnungslernen, Motivationssteuerung und die Hervorhebung von Reizen. Eine veränderte Funktion des dopaminergen Systems könnte dem pathologisch gesteigerten Verlangen zu spielen zugrunde liegen (Zack u. Poulos 2009). Bildgebungsstudien deuten darauf hin, dass das dopaminerge mesolimbische System, dessen Hauptprojektionen von der Area tegmentalis ventralis zum Nucleus accumbens reichen, bei der Entstehung und/oder Aufrechterhaltung von »pathologischem Glücksspiel« involviert ist. Es konnte gezeigt werden, dass pathologische Spieler im Vergleich zu gesunden Kontrollen eine verminderte Aktivierung im ventralen Striatum und ventromedialen und ventrolateralen präfrontalen Kortex auf Gewinne und Verluste zeigen, was auf eine gedämpfte neurophysiologische Reaktion bei der Verarbeitung von Belohnungsreizen hindeutet (Reuter et al. 2005, De Ruiter et al. 2009). Erwartungswidrig ist allerdings die Beobachtung, dass Dopamin-D2/D3-Antagonisten die Motivation zu spielen nicht vermindern und keine Wirkung bei pathologischen Glücksspielern zeigen (Fong et al. 2008). Andererseits sind Dopaminantagonisten auch bei stoffgebundenen Süchten wie der Alkoholabhängigkeit nicht erfolgreich (Mann 2004). Weitere Studien sind notwendig, um diesen Widerspruch zu klären.

Belege für die Bedeutung des serotonergen Systems bei »pathologischem Glücksspiel« konnten in einer präklinischen Studie gesammelt werden. Hier wurde der Einfluss von Serotoninagonisten auf das Verhalten von Ratten untersucht, während sie eine Aufgabe mit Glücksspielcharakter durchführten (Zeeb et al. 2009). Die Ergebnisse deuten darauf hin, dass die Gabe von Serotoninagonisten die Einschätzung des erwarteten Ergebnisses auf Grundlage von relativen Wahrscheinlichkeiten und der Höhe der Belohnung und Bestrafung beeinträchtigt (Zeeb et al. 2009). Humanstudien konnten ebenfalls eine Dysfunktion des serotonergen Systems nachweisen. Sie berichteten von einer verminderten Konzentration von Monoaminooxidase B, einem peripheren Marker für ein intaktes Serotoninsystem, sowie einer reduzierten Konzentration an Serotoninmetaboliten in der Zerebrospinalflüssigkeit und einer euphorischen Antwort auf neuropharmakologische Untersuchungen – sog. »Challenge-Studien« mit serotoninagonistisch wirkenden Substanzen (Potenza 2001).

- **»Internet- und Computerspielsucht«**
  (▶ Kap. 3)

»Internet- und Computerspielsucht« (auch Internetabhängigkeit, problematischer Internetgebrauch, pathologischer Internetgebrauch, pathologischer Computergebrauch, zwanghafte Internetnutzung genannt) ist gekennzeichnet durch ein exzessives und nur schwer kontrollierbares sich Beschäftigen mit dem Computer/Internet und dem Verlangen den Computer/das Internet zu nutzen, was zu Beeinträchtigungen und Leid des Betroffenen führt.

Phänomenologisch können 3 Subtypen unterschieden werden: exzessives Videospielen (auch Gaming genannt), Cybersex sowie soziale Netzwerke, E-Mail/Chatten.

Abhängige Individuen nutzen das Internet über lange Perioden und isolieren sich völlig von der Außenwelt. Sie fokussieren sich nur auf das Internet/den Computer und vernachlässigen andere Bereiche des Lebens. Mehr und mehr geraten auch die Abhängigkeit von mobilen Geräten wie Handys und Blackberrys sowie die Abhängigkeit von sozialen Netzwerken wie Facebook in das Visier der Forscher. Hierbei ist jedoch anzumerken, dass es Überschneidungen zwischen diesen Subtypen gibt – z. B. können Online-Spiele pornografische Elemente beinhalten (Weinstein u. Lejoyeux 2010).

Die Diagnose der »Internet- und Computerspielsucht« bleibt problematisch. Sie taucht in keinem der offiziellen Diagnosesysteme auf und es gibt keine allgemein anerkannten diagnostischen Kriterien. Die am weitesten verbreitete Skala zur Erfassung von Internetsucht ist die »Young's Internet Addiction Scale« (IAT), die in Großbritannien, den USA, Finnland und Korea validiert wurde. In China werden die Kriterien von Tao et al. (2010) und Liu et al. (2006) verwendet, während in Taiwan die »Chen Internet Addiction Scale« zum Einsatz kommt. Weitere Fragebögen sind der »Questionnaire of Experiences Related to Internet« (Spanien), die »Compulsive Internet Use Scale« (CIUS; Holland) und der »Problematic Internet Use Questionnaire« (PIUQ; Ungarn). Diese Instrumente basieren auf unterschiedlichen theoretischen Konzepten und stimmen nicht in den zugrunde liegenden Dimensionen problematischen Internetgebrauchs überein (Weinstein u. Lejoyeux 2010). In Deutschland sind ca. 1,5 Mio. Menschen, d. h. 3 % der Bevölkerung gefährdet internetsüchtig zu werden (Weinstein u. Lejoyeux, 2010). In Italien schätzt man die Zahl an problematischen Internetusern unter Jugendlichen auf 5,4 % (Pallanti et al. 2006). 18,3 % der britischen Studenten wurden mittels der

»Pathological Use Scale« (PIU) als pathologische Internetuser identifiziert (Niemz et al. 2005). Am besten untersucht ist die »Internetsucht« in Asien. Eine chinesische Studie fand mittels der IAT-Skala, dass 10,2 % der 13- bis 18-Jährigen das Internet moderat nützen, während 0,6 % schwer abhängig waren (Lam et al. 2009). Berichtete Prävalenzraten in China variieren von 6,4 % in der Shaanxi Provinz (Ni et al. 2009) bis 2,4 % bzw. 5,5 % in der Hunan Provinz (Deng et al. 2007, Cao et al. 2007). Eine Studie an Universitätseinsteigern berichtete von 17,9 % Internetabhängigen (Tsai et al. 2009). In einer Stichprobe von koreanischen Studenten waren 16 % riskante User, während 3,1 % eine hoch riskante Nutzung des Internets betrieben (Seo et al. 2009). Andere Studien die an koreanischen Jugendlichen durchgeführt wurden, fanden Internetsuchtraten von 4,3 % (Jang et al. 2008), 10,7 % (Park et al. 2008), 20,3 % (Ha et al. 2007), 1,6 % (Kim et al. 2006) und 3,5 % (Whang et al. 2003). Das Hauptproblem dieser Studien ist, dass sie nur ungenaue Begrifflichkeiten wie »exzessiv«, »riskant«, »grenzwertig« oder »süchtig« verwenden, um verschiedene Nutzungsintensitäten zu beschreiben, die aber nicht operationalisiert oder klinisch validiert wurden (Weinstein u. Lejoyeux 2010).

Querschnittsstudien an Patientengruppen berichten eine hohe Komorbidität von Internetsucht mit anderen psychischen Erkrankungen, wie »affektiven Störungen«, »Angsterkrankungen« (einschließlich »generalisierter Angsterkrankung« und »sozialer Phobie«) und dem »Aufmerksamkeits-/Hyperaktivitätssyndrom« (ADHS; Weinstein u. Lejoyeux 2010). Komorbiditäten mit »Hypomanie«, »Dysthymie«, »zwanghafter Persönlichkeitsstörung«, »Borderline Persönlichkeitsstörung«, und »selbstunsicher-vermeidender Persönlichkeitsstörung« wurde bei amerikanischen Jugendlichen gefunden (Bernardi u. Pallanti 2009). Eine Kombination von »Alexithymie«, dissoziativen Erlebnissen, niedrigem Selbstbewusstsein und Dysregulation von Impulsen wurden als Risikofaktoren für Internetsucht in einer Stichprobe von italienischen Jugendlichen identifiziert (De Berardis et al. 2009). Eine weitere Studie fand einen signifikanten Zusammenhang zwischen »Internetsucht« und depressiven Symptomen einschließlich Suizidgedanken unter Jugendlichen aus Südkorea (Ko et al.

2005, Kim et al. 2006). Eine taiwanische Studie berichtete von höheren Raten an »Depression«, »Sozialphobie«, »ADHS-Symptomen« und Feindseligkeit unter internetabhängigen Jugendlichen (Yen et al. 2007). Es ist noch nicht geklärt, ob die »Internetsucht« und komorbide Erkrankungen durch gemeinsame Risikofaktoren erklärt werden können oder ob es sich bei den Begleiterkrankungen um sekundäre Erkrankungen handelt.

Es gibt derzeit kaum Studien zur Neurobiologie der »Internet- und Computerspielsucht«. Eine der ersten Bildgebungsstudien von Ko et al. (2009) untersuchte 10 Teilnehmer mit Online-Spielsucht. Ihnen wurden Bilder mit Spielsituationen und Mosaikbilder als neutrale Vergleichskategorie gezeigt, während sie mittels funktioneller Magnetresonanztomografie (fMRT) untersucht wurden (▶ Kap. 8). Die abhängigen Individuen zeigten im Vergleich zu den gesunden Kontrollen eine vermehrte Aktivierung auf die Spielsituationen (im Vergleich zur neutralen Kontrollkategorie) im rechten orbitofrontalen Kortex, dem rechten Nucleus accumbens, bilateral im anterioren Zingulum und dem medialen frontalen Kortex, dem rechten dorsolateralen präfrontalen Kortex und dem rechten Nucleus caudatus. Die Aktivierung in diesen »Regions of Interest« war positiv korreliert mit dem selbstberichteten Verlangen zu Spielen und dem Erinnern an die Spielsituation, welche durch die Bilder hervorgerufen wurde. Diese Ergebnisse deuten darauf hin, dass ähnliche neurobiologische Substrate dem Verlangen zu spielen und dem starken Wunsch/Zwang Substanzen zu konsumieren zugrunde liegen könnten.

Literatur

Albrecht U, Kirschner NE, Grüsser SM (2007) Diagnostic instruments for behavioural addiction: an overview. Psychosoc Med 4: Doc11

APA (1980) American Psychiatric Association. Diagnostic and Statistical Manual of Mental Disorders, 3rd edn. American Psychiatric Association, Washington, DC

APA (1994) American Psychiatric Association. Diagnostic and Statistical Manual of Mental Disorders, 4th edn. American Psychiatric Association, Washington, DC

APA (2013) American Psychiatric Association. Diagnostic and Statistical Manual of Mental Disorders, 5th edn. American Psychiatric Association, Arlington, VA

Bernardi S, Pallanti S (2009) Internet addiction: a descriptive clinical study focusing on comorbidities and dissociative symptoms. Compr Psychiatry 50(6): 510–516

Cao F, Su L, Liu T, Gao X (2007) The relationship between impulsivity and Internet addiction in a sample of Chinese adolescents. Eur Psychiatry 22(7): 466–471

Chamberlain SR, Sahakian BJ (2007) The neuropsychiatry of impulsivity. Curr Opin Psychiatry 20: 255–261

Cooper DC (2002) The significance of action potential bursting in the brain reward circuit. Neurochem Int 41(5): 333–340

Croissant B, Klein O, Löber S, Mann K (2009) A case of compulsive buying - impulse control disorder or dependence disorder? Psychiat Prax 36: 189–192

De Berardis D, D'Albenzio A, Gambi F et al. (2009) Alexithymia and its relationships with dissociative experiences and Internet addiction in a nonclinical sample. Cyberpsychol Behav 12(1): 67–69

De Ruiter MB, Veltman DJ, Goudriaan AE et al. (2009) Response perseveration and ventral prefrontal sensitivity to reward and punishment in male problem gamblers and smokers. Neuropsychopharmacology 34: 1027–1038

Deng YX, Hu M, Hu GQ et al. (2007) An investigation on the prevalence of Internet addiction disorder in middle school students of Hunan province. Zhonghua Liu Xing Bing Xue Za Zhi, 28(5): 445–448 (chinesisch)

El-Guebaly N, Mudry T, Zohar J et al. (2012) Compulsive features in behavioural addictions: the case of pathological gambling. Addiction 107(10): 1726–1734

Faber RJ, O'Guinn T (1992) A clinical screener for compulsive buying. J Consum Res 19: 459–469

Fiorillo CD, Tobler PN, Schultz W (2003) Discrete coding of reward probability and uncertainty by dopamine neurons. Science 299(5614): 1898–1902

Fong T, Kalechstein A, Bernhard B et al. (2008) A double-blind, placebo-controlled trial of olanzapine for the treatment of video poker pathological gamblers. Pharmacol Biochem Behav 89: 298–303

Grant JE, Potenza MN, Weinstein A, Gorelick DA (2010) Introduction to behavioral addictions. Am J Drug Alcohol Abuse 36(5): 233–241

Grant JE, Potenza MN, Krishnan-Sarin S, Cavallo DA, Desai RA (2011) Shopping problems among high school students. Compr Psychiatry 52(3): 247–252

Ha JH, Kim SY, Bae SC et al. (2007) Depression and Internet addiction in adolescents. Psychopathology 40(6): 424–430

Hodgins D, Stea JN, Grant J (2011) Gambling disorders. Lancet 378: 1874–1084

Holden C (2001) »Behavioral« addictions: do they exist? Science 294: 980–982

Holden C (2010) Behavioral addictions debut in proposed DSM-V. Science 327: 935

Jang KS, Hwang SY, Choi JY (2008) Internet addiction and psychiatric symptoms among Korean adolescents. J Sch Health 78(3): 165–171

Kessler RC, Hwang I, LaBrie R et al. (2008) DSM-IV Pathological gambling in the National Comorbidity Survey Replication. Psychol Med 38: 1351–1360

Kim K, Ryu E, Chon MY et al. (2006) Internet addiction in Korean adolescents and its relation to depression and suicidal ideation: a questionnaire survey. Int J Nurs Stud 43(2): 185–192

Ko CH, Yen JY, Chen CC et al. (2005) Proposed diagnostic criteria of Internet addiction for adolescents. J Nerv Ment Disease 193(11): 728–733

Ko CH, Liu GC, Hsiao S et al. (2009) Brain activities associated with gaming urge of online gaming addiction. J Psychiatr Res 43(7): 739–747

Lam LT, Peng ZW, Mai JC, Jing J (2009) Factors associated with Internet addiction among adolescents. Cyberpsychol Behav 12(5): 551–555

Lawrence AJ, Luty J, Bogdan NA et al. (2009) Problem gamblers share deficits in impulsive decision-making with alcohol-dependent individuals. Addiction 104: 1006–1015

Lesieur HR, Rosenthal RJ (1991) Pathological gambling: a review of the literature. J Gambl Stud 7: 5–39

Liu BL, Hao W, Yang DS et al. (2006) Development of diagnostic scale for internet addiction disorder. Chinese J Clin Psychol 14: 227–232 (chinesisch)

Maddux JF, Desmond DP (2000) Addiction or dependence? Addiction 95: 661–665

Mann K (2004) Pharmacotherapy of alcohol dependence: a review of the clinical data. CNS Drugs 18(8): 485–504

Ni X, Yan H, Chen S, Liu Z (2009) Factors influencing Internet addiction in a sample of freshmen university students in China. Cyberpsychol Behav, 12(3): 327–330.

NIDA, NIMH, NIDDK (2002) National Institute of Drug Abuse, National Institute of Mental Health, National Institute of Diabetes and Digestive and Kidney Diseases. Reward and decision making: opportunities and future directions. Neuron 36: 189–192

Niemz K, Griffiths M, Banyard P (2005) Prevalence of pathological Internet use among university students and correlations with self-esteem, the General Health Questionnaire (GHQ), and disinhibition. Cyberpsychol Behav: 8(6): 562–570

Pallanti S, Bernardi S, Quercioli L (2006) The Shorter PROMIS Questionnaire and the Internet Addiction Scale in the assessment of multiple addictions in a high-school population: prevalence and related disability. CNS Spectr 11(12): 966–974

Park SK, Kim JY, Cho CB (2008) Prevalence of Internet addiction and correlations with family factors among South Korean adolescents. Adolescence 43(172): 895–909

Petry NM, Stinson FS, Grant BF (2005) Comorbidity of DSM-IV pathological gambling and other psychiatric disorders: results from the National Epidemiologic Survey on Alcohol and Related Conditions. J Clin Psychiatry 66: 564–574

Petry NM (2006) Should the scope of addictive behaviors be broadened to include pathological gambling? Addiction 101: 152–160

Potenza MN (2001) The neurobiology of pathological gambling. Semin Clin Neuropsychiatry 6: 217–226

Potenza MN (2006) Should addictive disorders include non-substance-related conditions? Addiction 101: 142–151

Potenza MN (2008) The neurobiology of pathological gambling and drug addiction: an overview and new findings. Philos Trans R Soc Lond B Biol Sci 363(1507): 3181–3189

Potenza MN, Leung HC, Blumberg HP et al. (2003) An FMRI Stroop task study of ventromedial prefrontal cortical function in pathological gamblers. Am J Psychiatry 160: 1990–1994

Reuter J, Raedler T, Rose M et al. (2005) Pathological gambling is linked to reduced activation of the mesolimbic reward system. Nat Neurosci 8: 147–148

Robbins TW, Everitt BJ (1996) Neurobehavioural mechanisms of reward and motivation. Curr Opin Neurobiol 6(2): 228–236

Roca M, Torralva T, Lopez P et al. (2008) Executive functions in pathologic gamblers selected in an ecologic setting. Cogn Behav Neurol 21: 1–4

Rosenthal RJ, Lesieur HR (1992) Self-reported withdrawal symptoms and pathological gambling. Am J Addictions 1: 150–154

Seo M, Kang HS, Yom YH (2009) Internet addiction and interpersonal problems in Korean adolescents. Comput Inform Nurs 27(4): 226–233

Shaffer HJ (1996) Understanding the means and objects of addiction: Technology, the Internet, and gambling. J Gambling Studies 12(4): 461–469

Shaffer HJ, LaBrie RA, LaPlante DA (2004) Laying the foundation for quantifying regional exposure to social phenomena: considering the case of legalized gambling as a public health toxin. Psychol Addict Behav 18: 40–48

Tao R. Huang XQ, Wang JN et al. (2010) Proposed diagnostic criteria for Internet addiction. Addiction 105: 556–564

Tsai HF, Cheng SH, Yeh TL et al. (2009) The risk factors of Internet addiction – a survey of university freshmen. Psychiatry Res 167(3): 294–299

Wardle H, Sproston K, Orford J et al. (2007) British Gambling Prevalence Survey 2007. National Center for Social Research, London

Weinstein A, Lejoyeux M (2010) Internet Addiction or Excessive Internet Use. Am J Drug Alcohol Abuse 36: 277–283

Whang LS, Lee S, Chang G (2003) Internet over-users' psychological profiles: A behavior sampling analysis on Internet addiction. Cyberpsychol Behav 6(2): 143–150

WHO (1992) World Health Organization. International Classification of Diseases (ICD-10): clinical descriptions and diagnostic guidelines. WHO, Genf

WHO (1994) World Health Organization. Lexicon of alcohol and drug terms. WHO, Genf

Williams RJ, Volberg RA (2009) Impact of survey description, administration format, and exclusionary criteria on population prevalence rates of problem gambling. Int Gambl Stud 9: 101–107

Wise RA (2000) Interactions between medial prefrontal cortex and meso-limbic components of brain reward circuitry. Prog Brain Res 126: 255–262

Yen JY, Ko CH, Yen CF et al. (2007) The comorbid psychiatric symptoms of Internet addiction: Attention deficit and hyperactivity disorder (ADHD), depression, social phobia, and hostility. J Adolesc Health 41(1): 93–98

Zack M, Poulos CX (2009) Parallel roles for dopamine in pathological gambling and psychostimulant addiction. Curr Drug Abuse Rev 2: 11–25

Zeeb FD, Robbins TW, Winstanley CA (2009) Serotonergic and dopaminergic modulation of gambling behavior as assessed using a novel rat gambling task. Neuropsychopharmacol 34: 2329–2343

Glücksspielsucht

T. Hayer, H.-J. Rumpf, G. Meyer

2

2.1   Einleitung

Kulturübergreifend haben Glücksspiele unterschiedlicher Ausgestaltung schon immer eine besondere Faszination ausgeübt und breite Bevölkerungsschichten in ihren Bann gezogen. Für die Mehrheit der Spielteilnehmer bedeutet die mit dem Glücksspiel einhergehende Hoffnung, durch die richtige Prognose eines zukünftigen Ereignisses einen größeren Geldgewinn erzielen zu können, ein kurzweiliges und spannendes Freizeitvergnügen. Demgegenüber existiert eine kleine, aber signifikante Minderheit, die die Kontrolle über das Spielverhalten verliert und sich im wahrsten Sinne des Wortes »verzockt«. Die negativen Folgen dieses Phänomens können vielschichtig sein und reichen von finanziellen Problemen bzw. Verschuldung über zahlreiche psychosoziale Belastungen inklusive eines erhöhten Suizidrisikos bis zur Beschaffungsdelinquenz (Meyer u. Bachmann 2011). Da die Symptomatik eines pathologischen Spielverhaltens unter phänomenologischen wie auch ätiologischen Gesichtspunkten der Symptomatik einer stoffgebundenen Suchterkrankung ähnelt, hat sich im öffentlichen sowie wissenschaftlichen Diskurs in den letzten Jahrzehnten der Begriff der Glücksspielsucht (bzw. verkürzt: Spielsucht) zur Beschreibung dieses Störungsbildes zu Recht durchgesetzt.

2.2   Diagnostik

2.2.1   Psychiatrische Klassifikationsmanuale

In den gängigen Klassifikationssystemen psychischer Störungen, der ICD-10 (Internationale Klassifikation psychischer Störungen, 10. Revision, Kapitel V [F]; Dilling et al. 2008) und dem DSM-IV-TR (Diagnostisches und Statistisches Manual Psychischer Störungen, Textrevision; Saß et al. 2003) ist das »pathologische Spielen« (»pathological gambling«) als Störung der Impulskontrolle eingeordnet, ebenso wie beispielsweise die Krankheitsbilder Kleptomanie, Pyromanie oder Trichotillomanie. Diese Einordnungsweise wurde aufgrund der Heterogenität der einzelnen diagnostischen Entitäten vielfach kritisiert und als willkürlich zusammen-

gestellte Restkategorie von Störungen bezeichnet, die an anderer Stelle keinen Platz fanden (u. a. Bühringer 2004). Ein Blick in das DSM-IV-TR verdeutlicht, dass sich die diagnostischen Kriterien des pathologischen Spielverhaltens tatsächlich eng an den Merkmalen einer Substanzabhängigkeit anlehnen. Im Vordergrund der Symptomatik stehen der subjektiv erlebte Kontrollverlust in Bezug auf die eigenen Spielaktivitäten und die starke Bindung an das Glücksspiel (= psychische Abhängigkeit im engeren Sinne), verbunden mit einer zunehmenden Einengung des Lebensstils und ausschließlichen Fixierung auf das Suchtmittel (vgl. ausführlich hierzu Meyer u. Bachmann 2011). ◘ Tab. 2.1 fasst die diagnostischen Kriterien des pathologischen Spielverhaltens nach DSM-IV-TR zusammen.

Die Diagnose »pathologisches Spielen« ist laut DSM-IV-TR bei einem andauernden und wiederkehrenden fehlangepassten Spielverhalten zu stellen, was sich in mindestens 5 der in ◘ Tab. 2.1 aufgeführten Merkmale ausdrückt. Im Übrigen spiegeln 8 der insgesamt 10 Kriterien Anzeichen einer klassischen Suchterkrankung wider. Hierzu zählen Phänomene wie Toleranzentwicklung, Kontrollverlust, entzugsähnliche Erscheinungen oder Beschaffungsdelinquenz. Dagegen erweisen sich nur 2 Indikatoren als explizit glücksspielspezifisch: das sog. »Chasing-Verhalten« (den Verlusten »hinterherjagen«; vgl. Item 6) und das sog. »Bail-Out« (finanzielle Aushilfen durch andere Personen; vgl. Item 10). Das pathologische Spielverhalten ist im Sinne der Differenzialdiagnostik zum einen von nichtmaladaptiven Verhaltensmustern, wie dem sozialen oder professionellen Spielen, abzugrenzen. Zum anderen soll die Diagnose nicht vergeben werden, wenn Spielexzesse im Rahmen manischer Episoden auftreten. Eine Paralleldiagnose »antisoziale Persönlichkeitsstörung« erweist sich als möglich, sofern die entsprechenden Kriterien für beide Störungsbilder erfüllt sind. Zudem bleibt festzuhalten, dass das DSM-IV-TR die Diagnoseentität »problematisches Spielverhalten« (in der Regel beim Vorliegen von 3 oder 4 Symptomen) oder »risikoreiches Spielverhalten« (in der Regel beim Vorliegen von 1 oder 2 Symptomen) nicht vorsieht; dennoch haben sich derartige Vorgehensweisen insbesondere im Zuge von epidemiologischen Studien etabliert (▸ Abschn. 2.3), wenngleich hinreichende

❏ **Tab. 2.1** Diagnostische Kriterien des pathologischen Spielverhaltens nach DSM-IV-TR. (Adaptiert nach Saß et al. 2003)

Merkmalsebene	Konstruktebene
01) Ist stark eingenommen vom Glücksspiel (z. B. starkes Beschäftigtsein mit gedanklichem Nacherleben vergangener Spielerfahrungen, mit Verhindern oder Planen der nächsten Spielunternehmungen, Nachdenken über Wege, Geld zum Spielen zu beschaffen)	Vereinnahmung durch das Glücksspiel
02) Muss mit immer höheren Einsätzen spielen, um die gewünschte Erregung zu erreichen	Toleranzentwicklung
03) Hat wiederholt erfolglose Versuche unternommen, das Spielen zu kontrollieren, einzuschränken oder aufzugeben	Kontrollverlust
04) Ist unruhig und gereizt beim Versuch, das Spielen einzuschränken oder aufzugeben	Entzugsähnliche Erscheinungen
05) Spielt, um Problemen zu entkommen oder um eine dysphorische Stimmung (z. B. Gefühle von Hilflosigkeit, Schuld, Angst, Depression) zu erleichtern	Fluchtverhalten/dysfunktionales Coping
06) Kehrt, nachdem er/sie beim Glücksspiel Geld verloren hat, oft am nächsten Tag zurück, um den Verlust auszugleichen (dem Verlust »hinterherjagen«)	Chasing-Verhalten
07) Belügt Familienmitglieder, den Therapeuten oder andere, um das Ausmaß seiner/ihrer Verstrickung in das Spielen zu vertuschen	Belügen von Bezugspersonen
08) Hat illegale Handlungen wie Fälschung, Diebstahl, Betrug oder Unterschlagung begangen, um das Spielen zu finanzieren	Beschaffungsdelinquenz
09) Hat eine wichtige Beziehung, seinen/ihren Arbeitsplatz, Ausbildungs- oder Aufstiegschancen wegen des Spielens gefährdet oder verloren	Weiterspielen trotz negativer Folgen
10) Verlässt sich darauf, dass andere ihm/ihr Geld bereitstellen, um die durch das Spielen verursachte hoffnungslose finanzielle Situation zu überwinden	Bail-Out (»Freikaufen«)

Validierungen bislang noch ausstehen (Buchner u. Wodarz 2011).

Nach den weniger differenzierten diagnostischen Leitlinien des ICD-10 besteht die Störung »pathologisches Spielen« in häufigem und wiederholtem, episodenhaftem Glücksspiel, das die Lebensführung der betroffenen Person beherrscht und zum Verfall der sozialen, beruflichen, materiellen und familiären Werte und Verpflichtungen führt. Die Glücksspielepisoden werden trotz des subjektiven Leidensdrucks und ungeachtet der Störung der Funktionsfähigkeit im täglichen Leben fortgesetzt. Konkret gefährden die Betroffenen ihren Beruf und ihre Anstellung, machen hohe Schulden, lügen oder handeln ungesetzlich, um an Geld zu kommen oder um die Bezahlung von Schulden zu umgehen. Pathologische Spieler beschreiben einen intensiven, kaum kontrollierbaren Drang zum Glücksspiel. Willensanstrengung alleine reicht nicht aus, um die Teilnahme am Glücksspiel zu unterbrechen. Außerdem sind die Betroffenen ständig mit Gedanken und Vorstellungen vom Glücksspiel oder mit dem Umfeld des Glücksspiels beschäftigt, wobei sich die Drangzustände und die kognitive Beschäftigung häufig in belastenden Lebenssituationen verstärken. Differenzialdiagnostisch ist das pathologische Spielverhalten vom gewohnheitsmäßigen Spielen und Wetten, vom exzessiven Spielen manischer Patienten sowie vom Spielen bei dissozialer Persönlichkeitsstörung zu unterscheiden. Meyer und Bachmann (2011) diskutieren in diesem Zusammenhang die Schwierigkeiten der Abgrenzung von exzessiven Spielmustern bei Individuen mit antisozialer bzw. dissozialer Persönlichkeitsstörung und schlagen vor, bei erkennbarer Eigendynamik der Suchtentwicklung beide Störungsbilder zu diagnostizieren. Das folgende Beispiel umfasst in marginal redigierter Form den Beitrag eines Betroffenen aus einem Internetforum, der aus der Ich-Perspektive von seiner »Zockerkarriere« berichtet.

Erlebnisse eines exzessiven Spielers (Forum Glücksspielsucht vom 27.11.2012; verfügbar unter ▶ http://www.forum-gluecksspielsucht.de/forum; marginal redigiert)
Ich bin 28 Jahre alt und seit 9 Jahren Spieler. Ich komme aus Österreich – bei uns ist das sog. ‚Kleine Glücksspiel' eingeführt worden. Durch einen

Freund bin ich also vor 9 Jahren das erste Mal mit einem Automaten in Kontakt gekommen. Mit wenig Einsatz habe ich beim ersten Mal 2000 ATS gewonnen. Eine Zeit lang hatte ich mich im Griff und verspielte nicht viel. Die Einsätze wurden jedoch immer höher, und ich wollte finanzielle Löcher mit möglichen Gewinnen stopfen. Mittlerweile gehen bei einem Kasinobesuch bis zu 1000 EUR drauf, wobei ich oft bis zu 24 Stunden durchspiele. Ich habe allein in den letzten 2 Monaten 20.000 EUR verspielt, die Abstände, in denen ich spielen gehe, werden kürzer, und die Einsätze werden immer höher. Meine Schulden belaufen sich mittlerweile auf 90.000 EUR und ich stehe knapp vor dem finanziellen und sozialen Ruin. Ich belüge meine Familie und meine Freunde – wenn ich spiele, gibt es für mich nichts anderes – ich gehe nicht an das Telefon und rufe nicht zurück – ich gehe zu keiner Familienfeier, weil ich die Zeit lieber in einem Kasino verbringe. Ich habe mich von allen distanziert und lasse niemanden an mich ran. Ich kann einfach nicht mehr, ich möchte mich meiner Familie und meinen Freunden anvertrauen, aber ich schaffe es nicht. Das Schamgefühl ist einfach zu groß. Ich will meinen Freunden gegenüber meine Schwäche nicht eingestehen – meiner Familie will ich die Enttäuschung ersparen, dass ich Spieler bin. Ich habe Angst um meinen Job, weil ich oft zu spät oder überhaupt nicht zur Arbeit komme. Stattdessen sitze ich in einem Kasino. Ich habe mich nicht mehr unter Kontrolle, wenn ich spiele, und ich weiß einfach nicht mehr, was ich machen soll.

Aufgrund der Fülle neuartiger und innovativer Erkenntnisse zu dem klinischen Erscheinungsbild, der Ätiologie, der Komorbidität, den Folgen und aus dem Bereich der Neurowissenschaften (vgl. Hayer u. Meyer 2010a) wurde unlängst im Mai 2013 eine Korrektur der Klassifikation des pathologischen Spielverhaltens mit Veröffentlichung des DSM-5 vorgenommen (APA 2013). So findet sich das Störungsbild nunmehr unter dem eher wertneutralen Label »Gambling Disorder« in der neuen Kategorie »Substance-Related and Addictive Disorders« als einzige Form der Verhaltenssucht wieder. Weitere wichtige Veränderungen betreffen die Einführung eines 12-Monats-Zeitraums (anstelle des Bezugs auf die gesamte Lebensspanne) und die ersatzlose Strei-

chung des Merkmals »Beschaffungsdelinquenz«. Gerade der letztgenannte Schritt, basierend auf einer üblicherweise geringen Bestätigungsrate dieses Items in Bevölkerungsstudien, widerspricht einer Reihe von Forschungsbefunden aus dem klinischen Kontext, die eine illegale Beschaffung von Finanzmitteln als Kernmerkmal einer manifesten (Glücksspiel-)Suchterkrankung ansehen (vgl. im Überblick Meyer u. Bachmann 2011). Ebenfalls kontrovers diskutiert wird die Änderung des Schwellenwertes von »5 von 10« auf jetzt »4 von 9«. Aktuelle empirische Befunde bestätigen indessen nur marginal voneinander abweichende psychometrische Gütekriterien für verschiedene Klassifikationsweisen (DSM-IV-Kriterien, DSM-5-Kriterien mit Schwellenwerten von 4 bzw. 5; Denis et al. 2012). Grundsätzlich ist davon auszugehen, dass diese Umsetzungen im Kern auch in der ICD-11 Berücksichtigung finden, deren Publikation für 2015 avisiert ist.

2.2.2 Screening- und diagnostische Verfahren: Eine Auswahl

Im deutschsprachigen Raum ermöglicht in erster Linie der »Kurzfragebogen zum Glücksspielverhalten« (KFG; Petry u. Baulig 1995) ein testtheoretisch abgesichertes Screening einer beratungs- und behandlungsrelevanten Glücksspielproblematik plus Differenzierung des bestehenden Schweregrades. Das Messinstrument umfasst insgesamt 20 Items und eignet sich primär zum Einsatz im klinischen Setting. In den letzten Jahren hat der KFG – auch mangels Alternativen – im Zuge von Versorgungsstudien in Deutschland weite Verbreitung gefunden, so etwa beim Bundesmodellprojekt der Deutschen Hauptstelle für Suchtfragen e.V. zur »Frühen Intervention beim Pathologischen Glücksspielen« (FOGS 2010). Als Alternative bietet sich der »Schweriner Fragebogen zum Glücksspielen« (SFG) an, der sich aus 15 Items zusammensetzt und vorrangig auf den DSM-IV-Diagnosemerkmalen basiert (Premper et al. 2007). Erste Validierungsergebnisse dokumentieren ansprechende Gütekriterien, wobei sich das Verfahren aufgrund seiner Veränderungssensitivität besonders als Ergebniskriterium für glücksspielspezifische Behandlungsmaßnahmen eignet. Gerade die erfasste Variable »Involviertheit

◻ Tab. 2.2 Gängige Screening-Verfahren zur Bestimmung glücksspielbezogener Probleme. (Mod. nach PGRTC 2011, S. 53)

Verfahren[a]	Länge	Sensitivität/ Spezifität	Psychometrische Eigenschaften
Brief Biosocial Gambling Screen (BBGS)	Kurz	Exzellent	Begrenzte Informationen
Gamblers Anonymous Twenty Questions (GA 20)	Lang	Ausreichend	Gut
Lie-/Bet-Questionnaire	Kurz	Ausreichend	Begrenzte Informationen
National Opinion Research Center DSM Screen for Gambling Problems (NODS)	Lang	Ausreichend	Gut
NODS-CLiP	Kurz	Gut	Begrenzte Informationen
Problem Gambling Severity Index (PGSI) des Canadian Problem Gambling Index (CPGI)	Mittel	Ausreichend	Ausreichend
South Oaks Gambling Screen (SOGS)	Lang	Ausreichend	Ausreichend
Victorian Gambling Screen (VGS)	Lang	Begrenzte Informationen	Exzellent

[a] Für alle Originalquellen s. PGRTC 2011.

in das Glücksspielen« scheint einen hohen prädiktiven Wert für die Glücksspielabstinenz nach Ende einer Behandlung aufzuweisen. Ungeachtet dessen wurde der Forschungsbereich »Validierung von Messinstrumenten zur Erfassung glücksspielbezogener Probleme« im deutschen Sprachraum bislang weitestgehend vernachlässigt.

Ganz anders stellt sich die internationale Situation dar. Inzwischen sind zahlreiche Instrumente entwickelt und validiert worden, die der Ermittlung von Prävalenzdaten in der Bevölkerung, der Diagnostik im klinischen Bereich oder der Erfassung verschiedener Ausprägungen glücksspielbezogener Probleme bzw. relevanter Teilaspekte dienen (vgl. für eine Übersicht Meyer u. Bachmann 2011). Zudem versuchen verschiedene Autorengruppen über Vergleichsanalysen, evidenzbasierte Handlungsempfehlungen im Sinne eines »Best-Practice-Modells« zu formulieren (z. B. Williams u. Volberg 2010 für die Nutzung von Messinstrumenten bei Bevölkerungsstudien oder PGRTC 2011 für allgemeine Screening-Leitlinien). ◻ Tab. 2.2 gibt in Anlehnung an den aktuellen Review des Problem Gambling Research and Treatment Centre (PGRTC 2011) einen evaluativen Überblick über die gängigen Verfahren und ihre Messgüte.

Um den Rahmen dieses Beitrags nicht zu sprengen, sollen im Folgenden nur ausgewählte Instrumente für Erwachsene in der gebotenen Kürze vorgestellt werden. Ergänzende Informationen zu diesem Themenkomplex lassen sich Meyer und Bachmann (2011), dem Forschungsbericht des Problem Gambling Research and Treatment Centre (PGRTC 2011) sowie Stinchfield et al. (2007) entnehmen. Zudem findet sich bei Hayer (2012) eine Bewertung aller relevanten Screening-Instrumente für das Jugendalter. Seine Hauptkritik richtet sich darauf, dass die im Jugendbereich eingesetzten Verfahren üblicherweise ursprünglich für Erwachsene konzipiert und bislang nur unzureichend an die spezifischen Lebensbezüge sowie Erlebens- und Verhaltensweisen von Heranwachsenden adaptiert wurden. Entsprechend ist die Entwicklung und psychometrische Validierung eines standardisierten, jugendgerechten Screening-Instrumentes zur Erfassung von glücksspielbezogenen Problemen (auch) in Deutschland mit Nachdruck einzufordern.

Das weltweit am häufigsten eingesetzte Erwachsenenverfahren (Williams u. Volberg 2010) ist die ursprünglich für den klinischen Kontext konzipierte »South Oaks Gambling Screen« (SOGS) mit 20 Items (Lesieur u. Blume 1987). Während die

Prüfung der testdiagnostischen Gütekriterien insgesamt zufriedenstellend ausfällt, wurden in den letzten Jahren verschiedene Kritikpunkte bezüglich ihrer Verwendung laut (vgl. Meyer u. Bachmann 2011). Hierzu zählen vorrangig die begrenzte Eignung der SOGS für Bevölkerungsumfragen, die wahrscheinliche Überschätzung pathologischen Spielverhaltens (im direkten Vergleich mit den DSM-IV-Kriterien), die inhaltliche Überbetonung des Chasing-Verhaltens und der Geldbeschaffung sowie die mangelhafte Einbindung der Glücksspielintensität. Ferner ist zu beachten, dass sich das Zeitfenster der Original-SOGS auf die gesamte Lebensspanne bezieht. Noch etwas älter als die SOGS sind die »Gamblers Anonymous Twenty Questions« (GA 20), die als Vorläufer psychometrischer Screening-Verfahren zum pathologischen Glücksspiel gelten (Meyer u. Bachmann 2011). Basierend auf 20 Items, die originär von Spielern aus dem organisierten Selbsthilfesystem stammen, soll bei einer Bejahung von mindestens 7 Fragen eine Glücksspielsucht vorliegen. Die Stärken des Instruments umfassen die gute Anschauungsvalidität und eine schnelle bzw. einfache Handhabung, eine Hauptschwäche bildet die eher mäßige Verfahrensvalidierung im Allgemeinen.

Auf der Kriterienliste des DSM-IV fußt das »Diagnostic Interview for Gambling Severity« (DIGS), das ursprünglich als strukturiertes Interview im klinischen Kontext entwickelt wurde (Winters et al. 2002). Zum DIGS zählen u. a. 20 diagnostische Items, die die 10 DSM-IV-Kriterien mit jeweils 2 Einzelfragen abbilden. Zur Erfüllung eines Symptoms muss jeweils mindestens einem Item zugestimmt werden. Wenngleich erste Überprüfungen vielversprechend klingen, ist die psychometrische Evidenz bislang keineswegs hinreichend. Vor allem hinsichtlich der Klassifikationsgenauigkeit besteht weiterer Forschungsbedarf. Im Zuge von weiteren Studien kamen zudem verschiedenartige Modifikationen der DSM-IV-Kriterien in unterschiedlicher Modalität zum Einsatz. Während Stinchfield (2002) eine schriftliche 19-Item-Version verwendete, verkürzten Stinchfield et al. (2005) die Item-Anzahl auf 10 Fragen analog den DSM-IV-Kriterien, ohne Einbußen in Sachen Reliabilität, Validität und Klassifikationsgüte festzustellen. Bei Anwendung dieser Kriterien in Bevölkerungsstu-

dien bleibt indessen immer zu beachten, dass sie originär für das klinische Setting konzipiert wurden, sich stark am Krankheitsmodell orientieren und wenig sensitiv gegenüber Variationen im Grad glücksspielbezogener Probleme sind (vgl. Meyer u. Bachmann 2011).

Ebenfalls eng angelehnt an die DSM-IV-Kriterien ist die »National Opinion Research Center DSM Screen for Gambling Problems« (NODS; Gerstein et al. 1999), die speziell für Telefonbefragungen entworfen wurde (12-Monats- und Lebenszeitprävalenz). Die NODS setzt sich aus 17 dichotomen Items zusammen und unterscheidet folgende Spielmuster: risikoarm, risikoreich, problematisch und pathologisch. Trotz grundsätzlich positiver Validierung stieß vor allem der Einbau eines willkürlich anmutenden, relativ strengen Filteritems und die unbegründete Ergänzung bestimmter Fragen um Zeitvorgaben und Häufigkeitsparameter auf Kritik (Stinchfield et al. 2007).

Schließlich soll noch der »Canadian Problem Gambling Index« (CPGI; Ferris u. Wynne 2001) und damit ein Instrument Erwähnung finden, das in letzter Zeit weltweit immer häufiger zum Einsatz gekommen ist (vorwiegend in Australien und Kanada; Williams u. Volberg 2010). Das Hauptziel bestand in der Konstruktion eines aussagekräftigen Fragenkatalogs zur Bestimmung glücksspielbezogener Probleme auf Bevölkerungsebene unter verstärkter Beachtung sozialer und umgebungsbezogener Indikatoren. Zusammengenommen umfasst der CPGI 31 Items, wovon aber lediglich 9 Items mit jeweils 4 Antwortkategorien den sog. Problemschwereindex (Problem Gambling Severity Index, PGSI) bilden. Erste psychometrische Kennwerte verweisen auf eine ansprechende Validität und Reliabilität (auch bei bestimmten Subgruppen), wobei die inhaltliche Nähe zum SOGS und zu den DSM-IV-Kriterien bei der Dateninterpretation zu berücksichtigen ist (Stinchfield et al. 2007).

Da sich ein generelles Problem aller vorgestellten Messinstrumente auf deren Länge bezieht, existiert des Weiteren ein großer Bedarf an möglichst kurzen und dennoch testtheoretisch abgesicherten Verfahren. Während Ein-Item-Varianten bislang nicht zu befriedigenden Lösungen führten (z. B. Rockloff et al. 2011), verweisen Screenings mit 2 Items, wie der »Lie-/Bet-Questionnaire« (Johnson et al. 1997), oder 3 Items, wie die »Brief Biosocial Gambling Screen« (BBGS; Gebauer et al. 2010) sowie die »NODS-CLiP« als Kurzversion der »NODS« (Toce-Gerstein et al. 2009), auf durchaus zufriedenstellende psychometrische Kennwerte. Dabei stehen beim »Lie-/Bet-Questionnaire« das Belügen von Bezugspersonen und das Bedürfnis zur Steigerung der Einsätze im Fokus. Die BBGS hingegen operationalisiert entzugsähnliche Erscheinungen, Verheimlichungstendenzen und finanzielle Probleme in Bezug auf das vergangene Jahr; die NODS-CLiP thematisiert den Kontrollverlust (C = Loss of Control), das Belügen von Bezugspersonen (L = Lying) und die Vereinnahmung durch das Glücksspiel (P = Preoccupation) bezogen auf die gesamte Lebensspanne. Abseits der fehlenden deutschen Validierung scheint die hohe Sensitivität in Verbindung mit einer exzellenten Spezifität für die graduelle Überlegenheit der BBGS zu sprechen (Meyer u. Bachmann 2011).

Die oben beschriebenen Screening-Verfahren sind als ökonomisches Vorgehen für eine grobe Einteilung in »auffällige« und »unauffällige Spieler« geeignet, ersetzen üblicherweise jedoch keine ausführliche Diagnostik. Weiterführend besteht die Notwendigkeit, einen positiven Screening-Befund durch eine vertiefende Diagnostik zu bestätigen. Hierzu dienen strukturierte Interviews. Das »International Composite Diagnostic Interview« (CIDI) ist ein weit verbreitetes und gut validiertes, vollstandardisiertes und von Laien durchführbares Interview (Robins et al. 1988). Die deutsche Version zeigt eine gute Reliabilität (Lachner et al. 1998), enthält jedoch keine Sektion für das pathologische Glücksspiel. Im Rahmen der »National Comorbidity Survey Replication« (NCS-R) wurde ein solches Modul zur Bestimmung der Prävalenz pathologischen Spielverhaltens eingesetzt (Kessler et al. 2008). Es ist über die WHO (2009) verfügbar und wurde im Rahmen der Studie »Pathologisches Glücksspielen und Epidemiologie« (PAGE) ins Deutsche übertragen und angepasst (Meyer et al. 2011). Ein zweites Verfahren, das in dem »National Epidemiologic Survey on Alcohol and Related Conditions« (NESARC) herangezogen wurde, ist das »Alcohol Use Disorders and Associated Disabilities Interview Schedule« (AUDADIS; Grant et al. 2003). Dieses Verfahren ist ebenso vollstandar-

disiert und kann von Laieninterviewern eingesetzt werden. Es erzielt eine gute interne Konsistenz und stellt die Grundlage etablierter Befunde dar (Petry et al. 2005). Eine deutsche Übersetzung existiert unseres Wissens nicht.

2.3 Epidemiologie

2.3.1 Nationale Befundlage im Überblick

Nachdem in Deutschland über das Ausmaß glücksspielbezogener Probleme auf Bevölkerungsebene lange Zeit nur spekuliert wurde und sich lediglich über Querverweise vorläufige Schätzungen postulieren ließen, konnte die Erkenntnislage durch die Publikationen von nunmehr 8 epidemiologischen Untersuchungen in den letzten 5 Jahren substanziell verbessert werden. Wenngleich die einzelnen Studien in ihrer methodischen Güte variieren und eine direkte Gegenüberstellung von Prävalenzraten speziell bei kleinen Fallzahlen immer mit der gebotenen Vorsicht erfolgen muss, lassen sich ungeachtet dessen verlässliche Angaben zur Glücksspielnachfrage sowie zum Ausmaß glücksspielbedingter Fehlanpassungen ableiten (◘ Tab. 2.3 für einen kompakten Überblick über zentrale methodische Versatzstücke der einzelnen Studien). Zunächst bleibt festzuhalten, dass Glücksspiele in Deutschland einen integralen Bestandteil des alltäglichen Lebens darstellen: So hat etwa die Hälfte der bundesdeutschen Bevölkerung in den letzten 12 Monaten Geld für Glücksspiele ausgegeben (Schwankungsbreite: 39,2–63,5 %). Wiederholungsbefragungen, wie von der BZgA (2012) durchgeführt, können weiterführend aktuelle Trends in Bezug auf spezifische Konsummuster abbilden. Exemplarisch ist auf die steigende 12-Monats-Prävalenz beim gewerblichen Automatenspiel hinzuweisen, vor allem was die jungen Generationen anbelangt: Während im Jahr 2007 noch 4,3 % der 18- bis 20-Jährigen sowie 3,9 % der 21- bis 25-Jährigen von einer Spielbeteiligung an Geldspielautomaten berichteten, lagen die Raten in 2011 bereits bei 12,8 % (18- bis 20-Jährige) bzw. 7,2 % (21- bis 25-Jährige). Der Anstieg der 12-Monats-Prävalenz in diesen Populationssegmenten deckt sich mit Veränderungen auf dem deutschen

◻ Tab. 2.3 Ausmaß glücksspielbezogener Probleme im Erwachsenenalter: Studien aus Deutschland im Überblick (12-Monats-Prävalenz)

	Bühringer et al. 2007[b]	Buth u. Stöver 2008	BZgA 2008	BZgA 2010	BZgA 2012	Meyer et al. 2011[b]	Sassen et al. 2011a	TNS EM-NID 2011
Erhebungsjahr	2006	2006	2007	2009	2011	2010/11	2009	2011
Stichprobe (n)	7.817	7.981	10.001	10.000	10.002	15.023	8.006	15.002
Alter (Jahre)	18–64	18–65	16–65	16–65	16–65	14–64	18–64	≥18
Datenerhebung	schriftlich + telefonisch	schriftlich + online	telefonisch	telefonisch	telefonisch	telefonisch (Festnetz + Mobil)	schriftlich + telefonisch + online	telefonisch
Antwortrate, gerundet (%)	48	56/68	63	62	60	52/57	50	58
12-Monats-Prävalenz (Spielteilnahme) (%)	49,4	39,2	55,0	53,8	50,7	45	48,0	63,5
Messinstrument	DSM-IV	DSM-IV	SOGS	SOGS	SOGS	DSM-IV (CIDI)	DSM-IV	DSM-IV
Problemspieler[a] (%)	0,29	0,64	0,41	0,64	0,51	0,31	0,24	0,21
(n)	149.000	340.000	225.000	347.000	275.000	172.000	123.000	n.v.
Pathologische Spieler (%)	0,20	0,56	0,19	0,45	0,49	0,35	0,31	0,23
(n)	103.000	300.000	104.000	242.000	264.000	193.000	159.000	n.v.

[a] Ein problematisches Spielverhalten zeigt sich in Form von deutlichen glücksspielbedingten Fehlanpassungen, die jedoch die Schwelle zur Diagnosestellung »pathologisches Spielverhalten« (noch) nicht überschritten haben.
[b] Die Differenzialdiagnose »manische Episode« wurde zusätzlich erhoben.
n.v. nicht verfügbar/bestimmbar

Glücksspielmarkt und der sukzessiven Erhöhung der Spielanreize beim gewerblichen Automatenspiel im Anschluss an die Novellierung der Spielverordnung in 2006 (Hayer 2010). Darüber hinaus machen die 3 Erhebungswellen der BZgA (2012) deutlich, dass sich eine konstante, wenngleich geringe Personenanzahl trotz eines formalen Verbots in Deutschland am Internet-Glücksspiel beteiligt.

Vor dem Hintergrund unterschiedlicher methodischer Versatzstücke und tatsächlicher Veränderungen im Nachfrageverhalten bewegen sich die Befunde zur Prävalenz glücksspielbezogener Probleme naturgemäß innerhalb eines gewissen Intervalls (jeweils 12-Monats-Prävalenz). Insgesamt gelten nach den in ◻ Tab. 2.3 angeführten Erhebungen zwischen 0,21 % und 0,64 % der deutschen Bevölkerung als Problemspieler. Absolut gesehen weisen somit etwa 123.000–347.000 Personen ein problematisches Spielverhalten auf (fehlende Angaben zum Altersrange verhindern eine Extrapolation der TNS-EMNID-Daten 2011). Hierbei bezieht sich das Label »Problemspieler« auf deutliche glücksspielbedingte Fehlanpassungen, ohne dass die Kriterien eines »pathologischen Spielverhaltens« erfüllt sind. Genau diesen Schwellenwert überschreiten weitere 0,19–0,56 % der deutschen Bevölkerung, was einer Größenordnung von etwa 103.000–300.000 Personen entspricht. Werden beide Kategorien zusammengelegt, erleben mit großer Wahrscheinlichkeit zwischen 0,44 % (TNS EMNID 2011) und 1,2 % (Buth u. Stöver 2008) aller erwachsenen Deutschen gegenwärtige glücksspielbezogene Belastungen.

Weiterhin bleibt festzuhalten, dass von einzelnen Glücksspielformen unterschiedlich grosse Suchtgefahren ausgehen. Nach Griffiths et al. (2009) steht das Suchtpotenzial von Glücksspielen in direktem Zusammenhang mit ihrer konkreten Ausgestaltung: Während situationale Veranstaltungsmerkmale, wie eine hohe Verfügbarkeit, eine leichte Griffnähe oder eine extensive Vermarktung, in erster Linie den Erstkontakt oder Zugang zum Glücksspiel erleichtern, fördern strukturelle Veranstaltungsmerkmale, wie eine rasche Spielabfolge, variable Einsatz- und Gewinnmöglichkeiten oder häufige Beinahe-Gewinne, primär die Bindung an das Spielmedium. Insbesondere Glücksspiele mit rascher Spielabfolge und hoher Verfügbarkeit scheinen mit einem vergleichsweise hohen Suchtpotenzial ausgestattet zu sein. Die oben angeführten epidemiologischen Studien untermauern im Wesentlichen diese theoriebasierten Annahmen: So ist z. B. der Anteil von Problem- und pathologischen Spielern bei den Glücks- und Geldspielautomaten am höchsten; hingegen finden sich nur relativ wenige Betroffene unter den Lottospielern (vgl. ausführlich hierzu Meyer u. Hayer 2010a). Weitere Befunde aus der Versorgungsforschung mit selektiven Stichproben (z. B. Meyer u. Hayer 2005) und mit Bewertungsinstrumenten, die der Einschätzung des Gefährdungspotenzials von Glücksspielen dienen (z. B. Meyer et al. 2010), bestätigen diese Gefahrenhierarchie (vgl. im Überblick Meyer u. Bachmann 2011). Schließlich lässt die epidemiologische Befundlage in Deutschland inzwischen auch verlässliche Aussagen zu der Frage zu, welche Subgruppen überzufällig häufig von glücksspielbezogenen Problemen betroffen sind. Offensichtlich erhöhen u. a. folgende Merkmale das Risiko einer glücksspielbedingten Fehlanpassung:

- Männliches Geschlecht (Buth u. Stöver 2008, Meyer et al. 2011, Sassen et al. 2011a, BZgA 2012)
- Ein eher junges Lebensalter (Buth u. Stöver 2008, Meyer et al. 2011, Sassen et al. 2011a, BZgA 2012)
- Niedriger Bildungsabschluss bzw. -status (Meyer et al. 2011, BZgA 2012)
- Geringes Haushaltsnettoeinkommen (Sassen et al. 2011a)
- Migrationserfahrungen bzw. -hintergründe (Meyer et al. 2011, Sassen et al. 2011a, BZgA 2012)
- Arbeitslosigkeit (Meyer et al. 2011, BZgA 2012)
- Glücksspielproblematik bei Familienangehörigen (Buth u. Stöver 2008)

Im Allgemeinen spiegeln die – allerdings nicht gänzlich widerspruchsfreien – epidemiologischen Befunde innerhalb Deutschlands die Studienergebnisse aus anderen Ländern wider und verdeutlichen den Bedarf an zielgruppenspezifischer Prävention (Hayer u. Meyer 2010b). Der Vollständigkeit halber sei an dieser Stelle darauf verwiesen, dass ein signifikanter Anteil an Minderjährigen ebenfalls Geld für kommerzielle oder selbstorganisierte Glücksspiele ausgibt und glücksspielbezogene Probleme erlebt (vgl. für einen umfassenden Überblick mit Hayer 2012). Für Deutschland bietet bisher in erster Linie die Erhebung von Hurrelmann et al. (2003) mit 5009 repräsentativ ausgewählten Schülern aus Nordrhein-Westfalen Anhaltspunkte zur Einschätzung des Problemausmaßes in der Adoleszenz. Danach können 3 % der Schüler im Alter von 13–19 Jahren als Problemspieler eingestuft werden, was einem Anteil von 9 % bezogen auf die Subgruppe der Befragten mit Glücksspielerfahrung im vergangenen Jahr entspricht. Analog zum Erwachsenenalter erhöhen bestimmte soziodemografische Variablen das Risiko für eine derartige Fehlentwicklung: Gerade unter männlichen Jugendlichen, Hauptschülern und Heranwachsenden, die aus Familien mit Migrationshintergrund stammen, finden sich verhältnismäßig viele Betroffene. Erste Ergebnisse einer vor Kurzem veröffentlichten Replikationsstudie aus Rheinland-Pfalz mit 3967 Kindern und Jugendlichen konnten diese Werte in der Tendenz bestätigen, da 2,2 % aller

Befragten im Alter von 12–18 Jahren bzw. 1,9 % aller Minderjährigen als problematische Glücksspieler klassifiziert wurden (Duven et al. 2011). Weitere Analysen untermauern vor allem den wachsenden Stellenwert des internetbasierten Glücksspiels für die Generation der »Digital Natives«. Zusammenfassend bleibt festzuhalten, dass während der Entwicklungsphase der Adoleszenz ein erhöhtes Risiko für glücksspielbedingte Fehlanpassungen besteht. Aufgrund des Fehlens von Longitudinaldaten muss allerdings offen bleiben, ob das vergleichsweise hohe Problemausmaß im Jugendalter primär ein entwicklungsbedingtes Phänomen verkörpert, einen Kohorteneffekt repräsentiert oder auf Messartefakte zurückzuführen ist (Hayer 2012).

2.3.2 Internationale Befundlage – Ausgewählte Erkenntnisse

Auf internationaler Ebene steht mittlerweile eine Vielzahl an epidemiologischen Erkenntnissen zur Verfügung. Verschiedene Autorengruppen haben den Versuch unternommen, relevante Studienergebnisse zusammenzufassen und diverse Prävalenzraten systematisch gegenüberzustellen. Zugleich wird aber vor vorschnellen interpretativen Rückschlüssen gewarnt, da zum Teil erhebliche methodologische Unterschiede zwischen den Einzeluntersuchungen direkte Vergleiche erschweren. Zu dieser Heterogenität tragen vor allem die Verwendung verschiedener Messinstrumente bzw. inkonsistenter diagnostischer Kriterien, das jeweilige Vorgehen bei der Datenerhebung, der Rückgriff auf verschieden stringente Filteritems sowie variierende Antwortraten bei (vgl. im Überblick Meyer u. Bachmann 2011). Sassen et al. (2011b) konnten im Rahmen ihres systematischen Reviews insgesamt 39 Primärstudien basierend auf nichtklinischen Samples mit einer großen Bandbreite an Prävalenzschätzungen identifizieren. Abgesehen von gewissen Stichprobencharakteristika (z. B. Durchschnittsalter) scheinen methodologische Aspekte, wie die übergeordnete Einbettung der Befragung, die konkrete Datenerhebungsmethode, die Definition von Ausschlusskriterien, die verwendeten Messinstrumente, die Festlegung bestimmter Schwellenwerte und das vorgegebene Zeitfenster,

tatsächlich maßgeblich für die Variabilität der Prävalenzen verantwortlich zu sein. Ferner konkretisieren Williams und Volberg (2009), dass Face-to-Face-Interviews im Vergleich zu Telefoninterviews in der Regel zu höheren Prävalenzraten führen. Ihren empirischen Befunden zufolge geht diese Form der Datenerhebung zum einen womöglich mit einer Minimierung systematischer Stichprobenfehler einher. Zum anderen deuten weiterführende Datenanalysen an, dass Interviewpartner im persönlichen Kontakt zu ehrlicheren Antwortmustern neigen. Weitere wichtige Einflussquellen umfassen die Art der Einbettung der Befragung (sog. Glücksspiel-Surveys bedingen höhere Prävalenzraten als Befragungen, die als Gesundheits- und Freizeit-Surveys bezeichnet werden) sowie die Auswahl von Kriterien, die erfüllt sein müssen, damit überhaupt Fragen zu glücksspielbezogenen Problemen gestellt werden (zu eng definierte Ausschlusskriterien lassen eine Unterschätzung des wahren Problemausmaßes vermuten).

Ungeachtet dieser methodischen Einflüsse bleibt festzuhalten, dass die 12-Monats-Prävalenzen problematischen Spielverhaltens auf europäischer Ebene eine Spannbreite von 0,3–2,1 % umfassen (Meyer u. Hayer 2010a). An der Spitze befindet sich ein Wert aus Finnland, das geringste Problemausmaß lässt sich in Großbritannien und Dänemark beobachten. Der Median liegt unter diesen Rahmenbedingungen bei 0,6 %. Außerdem konnte bei 0,1–1,0 % der jeweiligen Bevölkerung ein pathologisches Spielverhalten identifiziert werden (Median: 0,3 %). Interessanterweise fallen die europäischen (inkl. der deutschen) Prävalenzraten mitunter deutlich niedriger aus als die Prävalenzraten aus Ländern wie Australien, den USA, Kanada und Hongkong, die sich generell durch eine hohe Angebotsdichte auszeichnen bzw. in unmittelbarer Nähe der Glücksspielmetropole Macao situiert sind. Als Auswirkung der Liberalisierung des Glücksspielmarktes könnte aktuell auch der signifikante Anstieg der Rate der Problemspieler in Großbritannien verstanden werden (Wardle et al. 2011).

Entgegen früheren Vermutungen lässt sich der Zusammenhang zwischen Angebotsdichte und Problemausmaß jedoch keineswegs als eine einfache Linearfunktion darstellen (vgl. ergänzend auch ► Kap. 9). So kommen offizielle

Untersuchungsberichte in Australien, den USA oder Großbritannien jeweils zu dem Schluss, dass mit steigender Verfügbarkeit des Glücksspiels ein wachsender Konsum in der Bevölkerung und eine Zunahme der Problemspieler verknüpft sind (vgl. zusammenfassend mit Meyer u. Hayer 2010a). Hingegen postuliert Petry (2005) auf lange Sicht eine Stabilisierung der Prävalenzraten (Sättigungshypothese); LaPlante und Shaffer (2007) gehen langfristig sogar von einem Rückgang des Problemausmaßes in der Bevölkerung aus (Adaptationshypothese). Gemäß dieser Vermutung greifen soziale Bedingungen moderierend in den Expositionsprozess ein: Zunächst steigt die Prävalenzrate durch die »Ansteckung« gefährdeter Personen deutlich an. Die Reduzierung des Anteils »nichtinfizierter« vulnerabler Personen, die Abschwächung des Neuigkeitseffekts, soziale Lernprozesse und/oder Präventionsmaßnahmen sind in der Folge indessen mit einer graduellen Anpassung verbunden, erhöhen die Widerstandsfähigkeit und machen in der Konsequenz einen Rückgang des Problemausmaßes auf Bevölkerungsebene wahrscheinlich.

Zur Überprüfung dieser konkurrierenden Sichtweisen legten Williams et al. (2011) unlängst die bislang umfassendste Sammlung an Prävalenzstudien mit zusammengenommen 190 verschiedenen Quellen und 229 Prävalenzschätzungen aus den Jahren 1975–2011 vor. Ausgehend von der Identifikation der wichtigsten methodologischen Einflussfaktoren wurden korrigierende Gewichtungsfaktoren bestimmt, um eine über alle Jurisdiktionen hinweg vergleichbare Maßeinheit für die 12-Monats-Prävalenz glücksspielbezogener Probleme im Erwachsenenalter zu erhalten. Die Ergebnisse der letztlich inkludierten Studien verweisen auf einen Werterange von 0,5–7,6 % (bei einem Durchschnittswert von 2,4 %). Während die geringsten standardisierten Prävalenzraten in Dänemark (in 2005), den Niederlanden (in 2004) und Deutschland (in 2007) vorherrschen, fällt das Ausmaß glücksspielbezogener Probleme in Singapur, Macao, Hongkong und Südafrika am größten aus. Zwar verringerten sich die Prävalenzraten in den letzten Jahren innerhalb der meisten Jurisdiktionen, im Vorfeld dieser Entwicklungen war jedoch üblicherweise ein Anstieg des Problemausmaßes festzustellen. Nach Williams et al. (2011) sprechen die Befunde der Replikationsstudien in der Gesamtbetrachtung sowohl für die Verfügbarkeitshypothese (aufgrund eines initialen Anstiegs der Prävalenzraten als wahrscheinliche Reaktion auf eine Expansion nationaler Glücksspielmärkte) als auch für die Adaptationshypothese (aufgrund von Anpassungsprozessen auf Seiten der Bevölkerung). Für die aktuell zumeist niedrigeren Prävalenzraten benennen die Autoren 5 potenzielle Wirkmechanismen (Williams et al. 2011):

- Generell erhöhte Sensibilisierung der Bevölkerung hinsichtlich der mit Glücksspielen assoziierten Suchtgefahren
- Schwindende Neuigkeitseffekte und damit verbunden eine geringere Anzahl an aktiven Spielern
- Nichterreichbarkeit von Personengruppen, die schwere glücksspielbezogene Probleme entwickeln (z. B. durch Suizid oder Inhaftierung)
- Auf- und Ausbau von globalen Präventionskampagnen, Maßnahmen des Spielerschutzes und professionellen Hilfeangeboten
- Allgemeine Veränderungen der Gesellschaftsstrukturen (z. B. das Älterwerden der Bevölkerung)

Hauptaufgabe zukünftiger Forschungsarbeiten muss es sein, weiterführende Erklärungen für den komplexen Zusammenhang zwischen Marktentwicklung, Problemausmaß und der moderierenden Wirkung etwaiger Drittvariablen zu finden. Vor allem die Frage, was genau unter sozialen Anpassungsprozessen zu verstehen ist, bedarf dabei einer evidenzbasierten Klärung (vgl. auch mit den metaanalytischen Befunden zur Beziehung von Automatendichte und pathologischem Spielverhalten in Australien sowie Neuseeland, die ebenfalls Argumente sowohl für die Gültigkeit der Verfügbarkeitshypothese als auch – wenngleich weniger eindeutig – für die Annahme der Adaptationshypothese mit sich bringen; Storer et al. 2009).

Epidemiologische und klinische Studien berichten in konsistenter Weise von einer hohen Komorbidität zwischen einem pathologischen Spielverhalten und anderen psychischen Störungen. In ihrer Monografie fassen Meyer und Bachmann (2011) entsprechende Befunde zusammen, wobei insbesondere die komorbiden Zusammenhänge

2

mit substanzbezogenen Störungen (vorrangig Nikotin- und Alkoholabhängigkeit), affektiven und Angststörungen sowie bestimmten Persönlichkeitsstörungen ins Auge springen. Grundsätzlich lässt sich festhalten, dass pathologische Spieler eine hochbelastete Personengruppe verkörpern und Interventionen der Komplexität von Krankheitsverläufen Rechnung zu tragen haben. Primär gilt es, typische (kausale, korrelative, zufällige etc.) Abfolgen von psychischen Störungen in der Entwicklung zu differenzieren und damit konkurrierende Komorbiditätsmodelle wissenschaftlich zu untersuchen (Premper 2006).

Im Rahmen der bereits zitierten PAGE-Studie (Meyer et al. 2011) wurden für eine deutsche bevölkerungsbezogene Stichprobe sowohl Achse-I-Störungen als auch Achse-II-Störungen (Persönlichkeitsstörungen) nach DSM-IV erhoben. Die Diagnostik erfolgte für die Achse I mit dem »Münchener Composite International Diagnostic Interview« (Wittchen et al. 1995) und für die Achse II mit dem »Strukturierten Klinischen Interview für DSM-IV Achse II« (SKID-II; Fydrich et al. 1997). Auf Basis von 442 klinischen Interviews von Probanden, die über einen Telefon-Survey und weitere Rekrutierungswege (Spielstätten, Presseaufrufe, Bewährungshilfe etc.) gefunden wurden, wiesen 95,5 % der pathologischen Spieler eine weitere psychiatrische Diagnose der Achse I nach DSM-IV auf (Meyer et al. 2011). Bei Ausschluss von substanzbezogenen Störungen betrug die Rate 71,1 %. Im Vordergrund standen dabei affektive Störungen (66,1 %). In Bezug auf die Achse II hatten 35,2 % mindestens eine Persönlichkeitsstörung. Hierbei dominierten die Diagnosen aus Cluster B (antisoziale Persönlichkeitsstörung, Borderline-Persönlichkeitsstörung, histrionische Persönlichkeitsstörung, narzisstische Persönlichkeitsstörung) mit 21,2 % sowie aus Cluster C (selbstunsichere Persönlichkeitsstörung, dependente Persönlichkeitsstörung, zwanghafte Persönlichkeitsstörung) mit 19,6 %. Sowohl für die Achse I als auch die Achse II gilt, dass bereits Probanden mit einem problematischen Spielverhalten, die ein bis 4 Kriterien nach DSM-IV, jedoch nicht 5 oder mehr, erfüllten, eine deutlich erhöhte Komorbidität aufwiesen: 78 % hatten mindestens eine Achse-II-Störung und 22 % mindestens eine Persönlichkeitsstörung (Meyer et al. 2011).

Im internationalen Kontext bringen vor allem zwei groß angelegte epidemiologische Studien aus den USA belastbare Erkenntnisse zur Komorbidität mit sich. Auf der Grundlage einer Stichprobe von über 43.000 US-Bürgern konnten Petry et al. (2005) im Rahmen des »NESARC« bei 73,2 % der pathologischen Spieler (Lebenszeit) einen Alkoholmissbrauch oder eine Alkoholabhängigkeit diagnostizieren. Weitere häufig anzutreffende Störungen umfassen die Nikotinabhängigkeit (60,4 %), affektive Störungen (49,6 %), Angststörungen (41,3 %) und Persönlichkeitsstörungen. Zudem erfüllt über ein Drittel der pathologischen Spieler (38,1 %) die Kriterien eines illegalen Drogenmissbrauchs bzw. einer illegalen Drogenabhängigkeit sowie 22,8 % die Kriterien einer manischen Episode. Eine weitere epidemiologische Untersuchung aus den USA mit 9282 Probanden bestätigt diese Größenordnungen im Kern, fügt aber darüber hinaus auf der Basis retrospektiver Berichte noch Informationen zu möglichen Entwicklungsverläufen hinzu (Kessler et al. 2008). Bei etwa einem Viertel aller Betroffenen (23,5 %) war das pathologische Spielverhalten (Lebenszeit) vor der Begleiterkrankung evident; demgegenüber konnte bei etwa drei Vierteln (74,3 %) die komorbide Störung im Vorfeld der glücksspielbezogenen Störung festgestellt werden. Außerdem sagen alle psychischen Störungen mit Ausnahme der posttraumatischen Belastungsstörung, der Aufmerksamkeitsdefizit-/Hyperaktivitätsstörung und der Nikotinabhängigkeit das Auftreten eines pathologischen Spielverhaltens vorher. Der hohe Belastungsgrad dieser Subgruppe zeigt sich außerdem dadurch, dass nahezu alle pathologischen Spieler (96,3 %) mindestens eine zusätzliche psychische Störung aufweisen und sich bei immerhin 64,4 % sogar 3 oder mehr Erkrankungen manifestieren. In Ergänzung dazu belegt eine aktuelle metaanalytische Aggregation von Komorbiditätsstudien mit repräsentativen Bevölkerungsstichproben (Lorains et al. 2011), dass glücksspielbezogene Probleme häufig mit Nikotinabhängigkeit (60,1 %) auftreten, gefolgt von Störungen durch Substanzkonsum (57,5 %), irgendeiner Form von affektiver Störung (37,9 %), irgendeiner Form von Angststörung (37,4 %) und antisozialer Persönlichkeitsstörung (28,8 %). Schließlich verweist eine erste längsschnittliche Analyse der »NE-

SARC-Daten« darauf, dass diejenigen Individuen, die zum ersten Erhebungszeitpunkt ein problematisches Spielverhalten (3 oder mehr Kriterien) aufweisen, ein erhöhtes Risiko für die Inzidenz einer anderen psychischen Störung nach 4 Jahren haben (Chou u. Afifi 2011). Dies gilt nach Kontrolle anderer bedeutsamer Faktoren für affektive Störungen, generalisierte Angststörung, posttraumatische Belastungsstörung und alkoholbezogene Störungen. Somit ist gesichert, dass ein problematisches Spielverhalten einen Risikofaktor für die Entwicklung einer Reihe von psychischen Störungen darstellt.

2.4 Ansätze der Regulation und Prävention

2.4.1 Regulierungsansätze im Überblick

Eine wesentliche Rolle bei der Frage nach der Verhinderung glücksspielbezogener Probleme in der Bevölkerung spielt die staatliche Glücksspielpolitik und die damit unmittelbar verbundene konkrete Ausgestaltung nationaler Glücksspielmärkte (vgl. für die Situation in Deutschland mit Schütze et al. 2008). Grundsätzlich stehen politischen Entscheidungsträgern fünf Handlungsoptionen mit jeweils divergierender Eingriffsintensität zur Verfügung, die von einem grundsätzlichen Verbot legaler Glücksspielangebote bis zu einer nahezu schrankenlosen Marktöffnung reichen:

- Umfassende Prohibition bzw. Totalverbot für alle kommerziellen Glücksspielspielangebote
- Partielle Prohibition bzw. Erlaubniserteilung nur für ausgewählte Spielformen, etwa im terrestrischen Bereich bei gleichzeitigem Verbot des Online-Glücksspiels
- Einrichtung eines Staatsmonopols, um den Handel mit dem demeritorischen Gut »Glücksspiel« unter staatlicher Aufsicht und Kontrolle zu halten (gleichbedeutend mit dem Ausschluss aller Privatunternehmen vom Marktgeschehen)
- Kontrollierte Marktöffnung für Privatunternehmen durch ein Lizenzverfahren unter bestimmten Auflagen (z. B. zum Spielerschutz oder zur Abwehr von Geldwäsche/Betrugsgefahren)
- Freie Marktwirtschaft bzw. »Laissez-faire-Ansatz« ohne nennenswerte staatliche Restriktionen

Vergleichende Überprüfungen etwaiger positiver wie negativer Auswirkungen verschiedener Regulierungskonzepte liegen aufgrund der Komplexität der Marktdynamik sowie der nahezu unmöglichen Kontrolle aller relevanten Drittvariablen nicht vor (Meyer u. Hayer 2010a). Allerdings lassen indirekte Hinweise vermuten, dass eine zu stark repressive Ausrichtung oder ein vollständiges Verbot von Glücksspielen den negativen Nebeneffekt des Auf- und Ausbaus eines illegalen Glücksspielmarktes zur Folge hat (Quinn 2001). Dieser Wirkzusammenhang dürfte insbesondere dann Gültigkeit besitzen, wenn die entsprechenden Spielangebote (legal oder illegal) bereits auf dem Markt etabliert sind und zumindest in einigen Bevölkerungsschichten auf Akzeptanz stoßen. Ein aktuelles Beispiel stellt das Pokerspiel im Internet dar, das sich nicht nur in Deutschland trotz gesetzlicher Verbote großer Beliebtheit erfreut. So deuten Marktanalysen auf der Grundlage von knapp 4,6 Mio. Spieleridentitäten an, dass – absolut gesehen – die meisten Pokerspieler laut Selbstangaben aus den USA und Deutschland stammen (Fiedler u. Wilcke 2011). Damit stehen zwei Länder an der Spitze der Rangreihe, in denen das Online-Gambling untersagt ist, was die Frage nach der Umsetzbarkeit und Sinnhaftigkeit einer »Netz-Prohibition« aufwirft bzw. auf Schwierigkeiten in Bezug auf den Vollzug dieser Rechtsvorschrift verweist. Ohnehin hat in der Vergangenheit das Mittel der Prohibition bei psychotropen Substanzen die originären Zielvorgaben üblicherweise verfehlt (Meyer u. Bachmann 2011). Ein »Realexperiment« mit Implikationen für einen Erfolg versprechenden Regulierungsansatz stammt aus Norwegen, wo im Juli 2007 ein landesweites Totalverbot für die private Aufstellung von Spielautomaten erlassen und im August 2008 entschärfte Geräte des staatlichen Monopolisten »Norsk Tipping« wieder eingeführt wurden. Begleitforschungen kurz vor und knapp 5 Monate nach der landesweiten Automatenverbannung belegen, dass sich sowohl das Spielverhalten als auch die Prävalenz glücksspielbezogener Probleme in der Bevölkerung verringerten (Lund 2009). Innerhalb dieses sehr kurzen Zeitraums ließ sich auf Bevölkerungsebene weder die Entwicklung eines illegalen Automatenspielmarktes noch ein ausgeprägtes Substitutionsverhalten im Sinne eines Ausweichens auf andere Marksegmente erkennen.

Aus der Perspektive der Suchtprävention ist generell eine restriktive Grundausrichtung staatlicher Glücksspielpolitik mit einem kleinen, konsequent regulierten Glücksspielmarkt zu empfehlen (vgl. ausführlich hierzu mit den Argumenten von (Hayer u. Meyer 2004, Meyer u. Hayer 2010a). Monopolartige Marktstrukturen bringen den grundlegenden Vorteil mit sich, dass Eingriffe in das Marktgeschehen sowie bezüglich der Veranstaltungsmerkmale einzelner Glücksspiele unmittelbar und zielgerichtet möglich sind. Demgegenüber dürften ökonomisch motivierte Maßnahmen, wie etwa die Öffnung des Glücksspielmarktes für Privatunternehmen und damit die Etablierung einer Wettbewerbssituation, mit einer substanziellen Erhöhung der Spielanreize, innovativen Produktideen, spielerbindenden Marketingstrategien und infolgedessen mit einem (wenigstens auf kurze Sicht) Anstieg des Ausmaßes glücksspielbezogener Probleme in der Bevölkerung verknüpft sein. Als Gradmesser für eine effektive Präventionsstrategie dienen unter anderem stagnierende oder sinkende Umsatzzahlen, da exzessive »Zocker« einen signifikanten Beitrag zum Gesamtumsatz leisten (Williams u. Wood 2004). Erste, wenngleich noch als vorläufig zu bezeichnende Schätzgrößen für Deutschland beziffern den Anteil am Bruttospielertrag, der von pathologischen Spielern stammt, in Abhängigkeit des jeweiligen Marktsegments wie folgt (Adams 2010): 60 % bei Online-Glücksspielen, 56 % bei den gewerblichen Spielautomaten, 38 % bei den Spielangeboten in Spielbanken, 30 % im Bereich der Sportwetten und 4 % bei den Lotterien. Adams bilanziert demgemäß, dass suchtkranke Menschen »das wesentliche Fundament der Glücksspielindustrie« bilden. Anders ausgedrückt können Umsatzsteigerungen letztendlich als Zeichen für die Wirkungslosigkeit präventiver Bemühungen aufgefasst werden. ◘ Tab. 2.4 fasst in Anlehnung an Meyer und Hayer (2010b) die zentralen Vor- und Nachteile eines monopolisierten Glücksspielwesens zusammen.

2.4.2 Präventionsansätze im Überblick

Zur Verhinderung glücksspielbezogener Probleme in der Bevölkerung oder bei bestimmten Hochrisikogruppen findet sich mittlerweile eine Reihe von vielversprechenden Ideen. Ausgehend von der klassischen Einteilung in Maßnahmen der Primär- und Sekundärprävention geben Hayer und Meyer (2004) einen kompakten Überblick über globale, glücksspielformübergreifende Strategien, die insgesamt 13 verschiedenartige Ansatzpunkte umfassen (vgl. ergänzend auch ▶ Kap. 9 sowie ▶ Kap. 10): Verfügbarkeit/Griffnähe, Verbraucherschutz, Kinder- und Jugendschutz, Werbung, Öffentlichkeitsarbeit, Steuerpolitik, Alkoholkonsum, Zahlungsverkehr, Optimierung der Präventions- und Versorgungsstrukturen, Qualitätsmanagement, Ausstiegshilfen, Personalschulung und Qualifizierung des Spielstättenpersonals (vgl. für ein alternatives Ordnungsschema Schütze et al. 2008). Zugleich bemängeln Hayer und Meyer (2004) das weitgehende Fehlen von hinreichenden wissenschaftlichen Evaluationen zu einzelnen Interventionen. Vor allem muss zwischen der Umsetzung von Alibimaßnahmen bzw. einem hohen Grad an Aktionismus hinsichtlich Spielerschutz und Gefahrenabwehr einerseits und tatsächlich evidenzbasierten Aktivitäten andererseits unterschieden werden. Erste Übersichtsarbeiten zu ausgewählten Themenkomplexen, wie etwa zur Glücksspielsuchtprävention im schulischen Setting (z. B. Kalke u. Thane 2010), zur generellen Effektivität von Spielsperren inklusive eigener empirischer Befunde (z. B. Meyer und Hayer 2010b), zum Nutzen sog. Pre-Commitment-Systeme (z. B. Ladouceur et al. 2012), zu den Bausteinen »Früherkennung und Frühintervention« (z. B. Hayer u. Meyer 2010c) oder in umfassenderer Weise zur indizierten Prävention im Glücksspielbereich im Allgemeinen (z. B. Kalke et al. 2012), geben zwar erste handlungsleitende Einschätzungen wieder, machen aber auch auf diverse Lücken in Bezug auf den gegenwärtigen Forschungsstand aufmerksam. Ähnliches gilt für das Gebiet der Therapie, wobei insbesondere dem aktuellen systematischen Review des »Problem Gambling Research and Treatment Centre« (PGRTC 2011) evidenzbasierte Handlungsempfehlungen für die Praxis zu entnehmen sind. In Anlehnung an Williams et al. (2007)

◻ **Tab. 2.4** Vor- und Nachteile eines Glücksspiel-Staatsmonopols im Überblick. (Adaptiert nach Meyer u. Hayer 2010a)

Vorteile eines Staatsmonopols	Nachteile eines Staatsmonopols
Verhinderung einer extensiven Nachfragestimulation scheint i. Allg. eher möglich zu sein	Staat tritt in der Regel zugleich als Glücksspielanbieter sowie als sein eigener Kontrolleur auf (= Interessenskonflikte)
Geschäftsmodell ist primär wohlfahrtsorientiert und nicht an der Umsatzmaximierung orientiert (= Umsatzoptimierung statt Umsatzmaximierung)	Es existieren wenige Beweggründe für einen innovativen Spielerschutz
Regulierende Eingriffe (z. B. in die konkrete Ausgestaltung der Spielstrukturen) lassen sich schneller und effizienter realisieren	Es bedarf eines hinreichend attraktiven Spielangebotes, um das Ausweichen in die Illegalität zu verhindern (= schmaler Grat zwischen der Schaffung von Spielanreizen und effektiven Präventionsbemühungen)
Umsatzrückgänge als Folge von effektiver Prävention können eher toleriert werden	
Kohärente und konsistente Maßnahmen des Spielerschutzes und einheitliche Präventionsstandards sind intersegmental einfacher umzusetzen	
Gedanke des Spielerschutzes ist den Mitarbeitern von Spielstätten vor dem Hintergrund der mit dem Staatsmonopol beabsichtigten Ziele besser zu vermitteln	
Proaktive und glaubhaft betriebene Maßnahmen des Spielerschutzes lassen sich eher erwarten als von (börsennotierten) Privatunternehmen	
Es existiert kein Wettbewerb zwischen verschiedenen Anbietern um (potenzielle) Konsumenten	
Es gibt keine systematischen Umgehungen gesetzlicher Vorgaben durch Privatunternehmen	
Evidenzbasierte Optimierungen des Spielerschutzes können üblicherweise schneller umgesetzt werden	

fasst ◻ Tab. 2.5 die derzeitigen Einschätzungen zum Wirkungspotenzial einzelner Präventionsmaßnahmen zusammen.

Ohne im Detail auf die Ergebnisse von ◻ Tab. 2.5 einzugehen, bleibt festzuhalten, dass Maßnahmen wie massenmediale Aufklärungskampagnen, Warnhinweise auf Spielscheinen bzw. Spielautomaten oder Personalschulungen weltweit häufig angetroffen, jedoch unter präventiven Gesichtspunkten bestenfalls als mäßig wirksam eingestuft werden können. Zielführendere Interventionen, z. B. in Form einer substanziellen Begrenzung der Verfügbarkeit von Glücksspielen mit hohem Suchtpotenzial, finden sich indessen zumeist nur in Ansätzen bzw. halbherzig umgesetzt. Insgesamt ist zu bilan-

zieren, dass sich eine ernst gemeinte Glücksspielpolitik immer als eine multidimensionale und multifunktionale Aufgabe versteht, die im Sinne eines aufeinander abgestimmten Policy-Mix sowohl verhaltens- als auch verhältnispräventive Maßnahmen einbindet. Indessen können mit Einzelmaßnahmen oder singulären Präventionsaktivitäten kaum die gewünschten nachhaltigen Veränderungen auf der Wissens-, Einstellungs- und Verhaltensebene erreicht werden. Vor dem Hintergrund der aufgezeigten Präventionsmöglichkeiten und der vorliegenden wissenschaftlichen Evidenz lassen sich zum heutigen Zeitpunkt u. a. die in der folgenden Übersicht dargestellten Erfolg versprechende Handlungsoptionen benennen (Meyer u. Bachmann 2011):

◨ **Tab. 2.5** Einschätzungen zum Wirkungspotenzial einzelner Präventionsmaßnahmen. (Adaptiert nach Williams et al. 2007; vgl. Meyer u. Hayer 2010a, S. 301)

	Hoch	Hoch bis mittelmäßig	Mittelmäßig	Mittelmäßig bis gering	Gering
Verhaltensprävention			x		
Stärkung von Lebenskompetenzen (Familie, Schule, Peer-Gruppe)		x			
Informations-/Aufklärungskampagnen (massenmedial)				x	
Nachhaltige und direkte Aufklärung (zielgruppenspezifisch)			?		
– Statistische Informationen				x	
– Breitgefächerte Schulprogramme			?		
Verhältnisprävention			x		
Begrenzung der generellen Verfügbarkeit von Glücksspielen	x[a]				
– Beschränkung der Anzahl von Spielstätten	x[a]				
– Begrenzung von Glücksspielen mit hohem Suchtpotenzial	x[a]				
– Beschränkung von Spielgelegenheiten auf Spielstätten			?		
– Örtliche Beschränkungen für Spielstätten	x				
– Begrenzung der Öffnungszeiten				?	
Beschränkungen für bestimmte Personengruppen			?		
– Verbot der Spielteilnahme für Minderjährige				?	
– Spielsperre			x[b]		
Eingriffe in die Angebotsform von Glücksspielen			?		
– Schulungsprogramme für Mitarbeiter				?	
– Automatische Früherkennung von Problemspielern			x		
– Modifizierung bestimmter Spielparameter				x	
– Verlustlimits				?	
– Beschränkungen des Zugangs zu Geld			?		
– Beschränkungen des Alkohol- und Tabakkonsums während des Glücksspiels			x		

◻ Tab. 2.5 Fortsetzung

	Hoch	Hoch bis mittelmäßig	Mittelmäßig	Mittelmäßig bis gering	Gering
– Werbebeschränkungen				?	
– Erhöhung der Kosten einer Spielteilnahme				?	
Unabhängigkeit zwischen Glücksspielaufsicht und Anbietern			?		

[a] Bei substanziellen Begrenzungen.
[b] Bei sachgerechter Umsetzung von Selbst- und Fremdsperren.
? Unzureichende empirische Evidenz

Erfolg versprechende Präventionsmaßnahmen
- Förderung basaler Lebenskompetenzen im Kindes- und Jugendalter
- Reduktion der generellen Verfügbarkeit und Griffnähe von kommerziellen Glücksspielangeboten (vor allem mit hohem Suchtpotenzial) mit der Absicht, den Pro-Kopf-Umsatz auf Populationsebene zu verringern
- Umsetzung abgestufter primär- und sekundärpräventiver Maßnahmen in Abhängigkeit des Suchtpotenzials einzelner Spielformen (und ggf. deren Vernetzung)
- Substanzielle Eingriffe in die jeweiligen Spielstrukturen und Angebotsformen, etwa in Bezug auf die maximalen Einsatz-, Gewinn- und Verlustmöglichkeiten sowie die Spielgeschwindigkeit
- Verbindliche Nutzung von personenbezogenen Spielerkarten (z. B. beim Automatenspiel) oder Spielerkonten (z. B. im Internet) für selbst gewählte Beschränkungen und Risikoanalysen des Spielverhaltens
- Verpflichtung der Anbieterseite zur Implementierung von Früherkennungssystemen und permanenten Schulungen der Mitarbeiter (einschließlich der Durchführung unabhängiger Evaluationsstudien zur Wirksamkeit)
- Verbindlicher und flächendeckender Ausschluss von gefährdeten Personengruppen vom Spielbetrieb (z. B. Minderjährige, gesperrte Spieler, pathologische Spieler)
- Allgemeine Beschränkung des Tabak- und Alkoholkonsums in Spielstätten
- Einführung einer unabhängigen Kontrollinstanz, die im Bedarfsfall notwendige (evidenzgestützte) Korrekturen in Sachen Spielerschutz vornimmt

2.5 Zusammenfassung

Bilanzierend bleibt festzuhalten, dass das pathologische Spielverhalten aufgrund der vorliegenden Evidenz als eine Form der Suchterkrankung einzustufen ist. Dabei handelt es sich keineswegs um ein neuartiges oder modernes Phänomen, denn bereits zu Beginn des 20. Jahrhunderts zählte die Glücksspielsucht neben Trunk-, Kokain- und Morphinsucht zu den bekanntesten Suchtformen. Somit kann die Glücksspielsucht auch als Prototyp einer sog. Verhaltenssucht angesehen werden. Im Einzelnen sprechen zahlreiche wissenschaftliche und sachlogische Argumente für die Verortung des pathologischen Spielverhaltens als stoffungebundene Suchterkrankung (vgl. im Überblick Meyer u. Bachmann 2011). Hierzu zählen im Wesentlichen:
- Die gängigen Diagnosekriterien (formale Ebene) sowie die Erlebnisschilderungen von Betroffenen (phänomenologische Ebene), die jeweils eng an die bekannten Symptome von Substanzabhängigkeiten angelehnt sind

2

— Eine Reihe von neurowissenschaftlichen Studien, die belegen, dass Glücksspiele vergleichbare Hirnstrukturen aktivieren wie Suchtmittel (z. B. Kokain, Alkohol). Gerade die Verwendung von bildgebenden Verfahren und die differenzielle Erforschung des Belohnungssystems liefern der Akzeptanz von nichtstoffgebundenen Suchtformen Vorschub
— Offensichtliche Ähnlichkeiten in den Persönlichkeitsprofilen von pathologischen Spielern und Substanzabhängigen sowie erhebliche Überschneidungen in Bezug auf handlungswirksame Risiko- und Schutzbedingungen
— Die Orientierung der meisten Interventionsansätze bei glücksspielbezogenen Problemen an den gängigen Standards der Suchtberatung und -behandlung (vgl. u. a. im Bereich der Selbsthilfe mit den Konzepten der »Anonymen Alkoholiker« und der »Anonymen Spieler«)

Der Fülle an Pro-Sucht-Argumenten stehen wenige substanzielle Kritikpunkte gegenüber (Meyer u. Bachmann 2011). Zu nennen sind in erster Linie folgende Aspekte:
— Die grundsätzliche Gefahr eines Kategorienfehlers: So bleibt z. B. bislang ungeklärt, ob pathologische Spieler tatsächlich im engeren Sinne Entzugserscheinungen erleben, wenn sie ihr Spielverhalten einschränken bzw. ganz aufgeben wollen oder ob es sich hierbei lediglich um sog. Rebound-Phänomene handelt.
— Forschungsdefizite auf neurowissenschaftlicher Ebene: Weiterer Forschungsbedarf besteht vor allem im Hinblick auf die Quantität und Qualität der Belohnungserfahrung, die bei der Entwicklung suchttypischer Symptome eine Rolle spielt und allgemein die Frage aufwirft, welche exzessiv betriebenen Verhaltensweisen überhaupt in ein suchtartiges Geschehen abgleiten können. Hier bergen vorschnelle nosologische Schlussfolgerungen die Gefahr einer inflationären und damit fehlerbehafteten Verwendung der Suchtterminologie.
— Verschiedene Spielertypen: Befürworter des »Neurosenmodells« verweisen außerdem zum einen auf eine Spielertypologie, die eine Subgruppe mit deutlichen Ähnlichkeiten zu Zwangsstörungen inkludiert. Zum anderen

sollen zumindest bei einem Teil der Betroffenen ursächlich andere Belastungsfaktoren maßgeblich für die glücksspielbedingte Fehlentwicklung verantwortlich sein (z. B. maladaptive Coping-Prozesse, depressive oder Angstzustände, Minderwertigkeits- oder Schuldgefühle, Kindheitstraumata; vgl. mit der Selbstmedikationshypothese). Entsprechend ließe sich das pathologische Spielverhalten bei dieser Subgruppe eher als Symptom einer »dahinter liegenden« Primärstörung denn als eine eigenständige Sucht- bzw. Grunderkrankung verstehen.

Ungeachtet dessen wird das Krankheitsbild »pathologisches Spielverhalten« in der Öffentlichkeit mittlerweile weitestgehend als eine Erscheinungsform süchtigen Verhaltens angesehen. Stellvertretend hierfür steht die Re-Klassifikation der »Gambling Disorder« im DSM-5 weg von der Impulskontrollstörung hin zur Kategorie »Substance-Related and Addictive Disorders«, was als evidenzbasiert sowie konsequent anzusehen und demzufolge uneingeschränkt zu begrüßen ist.

Literatur

Adams M (2010) Was wird aus dem Glücksspielstaatsvertrag? ► http://www.dhs.de/fileadmin/user_upload/pdf/Presse/2010/2010_11_29_PM_Gl%C3%BCcksspiel_Prof.Adams.pdf. Zugegriffen: 4. Juni 2014
APA (2013) American Psychiatric Association. Diagnostic and Statistical Manual of Mental Disorders, 5th edn. APA, Washington, DC
Buchner UG, Wodarz N (2011) Pathologisches Glücksspielen – Aktueller Stand des Wissens. Psychother Psych Med 61: 341–346
Bühringer G (2004) Wenn Arbeiten, Einkaufen oder Glücksspielen pathologisch eskalieren: Impulskontrollstörung, Sucht oder Zwangshandlung? Verhaltenstherapie 14: 86–88
Bühringer G, Kraus L, Sonntag D et al. (2007) Pathologisches Glücksspiel in Deutschland: Spiel- und Bevölkerungsrisiken. Sucht 53: 296–308
Buth S, Stöver H (2008) Glücksspielteilnahme und Glücksspielprobleme in Deutschland: Ergebnisse einer bundesweiten Repräsentativerhebung. Suchttherapie 9: 3–11
BZgA (2008) Bundeszentrale für gesundheitliche Aufklärung. Glücksspielverhalten und problematisches Glücksspie-

len in Deutschland 2007: Ergebnisse einer Repräsentativbefragung. BZgA, Köln

BZgA (2010) Bundeszentrale für gesundheitliche Aufklärung.
Glücksspielverhalten in Deutschland 2007 und 2009:
Ergebnisse aus zwei repräsentativen Bevölkerungsbe-
fragungen. BZgA, Köln

BZgA (2012) Bundeszentrale für gesundheitliche Aufklärung.
Glücksspielverhalten und Glücksspielsucht in Deutschland 2007, 2009 und 2011: Ergebnisse aus drei repräsentativen Bevölkerungsbefragungen. BZgA, Köln

Chou KL, Afifi TO (2011) Disordered (pathologic or problem)
gambling and axis I psychiatric disorders: Results from
the National Epidemiologic Survey on Alcohol and
Related Conditions. Am J Epidemiol 173: 1289–1297

Denis C, Fatséas M, Auriacombe M (2012) Analyses related
to the development of DSM-5 criteria for substance
use related disorders: 3: An assessment of pathological
gambling criteria. Drug Alcohol Depend 122: 22–27

Dilling H, Mombour W, Schmidt MH (Hrsg) (2008) Inter-
nationale Klassifikation psychischer Störungen: ICD-10,
Kapitel V (F). Klinisch-diagnostische Leitlinien, 6. Aufl.
Huber, Bern

Duven E, Giralt S, Müller KW et al. (2011) Problematisches
Glücksspielverhalten bei Kindern und Jugendlichen in
Rheinland-Pfalz. Mainz: Poliklinik für Psychosomatische
Medizin und Psychotherapie, Ambulanz für Spielsucht

Ferris J, Wynne H (2001) The Canadian problem gambling
index: Final report. Canadian Centre on Substance
Abuse, Ottawa

Fiedler I, Wilcke A-C (2011) Der Markt für Onlinepoker:
Spielerherkunft und Spielerverhalten. BoD Verlag,
Norderstedt

FOGS (2010) Abschlussbericht der wissenschaftlichen
Begleitung: Modellprojekt des Bundesministeriums für
Gesundheit (BMG) »Frühe Intervention beim Patho-
logischen Glücksspielen« im Auftrag der Deutschen
Hauptstelle für Suchtfragen e.V. Köln: FOGS

Fydrich T, Renneberg B, Schmitz B, Wittchen H-U (1997) SKID-
II. Strukturiertes Klinisches Interview für DSM-IV Achse
II: Persönlichkeitsstörungen. Hogrefe, Göttingen

Gebauer L, LaBrie RA, Shaffer HJ (2010) Optimizing DSM-IV
classification accuracy: A brief bio-social screen for
gambling disorders among the general household
population. Can J Psychiatry 55: 82–90

Gerstein DR, Murphy SA, Toce MT et al. (1999) Gambling
impact and behavior study: Report to the National
Gambling Impact Study Commission. National Opinion
Research Center at the University of Chicago, Chicago

Grant BF, Dawson DA, Stinson FS et al. (2003) The Alcohol
Use Disorder and Associated Disabilities Interview
Schedule-IV (AUDADIS-IV): Reliability of alcohol consumption, tobacco use, family history of depression and
psychiatric diagnostic modules in a general population
sample. Drug Alcohol Depend 71: 7–16

Griffiths M, Hayer T, Meyer G (2009) Problem gambling: A
European perspective. In: Meyer G, Hayer T, Griffiths M
(eds) Problem gambling in Europe: Challenges, preven-

tion, and interventions. Springer, Berlin Heidelberg New
York, pp xix–xxix

Hayer T (2010) Geldspielautomaten und Suchtgefahren –
Wissenschaftliche Erkenntnisse und suchtpolitischer
Handlungsbedarf. Sucht Aktuell 17 (1): 47–52

Hayer T (2012) Jugendliche und glücksspielbezogene
Probleme: Risikobedingungen, Entwicklungsmodelle
und Implikationen für präventive Handlungsstrategien.
Lang, Frankfurt/M.

Hayer T, Meyer G (2004) Die Prävention problematischen
Spielverhaltens – Eine multidimensionale Herausforderung. Z Gesundheitswiss 12: 293–303

Hayer T, Meyer G (2010a) Pathologisches Spielverhalten als
Verhaltenssucht im DSM-5. Rausch 1 (3): 20–21

Hayer T, Meyer G (2010b) Glücksspielsucht: Problemausmaß,
Risikofaktoren und Spielerschutz. Public Health Forum
18 (2): 27.e1–27.e4

Hayer T, Meyer G (2010c) Prävention glücksspielbezogener
Probleme – Früherkennung und Frühintervention als
zentrale Bausteine des Spielerschutzes. In: Kirch W,
Middeke M, Rychlik R (Hrsg) Aspekte der Prävention.
Thieme, Stuttgart, S 133–141

Hurrelmann K, Schmidt L, Kähnert H (2003) Konsum von
Glücksspielen bei Kindern und Jugendlichen – Ver-
breitung und Prävention. Düsseldorf: Ministerium für
Gesundheit, Soziales, Frauen und Familie des Landes
Nordrhein-Westfalen

Johnson EE, Hamer R, Nora RM, Tan B, Eisenstein N, Engel-
hart C (1997) The Lie/Bet Questionnaire for screening
pathological gamblers. Psychol Rep 80: 83–88

Kalke J, Thane K (2010) Glücksspiel-Prävention im schulischen Setting. Prävention 33 (1): 10–14

Kalke J, Buth S, Hayer T (2012) Indizierte Prävention im
Glücksspielbereich – Wissenschaftlicher Kenntnisstand
und zukünftige Herausforderungen. Sucht 58: 359–368

Kessler RC, Hwang I, LaBrie R et al. (2008) DSM-IV pathological gambling in the National Comorbidity Survey
Replication. Psychol Med 38: 1351–1360

Lachner G, Wittchen H-U, Perkonigg A et al. (1998) Structure,
content and reliability of the Munich-Composite International Diagnostic Interview (M-CIDI) substance use
sections. Eur Addict Res 4: 28–41

Ladouceur R, Blaszczynski A, Lalande DR (2012) Pre-commit-
ment in gambling: A review of the empirical evidence.
Int Gambl Stud 12: 215–230

LaPlante D, Shaffer HJ (2007) Understanding the influence of
gambling opportunities: Expanding exposure models
to include adaption. Am J Orthopsychiat 77: 616–623

Lesieur HR, Blume S (1987) The South Oaks Gambling Screen
(SOGS): a new instrument for the identification of pathological gamblers. Am J Psychiatry 144: 1184–1188

Lorains FK, Cowlishaw S, Thomas SA (2011) Prevalence of
comorbid disorders in problem and pathological
gambling: Systematic review and meta-analysis of
population surveys. Addiction 106: 490–498

Lund I (2009) Gambling behaviour and the prevalence of
gambling problems in adult EGM gamblers when EGMs

are banned: A natural experiment. J Gambl Stud 25: 215–225

Meyer G, Bachmann M (2011) Spielsucht: Ursachen, Therapie und Prävention von glücksspielbezogenem Suchtverhalten. Springer, Berlin Heidelberg

Meyer G, Hayer T (2005) Das Gefährdungspotenzial von Lotterien und Sportwetten – Eine Untersuchung von Spielern aus Versorgungseinrichtungen. Düsseldorf: Ministerium für Arbeit, Gesundheit und Soziales des Landes Nordrhein-Westfalen

Meyer G, Hayer T (2010a) Problematisches und pathologisches Spielverhalten bei Glücksspielen: Epidemiologie und Prävention. Bundesgesundheitsblatt 53: 295–305

Meyer G, Hayer T (2010b) Die Effektivität der Spielsperre als Maßnahme des Spielerschutzes – Eine empirische Untersuchung von gesperrten Spielern. Lang, Frankfurt/M.

Meyer G, Häfeli J, Mörsen C, Fiebig M (2010) Die Einschätzung des Gefährdungspotentials von Glücksspielen: Ergebnisse einer Delphi-Studie und empirischen Validierung der Beurteilungsmerkmale. Sucht 56: 405–414

Meyer C, Rumpf HJ, Kreuzer A et al. (2011) Pathologisches Glücksspielen und Epidemiologie (PAGE): Entstehung, Komorbidität, Remission und Behandlung. Endbericht an das Hessische Ministerium des Innern und für Sport. Universitäten Greifswald und Lübeck

Petry NM (2005) Pathological gambling – Etiology, comorbidity and treatment. American Psychological Association, Washington DC

Petry J, Baulig T (1995) Kurzfragebogen zum Glücksspielverhalten. Psychosomatische Fachklinik Münchwies, Münchwies

Petry NM, Stinson FS, Grant BF (2005) Comorbidity of DSM-IV pathological gambling and other psychiatric disorders: Results from the National Epidemiologic Survey on Alcohol and Related Conditions. J Clin Psychiat 66: 564–574

Premper V (2006) Komorbide psychische Störungen bei Pathologischen Glücksspielern: Krankheitsverlauf und Behandlungsergebnisse. Papst, Lengerich

Premper V, Sobottka B, Fischer T (2007) Der Schweriner Fragebogen zum Glücksspielen. Praxis Klinische Verhaltensmedizin und Rehabilitation 78: 244–249

PGRTC (2011) Problem Gambling Research and Treatment Centre Guidelines for screening, assessment and treatment in problem gambling. Monash University, Clayton

Quinn FL (2001) First do no harm: What could be done by casinos to limit pathological gambling. Manage Decis Econ 22: 133–142

Robins LN, Wing J, Wittchen H-U (1988) The Composite International Diagnostic Interview: An epidemiological instrument suitable for use in conjunction with different diagnostic systems and in different cultures. Arch Gen Psychiat 45: 1069–1077

Rockloff MJ, Ehrich J, Themessl-Huber M, Evans LG (2011) Validation of a one item screen for problem gambling. J Gambl Stud 27: 701–707

Saß H, Wittchen H-U, Zaudig M, Houben I (2003) Diagnostisches und Statistisches Manual Psychischer Störungen – Textrevision: DSM-IV-TR. Hogrefe, Göttingen

Sassen M, Kraus L, Bühringer G et al. (2011a) Gambling among adults in Germany: Prevalence, disorder and risk factors. Sucht 57: 249–257

Sassen M, Kraus L, Bühringer G (2011b) Differences in pathological gambling prevalence estimates: Facts or artefacts? Int J Meth Psych Res 20 (4): e83–e99

Schütze C, Hiller P, Kalke J (2008) Glücksspielpolitik. Suchttherapie 9: 119–129

Stinchfield R (2002) Reliability, validity, and classification accuracy of the South Oaks Gambling Screen (SOGS). Add Behav 27: 1–19

Stinchfield R, Govoni R, Frisch GR (2005) DSM-IV diagnostic criteria for pathological gambling: Reliability, validity, and classification accuracy. Am J Addict 14: 73–82

Stinchfield R, Govoni R, Frisch GR (2007) A review of screening and assessment instruments for problem and pathological gambling. In: Smith G, Hodgins DC, Williams RJ (eds) Research and measurement issues in gambling studies. Academic Press, Amsterdam, pp 180–213

Storer J, Abbott M, Stubbs J (2009) Access or adaptation? A meta-analysis of surveys of problem gambling prevalence in Australia and New Zealand with respect to concentration of electronic gaming machines. Int Gambl Stud 9: 225–244

TNS EMNID (2011) Spielen mit und um Geld in Deutschland: Ergebnisse einer repräsentativen Bevölkerungsuntersuchung – Sonderauswertung: pathologisches Spielverhalten. ► http://awi-info.de/userupload/files/emnid-studie-2011-ergebnisse.pdf. Zugegriffen: 4. Juni 2014

Toce-Gerstein M, Gerstein DR, Volberg RA (2009) The NODS-CLiP: A rapid screen for adult pathological and problem gambling. J Gamb Stud 25: 541–555

Wardle H, Moody A, Spence S et al. (2011) British gambling prevalence survey 2010. National Centre for Social Research, London

WHO (2009) The World Mental Health Survey Initiative. Computer Assisted Personal Interview (CAPI V21.1.1). Gambling section. ► http://www.hcp.med.harvard.edu/wmhcidi/ftpdir_public/CAPI%20Instrument/CAPI%20V21.1.3/CAPI%20V21.1.3_Gambling.pdf. Zugegriffen: 4. Juni 2014

Williams RJ, Volberg RA (2009) Impact of survey description, administration format, and exclusionary criteria on population prevalence rates of problem gambling. Int Gambl Stud 9: 101–117

Williams RJ, Volberg RA (2010) Best practices in the population assessment of problem gambling. Report prepared for the Ontario Problem Gambling Research Centre. Guelph: Canada

Williams, RJ, Wood RT (2004) The proportion of gaming revenue derived from problem gamblers: examining the issues in a Canadian context. Anal Soc Issues Public Policy 4: 33–45

Williams RJ, West BL, Simpson RJ (2007) Prevention of problem gambling. In: Smith G, Hodgins D, Williams RJ (eds) Research and measurement in gambling studies. Elsevier, Amsterdam, pp 399–435

Williams RJ, Volberg RA, Stevens RMG (2011) The population prevalence of problem gambling: methodological influences, standardized rates, jurisdictional differences, and worldwide trends. Report prepared for the Ontario Problem Gambling Research Centre and the Ontario Ministry of Health and Long Term Care

Winters KC, Specker S, Stinchfield RD (2002) Measuring pathological gambling with the Diagnostic Interview for Gambling Severity (DIGS). In: Marotta JJ, Cornelius JA, Eadington WR (eds) The downside: problem and pathological gambling. University of Nevada, Reno, pp 143–148

Wittchen H-U, Beloch E, Garczynski E et al. (1995) Münchener Composite International Diagnostic Interview (M-CIDI), Version 2.2. Max-Planck-Institut für Psychiatrie, München

Internet- und Computerspielsucht

T. Mößle, K. Wölfling, H.-J. Rumpf, F. Rehbein, K. W. Müller, N. Arnaud,
R. Thomasius, B. T. te Wildt

Fallbeispiel

Ein 19-jähriger arbeitsloser junger Mann wohnt seit 2 Jahren in seiner eigenen Wohnung. Er hat die Schule sowie einige berufsbildende Maßnahmen abgebrochen. Derzeit spielt er 10 h täglich das Online-Rollenspiel »Rift«. Insgesamt werden 6 Kriterien für Computerspielabhängigkeit erfüllt. Nach der Anamnese ergibt sich, dass er gedanklich durch das Spielverhalten sehr eingenommen ist und ständig an das Computerspielen denken muss, selbst in Phasen, in denen er sich eigentlich auf andere Aktivitäten konzentrieren möchte (gedankliche Vereinnahmung). Die Spielzeit hatte er selten im Blick und, obwohl er schon mehrmals versucht habe, seine Spielzeit zu reduzieren, sei ihm das nie langfristig gelungen (Kontrollverlust). Im Verlaufe der letzten Jahre seines Spielverhaltens sei es ihm immer wichtiger geworden, besonders seltene »Spielitems« zu erwerben und er habe in der Folge an sich beobachtet, immer länger spielen zu müssen, um noch zufrieden zu sein (Toleranzentwicklung). Andere Hobbies, die ihm früher noch viel bedeutet haben, habe er aufgegeben, um sich in seiner Freizeit voll und ganz auf das Computerspielen konzentrieren zu können (Einengung des Verhaltensspielraums). In Folge seines intensiven Spielverhaltens sei es zu Konflikten mit der Freundin gekommen und auch dazu, dass er häufig wichtige Termine versäumte. Das Spielen sei ihm aber zu wichtig, um damit aufzuhören, weshalb er diese Probleme in Kauf nehme (Fortsetzung trotz psychosozialer Konflikte). Als der Computer dann eines Tages plötzlich defekt war, fühlte er sich unruhig und gereizt und wusste nichts mehr mit sich anzufangen (Entzugserscheinungen).

Das Fallbeispiel verdeutlicht, wie sehr das Computerspielen – vor allem in Kombination mit dem Internet – in pathologischer Weise betrieben zu einer Symptomatik führen kann, die einer klassischen Suchterkrankung sehr ähnlich ist. Prinzipiell stellen der Computer und das Internet eine Vielzahl von Handlungsmöglichkeiten bereit, die belohnend wirken und einige Personen zu einer exzessiven Nutzung anregen können, die schließlich in eine Abhängigkeit münden kann (te Wildt u. Rehbein 2010). So werden hinsichtlich der Nutzung moderner interaktiver Unterhaltungsmedien auch unterschiedliche pathologische Nutzungsformen unterschieden (Young et al. 1999): Cybersexual Addiction (Abhängigkeit von pornografischen Angeboten im Internet), Cyber-relational Addiction (übermäßige Pflege von Online-Beziehungen), Net Compulsions (abhängiges Glücksspiel, Kaufen und Handeln im Internet), Information Overload (abhängiges Surfen oder Absuchen von Datenbanken), Computer Addiction (inkl. abhängiges Computerspielen). In den letzten Jahren sind zunehmende und vielfältige Forschungsbemühungen vor allem zum allgemeineren Phänomen der Internetabhängigkeit sowie zum spezielleren Phänomen der Computerspielabhängigkeit zu verzeichnen.

3.1 Diagnostik von Internet- und Computerspielsucht

Die Diagnosestellung einer Internet- oder Computerspielsucht ist bis dato in den klinischen Diagnosemanualen nicht vorgesehen. Medienbezogene Abhängigkeiten werden derzeit als eine mögliche Sonderform substanzungebundener Suchterkrankungen bzw. als Verhaltenssucht (te Wildt et al. 2010, Thalemann u. Grüsser 2005) oder auch als Störung der Impulskontrolle (Petry 2009), die Ausdruck anderer Erkrankungen sein könnte (Shaffer et al. 2000), diskutiert. Zur Beurteilung der klinischen Bedeutsamkeit und der Frage, ob einem spezifischen Mediennutzungsverhalten eine psychische Abhängigkeit zugrunde liegt, wird im Rahmen aller relevanten nationalen wie internationalen Forschungsbemühungen für die Diagnosestellung auf die Kriterien stoffgebundener Abhängigkeiten oder des pathologischen Glücksspiels zurückgegriffen (Dilling et al. 2006, Saß et al. 2003). Gängige Symptome sind dabei:

1. **Das unwiderstehliche Verlangen, am Computer zu spielen (Craving).** So schildern Patienten, dass sie vorzeitig ihre Schultage oder ihre Arbeit beenden, um möglichst schnell wieder ein Computerspiel beginnen zu können. Häufig berichten Patienten, auch von plötzlich auftretenden online erlebten Spielszenen während des Schulunterrichts oder der Arbeit sowie von ihrem Spielcharakter und erlebten oder auch lediglich imaginierten »Quests«

(dies sind spielbezogene Herausforderungen bzw. zu lösende Aufgaben, um im Spielgeschehen voran zu kommen) zu träumen.

2. **Die verminderte Kontrollfähigkeit bezüglich Beginn, Beendigung und Dauer des Computerspielens (Kontrollverlust).** Bezogen auf die Computerspiel- bzw. Internetsucht heißt dies, dass die PC-Nutzung eine derartige Sogwirkung entwickelt, dass den Betroffenen oftmals gar nicht bewusst ist, wie viele Stunden genau sie vor dem Bildschirm zugebracht haben.

3. **Anklingende Entzugserscheinungen (Nervosität, Unruhe, Schlafstörungen) bei verhinderter Computerspielnutzung.** Aus psychometrischer Sicht stellen Entzugserscheinungen das Kriterium dar, das mit der höchsten Trennschärfe zwischen pathologischer und lediglich regelmäßiger Computernutzung differenziert (Wölfling et al. 2011a). Die Bandbreite an berichteten Symptomen ist dabei groß, wobei auffällt, dass es vornehmlich aggressive Verhaltensentgleisungen sind, die sich als Reaktion auf versagten PC-Konsum gerade bei Betroffenen jüngeren Lebensalters manifestieren.

4. **Der Nachweis einer Toleranzentwicklung (z. B. Steigerung der Häufigkeit oder Intensität/Dauer des Computerspielens).** Im Rahmen ihrer Untersuchungen konnten z. B. Batthyány et al. (2009) sowie Wölfling et al. (2011a) erhebliche Unterschiede zwischen Jugendlichen mit pathologischem und solchen mit unbedenklichem Computerspielverhalten aufzeigen. Seit der ersten Beschäftigung mit Computerspielen gaben suchtartig Spielende eine durchschnittliche Steigerung der Spielzeiten um 1,8 h auf 7,2 h pro Woche an. Bei lediglich regelmäßig spielenden Jugendlichen belief sich dieser Zuwachs um lediglich 0,5 Wochenstunden auf 1,9 h pro Woche.

5. **Fortschreitende Vernachlässigung anderer Vergnügen oder Interessen.** So werden insbesondere schulische bzw. berufliche Pflichten unzureichend bis gar nicht mehr wahrgenommen. Ehemals positiv besetzte Hobbys, wie sportliche oder musische Aktivitäten, werden zugunsten der PC-Nutzung aufgegeben und soziale Kontakte außerhalb der virtuellen Welt vernachlässigt.

6. **Anhaltendes exzessives Computerspielen trotz Nachweises eindeutiger schädlicher Folgen** (z. B. Leistungsabfall in Schule/Beruf, Übermüdung, Verschiebung des Schlaf-Wach-Rhythmus, oft auch Fehl- oder Mangelernährung). Die schulische Versetzung wird gefährdet, der Ausbildungsabschluss bedroht, nicht selten erhalten die Betroffenen auch Abmahnungen vom Arbeitgeber oder verlieren den Arbeitsplatz. Bei stark fortgeschrittener Suchtentwicklung sind die Patienten nicht mehr in der Lage, sich um sozialrechtliche Angelegenheiten wie Beantragung von Arbeitslosengeld, Wahrnehmung von Terminen beim Arbeitsamt oder auch finanzielle Belange zu kümmern. Teilweise berichten Patienten von mahnungsbedingtem Abschalten des Stroms oder der Heizung bis hin zum Wohnungsverlust, weil Rechnungen und Miete nicht mehr gezahlt werden. Gesundheitliche Probleme im Bereich Über- oder Untergewicht, Mangelernährung und Haltungsschädigungen treten gehäuft auf. Durch den Rückzug vor den PC verlieren die Betroffenen weitgehend ihre soziale Einbindung. Da die Suchtentwicklung meist sehr früh beginnt (frühes Jugendalter), werden wichtige Entwicklungsschritte, insbesondere im Bereich sozialer Kompetenz und Problembewältigung, nicht vollzogen.

3.1.1 Diagnostische Kriterien

Bereits Mitte der 1990er Jahre wurden die diagnostischen Kriterien des pathologischen Spielens (DSM-IV) erstmalig von Young auf den Bereich der Internetabhängigkeit (»internet addiction«) übertragen und angewandt, wobei nur 8 der 10 Diagnosekriterien des pathologischen Spielens Verwendung fanden (Young 1998). »Illegale Handlungen zur Finanzierung des Spielens« sowie »Hoffnung auf Bereitstellung von Geld durch Dritte« wurden, da sie anscheinend für pathologische Glücksspieler zwar von Bedeutung, für Internet- und Computerspielabhängige aber kaum von Interesse sind, nicht übernommen. Operationalisiert

3

wurde Internet Addiction dabei von Young (1998) über ein kurzes Screening-Instrument (Diagnostic Questionnaire – DQ Internet Addiction), welches die folgenden 8 dichotomen (Ja-/Nein-)Fragen beinhaltete:

Diagnostischer Fragebogen zur Internetabhängigkeit (Diagnostic Questionnaire Internet Addiction)
(Übersetzung aus dem Englischen durch die Autoren – nicht validiert)
- Fühlen Sie sich vom Internet eingenommen (Denken an zurückliegende Online-Aktivitäten oder Planen der nächsten Online-Sitzung)? (starke Eingenommenheit)
- Fühlen Sie das Bedürfnis, das Internet in gesteigertem zeitlichem Umfang zu nutzen, um das gewünschte Maß an Befriedigung zu erzielen? (Dosissteigerung)
- Haben Sie wiederholt ohne Erfolg versucht, Ihre Internetnutzung zu kontrollieren, einzuschränken oder ganz zu unterlassen? (Kontrollverlust)
- Fühlen Sie sich unruhig, launisch, niedergeschlagen oder gereizt, wenn Sie versuchen, Ihre Internetnutzung einzuschränken oder ganz zu unterbinden? (Unruhe und Gereiztheit)
- Bleiben Sie länger online als ursprünglich geplant? (Wiederaufnahme)
- Haben Sie jemals eine wichtige Beziehung, eine Arbeitsstelle, eine Ausbildungs- oder Karrierechance gefährdet oder den Verlust selbiger wegen des Internets riskiert? (Gefährdung oder Verlust)
- Haben Sie Familienmitglieder, Therapeuten oder andere Personen angelogen, um das Ausmaß Ihres Eingenommenseins von dem Internet zu verschleiern? (Lügen)
- Nutzen Sie das Internet als Möglichkeit, Probleme zu entfliehen oder negative Emotionen abzubauen (z. B. Gefühle der Hilflosigkeit, Schuldgefühle, Ängstlichkeit, Niedergeschlagenheit)? (Stimmungsregulation)

Trotz einer Verkürzung um 2 Kriterien wurde analog zum pathologischen Spielen der kritische Wert von 5 Ja-Antworten zur Bestimmung einer Internetabhängigkeit beibehalten.

Zu Beginn des neuen Jahrtausends wurden diese diagnostischen Kriterien von Beard und Wolf (2001) dahingehend verschärft, dass zunächst diejenigen Kriterien, welche sich ausschließlich auf eine pathologische Internetnutzung beziehen (1–5), allesamt erfüllt sein müssen, um die Diagnose Internetabhängigkeit zu stellen. Zusätzlich muss aber auch mindestens eines der Kriterien, welche Folgeschäden der pathologischen Internetnutzung beschreiben (6–8), mit Ja beantwortet werden. Beard und Wolf (2001) begründeten diese Verschärfung damit, dass die ersten 5 Kriterien auch bei zahlreichen anderen Verhaltensweisen, die nicht notwendigerweise als Abhängigkeit klassifiziert werden müssten, in dieser Form beobachtet werden könnten und durchaus noch mit einem geregelten Alltagsleben vereinbar seien. Erst die letzten 3 Kriterien würden auf eine wirklich pathologische Nutzung hindeuten, da der pathologische Internetnutzer in seiner Funktionsfähigkeit sowie im Zusammenleben eingeschränkt sei.

Diagnostische Kriterien zur Bestimmung einer Internetabhängigkeit speziell im Jugendalter wurden 2005 von einer südkoreanischen Forschergruppe vorgeschlagen (Ko et al. 2005a). Grundlage dieser Kriterien war dabei die Chen Internet Addiction Scale (CIAS; Ko et al. 2005b), welche sich wiederum an den Kriterien von Young (1998) orientiert. Für die CIAS gibt es kaum internationale Übersetzungen. Sie ist jedoch kreuzvalidiert und besitzt ein valides Außenkriterium. Internetabhängigkeit im Jugendalter wurde dabei über den in der folgenden Übersicht dargestellten Kriterienkatalog (DC-IA-A, Ko et al. 2005a) operationalisiert, der Diagnosekriterien des pathologischen Spielens sowie der Substanzabhängigkeit nach DSM-IV-TR (Saß et al. 2003) vereint:

Internetabhängigkeit im Jugendalter (DC-IA-A, Ko et al. 2005a)
(Übersetzung aus dem Englischen durch die Autoren)

Ein maladaptives Muster der Internetnutzung, welches zu klinisch signifikanter Beeinträchtigung oder Leiden führt und welches zu jedem Zeitpunkt innerhalb eines beliebigen Zeitpunktes innerhalb eines Zeitraums von 3 Monaten galt:

A. 6 (oder mehr) der folgenden Symptome waren vorhanden:
1. Eingenommenheit von Internetaktivitäten
2. Wiederholtes Scheitern bei dem Versuch, dem Impuls zu wiederstehen das Internet zu nutzen
3. Toleranzentwicklung: ein deutlicher Anstieg der benötigten Dauer der Internetnutzung, um Befriedigung zu erzielen
4. Entzugserscheinungen, welche sich wie folgt manifestieren:
   - Symptome von Dysphorie, Angst, Reizbarkeit und Langeweile nach mehreren Tagen ohne Internetaktivität
   - Nutzung des Internets, um Entzugserscheinungen abzubauen oder zu vermeiden
5. Nutzung des Internets für einen längeren Zeitraum als beabsichtigt
6. Anhaltendes Verlangen und/oder misslungene Versuche die Internetnutzung einzuschränken oder zu reduzieren
7. Exzessiver Zeitaufwand für Internetaktivitäten sowie für das Verlassen des Internets
8. Exzessiver Aufwand, um Zugang zum Internet zu erlangen
9. Fortführung der exzessiven Internetnutzung trotz des Wissens um ein wiederkehrendes physisches oder psychisches Problem, welches wahrscheinlich durch die Internetnutzung verursacht oder verschlimmert wird

B. Funktionale Einschränkung: eines (oder mehrere) der folgenden Symptome waren vorhanden
10. Wiederholte Internetnutzung resultiert in der Nichterfüllung wichtiger häuslicher oder schulischer Verpflichtungen
11. Beeinträchtigung sozialer Beziehungen

12. Brechen von Schulregeln oder Gesetzen wegen der Internetnutzung

C. Die exzessive Internetnutzung erklärt sich nicht angemessener durch eine psychotische oder bipolare Störung I oder eine im DSM-IV-TR klassifizierte andere Impulskontrollstörung oder Paraphilie

Die Diagnosestellung verläuft demgemäß in 3 Schritten: Innerhalb der letzten 3 Monate müssen zunächst mindestens 6 von 9 ausformulierten Diagnosekriterien (Starke Eingenommenheit (1, 6), Kontrollverlust (2, 5, 6), Toleranzentwicklung (3), Entzugssymptome (4), Einengung auf den Substanzgebrauch (7, 8) negative Folgen (9) vorgelegen haben. Zudem muss im selben Zeitraum mindestens eine von 3 ausformulierten funktionellen Beeinträchtigungen vorgelegen haben und das abhängige Internetverhalten darf für diesen Zeitraum differenzialdiagnostisch auch nicht durch andere psychische Erkrankungen besser erklärt werden können.

Wie beim pathologischen Glücksspiel wird von Ko et al. (2005a) somit dem Kontrollverlust, der hier mit 2 bzw. 3 Diagnosekriterien erhoben wird, auch für die Diagnose von Internetabhängigkeit eine zentrale Rolle zugesprochen. Zudem werden analog zur Substanzabhängigkeit nach DSM-IV-TR (Saß et al. 2003) die Entzugssymptome aufgespalten nach einem Erleben derselben während einer internetlosen Zeit und nach einer Nutzung des Internets, um diese zu unterdrücken. Im Gegensatz zu den Diagnosekriterien nach Young (1998) und deren Weiterentwicklung nach Beard und Wolf (2001) werden die beiden Diagnosekriterien »Spielen, um Problemen oder negativen Stimmungen zu entkommen« und »Lügen gegenüber Dritten, um das Ausmaß der Spielproblematik zu vertuschen« des pathologischen Spielens nach DSM-IV-TR (Saß et al. 2003) nicht berücksichtigt. Dagegen wird den funktionellen Beeinträchtigungen durch ihre getrennte Auflistung ähnlich wie bei Beard und Wolf (2001) auch eine notwendige Rolle zur Diagnose von Internetabhängigkeit zugewiesen. Sie sind aber im Vergleich deutlich stärker ausdifferenziert und insbesondere auf den (schulischen) Kontext der Jugendlichen übertragen. Durch das ebenfalls notwendigerweise zu erfüllende Zeitkriterium werden kurzzeitige Episoden exzessiven Spielens, die durchaus auch kurzfristige Beeinträchtigungen mit sich bringen können, nicht fälschlicherweise als eine Internetabhängigkeit klassifiziert. Zudem wird mit dem letzten Punkt eine Berücksichtigung möglicher Differenzialdiagnosen auch bei der Diagnose Internetabhängigkeit sichergestellt (vgl. Punkt B der Kriterien pathologischen Spielens nach DSM-IV-TR (Saß et al. 2003). Im Abgleich mit dem klinischen Eindruck weist das Verfahren insgesamt gute klinische Validität auf (Ko et al. 2005a) und kann gegenwärtig als geeignetes Screening- und Diagnoseinstrument für Jugendliche in der klinischen Praxis gelten (Thomasius et al. 2012). Die Anwendbarkeit des Kriterienkataloges konnte zudem auch für eine ältere Stichprobe von Collegestudenten nachgewiesen werden (Ko et al. 2009).

Somit bestehen eine Reihe von Überschneidungen, aber auch Divergenzen in der Umsetzung diagnostischer Kriterien zur Erfassung von Internet- und Computerspielsucht. In einem Vorstoß hat die American Psychiatric Association (APA), nun die Computerspielabhängigkeit (Internet Gaming Disorder) als Forschungsdiagnose mit vereinheitlichten Kriterien in den Anhang des DSM-5 aufgenommen (◘ Tab. 3.1).

3.1.2 Psychometrische Testinstrumente zur Internetsucht

Auf Grundlage der Vorüberlegungen von Young (1998) wurden parallel zur Weiterentwicklung der diagnostischen Kriterien international psychometrische Testinstrumente zur Diagnose von Internet- und Computerspielsucht (► Abschn. 3.1.3), in denen sich zum Teil die Überlegungen von Ko et al. (2009) ebenfalls wiederfinden, entwickelt. Der am besten evaluierte und am häufigsten verwendete deutschsprachige Fragebogen ist die Internetsuchtskala (ISS) von Hahn und Jerusalem (2010, 2001a, b, c). Die ISS orientiert sich dabei an den Kriterien der Substanzabhängigkeit nach DSM-IV-TR (Saß et al. 2003) und beinhaltet die Skalen Kontrollverlust, Entzugserscheinungen, Toleranzentwicklung, negative Konsequenzen Arbeit und Leistung sowie negative Konsequenzen soziale Beziehungen.

Das Instrument besteht aus 20 Items und weist mit einem Cronbachs α von 0,93 eine hohe Zuverlässigkeit und unter Einschränkungen (Subskala Toleranzentwicklung) eine gute Konstruktvalidität auf (Hahn u. Jerusalem 2010). Zur Diagnosestellung werden die einzelnen Items aufsummiert: Personen mit Summenwerten >59 werden als internetsüchtig, Personen mit Summenwerten zwischen 50 und 59 als internetsuchtgefährdet eingestuft.

Eine aktuellere Konzeption zur Erfassung von Internetabhängigkeit stellt die Compulsive Internet Use Scale (CIUS) von Meerkerk et al. (2009) dar. Der gewählte Begriff »compulsive« erklärt sich aus der Annahme der Autoren, dass nicht das Internet selbst den pathologischen Gebrauch bedinge, sondern nur bestimmte Anwendungen im Internet zu zwanghaftem Verhalten führen. Die Items der Skala lehnen sich jedoch in ähnlicher Weise wie frühere Instrumente (vgl. ISS; Hahn u. Jerusalem 2001a, b, c) an die Kernkriterien einer Substanzabhängigkeit nach DSM-IV-TR an (Saß et al. 2003) und beinhalten dabei die Dimensionen Entzugserscheinungen, Kontrollverlust, Einengung des Denkens und Verhaltens, negative Konsequenzen und Stressregulation/Coping. Das Instrument besteht aus 14 Items und weist mit einem über mehrere Untersuchungen aufgezeigten Cronbachs α um 0,90 eine gute interne Konsistenz auf. Cut-off-Werte werden leider nicht berichtet. Erste konvergente Validitätsmaße liegen im Sinne von Zusammenhangsmaßen mit anderen Instrumenten zur Internetabhängigkeit, der Internetnutzungszeit sowie eines Items der Selbsteinschätzung zur Internetabhängigkeit vor (Meerkerk et al. 2009). Wenngleich eine Validierung bei Personen mit klinisch relevantem pathologischem Internetgebrauch aussteht, gilt die Skala als vielversprechend (Petersen et al. 2009).

Eine weitere aktuelle Konzeption zur Erfassung von Internetsucht im Erwachsenenalter ist die Skala zum Online-Suchtverhalten bei Erwachsenen (OSVe-S) von Wölfling et al. (2010), die alle Kernkriterien einer Substanzabhängigkeit nach DSM-IV-TR (Saß et al. 2003) abdeckt und zusätzlich ein »starkes Verlangen« (Craving) nach den Diagnosekriterien des Abhängigkeitssyndroms nach ICD-10 (Dilling et al. 2006) sowie »Spielen, um Probleme oder negativen Stimmungen zu entkommen« aus den Diagnosekriterien des pathologischen Spielens

◻ **Tab. 3.1** DSM-5-Diagnosekriterien der Forschungsdiagnose »Internet Gaming Disorder« (APA 2013)[a]

Kriterium	Beschreibung
Gedankliche Vereinnahmung	Der Spieler muss ständig an das Spielen denken, auch in Lebensphasen, in denen nicht gespielt wird (z. B. in der Schule oder am Arbeitsplatz)
Entzugserscheinungen	Der Spieler erlebt vegetative (nicht physische oder pharmakologische) Entzugssymptome, wie Gereiztheit, Unruhe, Traurigkeit, erhöhte Ängstlichkeit, oder Konzentrationsprobleme, wenn nicht gespielt werden kann
Toleranzentwicklung	Der Spieler verspürt im Laufe der Zeit das Bedürfnis, mehr und mehr Zeit mit Computerspielen zu verbringen
Kontrollverlust	Dem Spieler gelingt es nicht, die Häufigkeit und Dauer des Spielens zu begrenzen und die Aufnahme und Beendigung des Spielens selbstbestimmt zu regulieren
Fortsetzung trotz negativer Konsequenzen	Der Spieler setzt sein Spielverhalten fort, obwohl er weiß, dass dieses nachteilige psychosoziale Auswirkungen auf ihn hat
Verhaltensbezogene Vereinnahmung	Der Spieler verliert sein Interesse an vormals geschätzten Hobbies und Freizeitaktivitäten und interessiert sich nur noch für das Computerspielen
Dysfunktionale Stressbewältigung	Der Spieler setzt das Computerspielen ein, um damit negative Gefühle zu regulieren oder Probleme zu vergessen
Dissimulation	Der Spieler belügt Familienmitglieder, Therapeuten oder andere Personen über das tatsächliche Ausmaß seines Spielverhaltens
Gefährdungen und Verluste	Der Spieler hat wegen seines Computerspielens wichtige Beziehungen, Karrierechancen oder seinen Arbeitsplatz riskiert oder verloren oder seinen Werdegang in anderer Weise gefährdet

[a] Mindestens 5 Kriterien müssen erfüllt sein. Der Internet Gaming Disorder kann die Nutzung von Offline- oder Online-Spielen zugrunde liegen. Übersetzung ins Deutsche nach Rehbein et al. (2013)

nach DSM-IV-TR (Saß et al. 2003) enthält. Da die OSVe-S allerdings eine für Erwachsene und Jugendliche (Müller u. Wölfling 2010) verallgemeinerte Weiterentwicklung der Skala zum Computerspielsuchtverhalten (CSV-S) darstellt, welche später ausführlich beschrieben werden soll, wird auf diese hier nicht in aller Ausführlichkeit eingegangen. Die Einstufung suchtartigen Nutzungsverhaltens erfolgt analog zu CSV-S in die Kategorien unauffällig, missbräuchlich und abhängig. In Ergänzung zur CSV-S werden allerdings in der Version zum Online-Verhalten zusätzlich einige demografische Variablen sowie das spezifische Online-Nutzungsverhalten (Online-Spiele, Einkaufen, Chatten, E-Mails schreiben, Online-Sex-Angebote, Online-Glücksspiele, Online-Communities, Infor-

mationsrecherche) erhoben. Erste Überprüfungen der Validität und Reliabilität weisen die OSVe-S als brauchbares und standardisiertes Instrument zur Klassifikation pathologischen Internetnutzungsverhaltens aus (Müller u. Wölfling 2010). Sowohl für die Erwachsenen- als auch die Jugendlichenversion konnte die Konstruktvalidität, faktorielle Validität, sowie eine gute interne Konsistenz (α) zwischen 0,89 und 0,91 an verschiedenen Stichproben nachgewiesen werden (Müller et al. 2012a, Müller u. Wölfling 2010, Wölfling et al. 2010). Seit Kurzem existiert darüber hinaus eine klinische Validierung, welche auch eine Überprüfung der vorgeschlagenen Cut-offs beinhaltet. Anhand einer klinischen Stichprobe von 221 Patienten im Alter zwischen 18 und 64 Jahren wurde eine interne Konsistenz von

0,88 ermittelt. Unter Verwendung der zuvor auf statistischem Wege ermittelten Cut-offs ergaben sich eine Spezifität von 82,4 % und eine Sensitivität von 80,5 % (Müller et al. 2014a). Das Instrument ist in mehreren Sprachen verfügbar (deutsch, englisch, polnisch, französisch). Darüber hinaus existiert eine analoge Version der OSV-S in Form eines klinischen Experteninterviews, die OSV-Checkliste (Wölfling et al. 2012). In Form eines standardisierten Interviewleitfadens kann mittels der OSV-Checkliste das Störungsbild Internetsucht anhand der oben genannten Kernkriterien (Craving, Entzugssymptome, Toleranzentwicklung etc.) operationalisiert werden. Erste Ergebnisse zur Validität dieses Instruments wurden anhand einer Kreuzvalidierung mit einem unabhängigen Expertenurteil sowie über Zusammenhänge mit dem Global Assessment of Functioning (GAF) an einer klinischen Stichprobe von 141 Patienten mit suchtartigem vs. intensivem Internetnutzungsverhalten gewonnen. Die Ergebnisse deuten auf eine gute Kriteriumsvalidität und diagnostische Akkuratesse (Spezifität: 87,5 %; Sensitivität: 85,1 %) der OSV-Checkliste hin.

Als problematisch muss bei den aufgeführten Instrumenten zur Internetabhängigkeit gelten, dass sie keine zuverlässige Aussage über das zugrunde liegende Mediennutzungsverhalten ermöglichen, da jeweils unklar bleibt, welche Internetaktivitäten das abhängige Verhalten bestimmen. Die Umsetzung in der OSVe-S von Wölfling et al. (2010) kann hier als erster Versuch der differenzierten Erfassung gewertet werden. Neu- und Weiterentwicklungen sollten es ermöglichen, auch bei der Nennung mehrerer Online-Angebote nicht nur auf das dominierende Verhalten rückschließen zu können. Zudem müssten derartige Verfahren auch der Tatsache Rechnung tragen, dass in der diagnostischen Urteilsfindung auffällig erhöhte Werte in Zusammenhang mit dem Chatten, der Nutzung pornografischer Inhalte oder dem Computerspielen diagnostisch jeweils anders zu bewerten und zu gewichten sind, um ein pathologisches Verhalten zu begründen, womit je nach Verhaltensweise auch eventuell unterschiedliche Cut-off-Werte zugrunde gelegt werden müssen (Rehbein et al. 2011, te Wildt u. Rehbein 2010).

3.1.3 Psychometrische Testinstrumente zur Computerspielabhängigkeit

Diagnoseinstrumente zur Computerspielabhängigkeit lehnen sich zum Teil in ähnlicher Weise an die Diagnosekriterien einer Substanzabhängigkeit nach DSM-IV-TR (Saß et al. 2003) oder das Abhängigkeitssyndrom nach ICD-10 (Dilling et al. 2006) an, verweisen im Rahmen der Befragung jedoch explizit auf das infrage stehende Spielverhalten. Auffällig ist zudem, das Skalen zur Erfassung von Computerspielabhängigkeit zunächst an und für kindliche oder jugendliche Stichproben entwickelt wurden. Ein erstes Diagnoseinstrument für Computerspielabhängigkeit im Kindesalter wurde in Deutschland in der Forschergruppe um Grüsser entwickelt (Grüsser et al. 2005, Thalemann et al. 2004, Wölfling et al. 2008). Bei der Entwicklung des Fragebogen zum Computerspielverhalten bei Kindern (CSVK) orientierte sich diese Forschergruppe an den Kernkriterien einer Substanzabhängigkeit nach DSM-IV-TR (Saß et al. 2003), wobei wiederum ein starkes Verlangen nach den Diagnosekriterien des Abhängigkeitssyndroms nach ICD-10 (Dilling et al. 2006) mit aufgenommen wurde. Grüsser et al. weisen aber berechtigterweise darauf hin, »dass für das Kindesalter [...] Formulierungen wie »nichtstoffgebundene Abhängigkeit« jedoch nur mit Vorsicht verwendet werden [sollten], obwohl sich hierzu teilweise Thesen in der Literatur finden lassen« (Grüsser et al. 2005, S. 193). Der CSVK (Grüsser et al. 2005, Thalemann et al.2004) beinhaltete in seiner Ursprungsform insgesamt 7 diagnosebezogene Items eines exzessiven Spielverhaltens. Die ersten beiden Items erfassen Häufigkeit und Dauer, die weiteren 5 problematische Aspekte des Spielens. Kinder, die hinsichtlich aller 7 Merkmale überdurchschnittliche Werte aufwiesen, wurden als exzessive Spieler klassifiziert. In der weiterentwickelten Fassung des Fragebogens, der CSVK-R von Wölfling et al. (2008), der in Items und Auswertung durchgängig vom CSVK abweicht, werden lediglich 6 diagnostische Kriterien abgefragt, von denen für eine Diagnosestellung mindestens 3 erfüllt sein müssen. Ein mögliches pathologisches Spielverhalten wird jedoch nur bei regelmäßiger Spielnutzung (mindestens 2- bis 3-mal pro Woche) angenommen.

In Form der Skala zum Computerspielverhalten (CSV-S) wurde der Fragebogen schließlich von Wölfling et al. (2011a) für eine jugendliche Stichprobe weiterentwickelt. Wiederum weicht diese in Items und Auswertung durchgängig vom CSVK-R ab. Als zusätzliches Diagnosekriterium wurde neben den oben genannten noch »Spielen, um Problemen oder negativen Stimmungen zu entkommen« aus den Diagnosekriterien des pathologischen Spielens nach DSM-IV-TR (Saß et al. 2003) in die Skala mit aufgenommen. Das Instrument besteht aus 15 Items und weist mit einem Cronbachs α von im Mittel 0,94 eine gute Zuverlässigkeit und eine hohe Konstruktvalidität auf (Wölfling et al. 2011a). Zur Diagnosestellung werden die einzelnen Items gewichtet und aufsummiert: Personen mit Summenwerten >13 werden als computerspielsüchtig, Personen mit Summenwerten zwischen 7 und 13 als missbräuchliche Nutzer eingestuft.

Ein weiteres deutschsprachiges Diagnoseinstrument ist die für die KFN-Schülerbefragung 2007/2008 weiterentwickelte Computerspielabhängigkeitsskala (KFN-CSAS-II; Mößle et al. 2007). Diese basiert auf der Internetsuchtskala (ISS) von Hahn und Jerusalem (2010, 2001a, b, c), lehnt sich an die bestehende Abhängigkeitsklassifikation des ICD-10 an (Dilling et al. 2006) und wurde speziell für eine jugendliche Stichprobe entwickelt (Rehbein u. Borchers 2009, Rehbein et al. 2009a, b, 2010). Erhoben werden die Dimensionen Einengung des Denkens und Verhaltens, negative Konsequenzen, Kontrollverlust, Entzugserscheinungen und Toleranzentwicklung. Alle Items weisen dem Anwendungszweck entsprechend eine insgesamt hohe Itemschwierigkeit und gute Trennschärfen auf ($r_{i(t-i)}$ ≥0,6). Der Skala kann mit einem Cronbachs α von 0,92 eine hohe Reliabilität zugesprochen werden. Zur Diagnosestellung werden alle Items aufsummiert: Personen mit Summenwerten >41 werden als computerspielabhängig, Personen mit Summenwerten zwischen 35 und 41 als computerspielabhängigkeitsgefährdet eingestuft. Personen, gefährdet im Sinne einer Abhängigkeitsproblematik, lehnen somit die Items der Computerspielabhängigkeitsskala im Mittel nicht mehr ab. Dennoch kann hier noch nicht von einer Abhängigkeit ausgegangen werden, da Personen dieser Gruppe rein rechnerisch nicht allen Items in der Tendenz zustimmen und damit nicht alle Kernkriterien erfüllen können.

Im englischen Sprachraum wurde ein Diagnoseinstrument zur Computerspielabhängigkeit für Kinder und Jugendliche von Gentile (Choo et al. 2010, Gentile 2009, Gentile et al. 2011) entwickelt. Die Skala zur Erfassung pathologischer Computerspielnutzung (Pathological Video Game Use) orientiert sich in ihrer ursprünglichen Form an den Kriterien des pathologischen Spielens nach DSM-IV-TR (Saß et al. 2003), indem diese in 11 Items eins zu eins auf den Gegenstandsbereich der Computerspielabhängigkeit umformuliert wurden. Insbesondere in der Erfassung der negativen Auswirkungen wurde dabei auf den schulischen Kontext der Kinder und Jugendlichen fokussiert. In der Überarbeitung der Skala (Choo et al. 2010, Gentile et al. 2011) wurde das Item zu den häuslichen Pflichten (»Erfüllst Du manchmal Deine Aufgaben im Haushalt nicht, um mehr Zeit mit dem Spielen von Videospielen zu verbringen?«) nicht mehr mit aufgenommen. Items 1, 2, 5 und 10 wurden umformuliert. Mit den Items 6 (»Hast Du schon einmal ein Videospiel aus einem Geschäft oder von einem Freund gestohlen oder hast Du schon einmal Geld gestohlen, um Dir ein Videospiel zu kaufen?«) und 10 (»Musstest Du Dir schon einmal Geld leihen, um Computer- oder Videospiele zu bekommen oder spielen zu können?«) werden erstmals auch die finanziellen Folgen pathologischen Glücksspielens mit auf den Gegenstandsbereich des Computerspielens übertragen. Zusätzlich wurde in der Überarbeitung der Skala auch das zeitliche Kriterium des vergangenen Jahres mit eingeführt. Bei der Diagnosestellung wird analog zu den Kriterien des pathologischen Spielens nach DSM-IV-TR (Saß et al. 2003) vorgegangen: Personen, die 5 oder mehr Symptomen zustimmen, werden als computerspielabhängig klassifiziert; die Mittelkategorie wird dabei als halbe Zustimmung gewertet. Der Skala wird insgesamt eine hohe Konstruktvalidität zugesprochen (Choo et al. 2010).

Ein weiteres internationales Verfahren zur Erfassung von Computer- und Videospielabhängigkeit ist die Game Addiction Scale (GAS). Das Verfahren liegt in einer 21-Item-Version und einer verkürzten 7 Fragen umfassenden Form vor. Es werden die Bereiche «gedankliche Vereinnahmung, Toleranzentwicklung, Stimmungsregulation, Rückfall, Entzugserscheinungen, Konflikte und Probleme» erfasst. Die Autoren geben eine hohe Reliabilität und gute konkurrente Validität an (Lemmens et al. 2009).

In Rückgriff auf den Stand der Diagnostik von Internet- und Computerspielsucht kann damit zusammenfassend festgehalten werden, dass zunächst ein deutlicher Konsens unter den Studien dahingehend feststellbar ist, dass für die Diagnosestellung auf Kriterien einer Substanzabhängigkeit nach DSM-IV-TR (Saß et al. 2003) oder des Abhängigkeitssyndroms nach ICD-10 (Dilling et al. 2006) zurückgegriffen werden muss (❑ Tab. 3.2). Mit Ausnahme der beiden Diagnoseinstrumente zur Internetsucht, ISS, in der die Dimension »Einengung des Denkens und Verhaltens« nicht enthalten ist, und CIUS, in der die Dimension »Toleranzentwicklung« nicht enhalten ist, finden sich in allen anderen Konzeptionen folgende 5 Kernkriterien:
- Einengung des (Denkens und) Verhaltens,
- Toleranzentwicklung,
- Kontrollverlust,
- Entzugssymptome und
- Fortsetzung trotz schädlicher Folgen.

Hinsichtlich der Operationalisierung dieser Kriterien sowie der Cut-off-Werte, welche die Klassifikation einer Abhängigkeit begründen, zeigen sich jedoch große Unterschiede. Zusätzlich wird in manchen Operationalisierungen (DC-IA-A, OSVe-S und CSV-S) die mit Computerspielen verbrachte Zeit einbezogen und eine bestimmte Spieldauer als Voraussetzung für eine Abhängigkeit definiert. Das ICD-10 Kriterium »starkes Verlangen« wird nur in den Instrumenten CSVK-R, CSV-S und OSVe-S berücksichtigt. Die Übertragung dieses Kriteriums auf Computerspielabhängigkeit kann jedoch kritisch bewertet werden, da es aufgrund der hohen Attraktivität der Mediennutzung – gerade für Kinder und Jugendliche – weniger gut geeignet sein könnte, pathologische Mediennutzung von normaler Mediennutzung zu unterscheiden (Rehbein et al. 2009b). Ebenso sollten die beiden Kriterien »illegale Handlungen zur Finanzierung des Spiels« und »Hoffnung auf Bereitstellung von Geld durch

Dritte« nur dann von Interesse sein, wenn mit dem Computerspielen auch ein nennenswerter Geldeinsatz verbunden ist. Dieser ist bei den klassischen Online-Rollenspielen durch die überschaubaren Fixkosten einer monatlichen Grundgebühr klar geregelt. Bei neueren Konzeptionen, in denen das Spiel über sog. Micropayments in Itemshops finanziert wird, könnten diese Kriterien, die bislang nur in der PVGU berücksichtigt werden, jedoch an Bedeutung gewinnen. Ein Merkmal, welches bis dato von den gängigen Messinstrumenten allerdings nur unzureichend erfasst wird, ist das zeitliche Bestehen negativer Auswirkungen, das lediglich in den Diagnosekriterien von Ko et al. (DC-IA-A; 2005a) sowie im überarbeiteten Testinstrument von Gentile (Choo et al. 2010, Gentile et al. 2011) berücksichtigt wird. Nur so kann ausgeschlossen werden, dass kurzzeitige Episoden exzessiven Spielens, die durchaus auch kurzfristige Beeinträchtigungen mit sich bringen können, zu Unrecht als eine Internetsucht klassifiziert werden. In die gleiche Richtung weist die notwendige Berücksichtigung differenzialdiagnostischer Erwägungen. Die Formulierung einheitlicher diagnostischer Kriterien für Internet Gaming Disorder erscheint begrüßenswert. Hier muss jedoch einschränkend darauf hingewiesen werden, dass der formulierte Kriterienkatalog bislang nicht empirisch überprüft wurde und Screening-Instrumente, diagnostische Interviews und klinische Leitfäden, die an diesen Kriterien ausgerichtet sind, bislang noch nicht vorliegen (Rehbein et al. 2013).

3.2   Epidemiologie von Internet- und Computerspielsucht

Obwohl die genaue diagnostische Einordnung des Phänomens Internet- und Computerspielsucht (auch vor dem Hintergrund differenzialdiagnostischer Erwägungen) noch nicht geklärt ist (s. oben), existieren zunehmend Forschungsbemühungen, diese näher zu untersuchen und den Anteil der davon betroffenen Personen in der gesamten Bevölkerung oder bestimmten Populationen zu bestimmen. Aufgrund der bereits dargestellten Heterogenität in der Erfassung des Phänomens fallen jedoch die bislang vorliegenden Prävalenzraten, d. h. die

□ Tab. 3.2 Diagnosekriterien einer Internet- oder Computerspielsucht

Kriterien		Diagnostische Kriterien			Testinstrumente						
					Internetsucht			Computerspielsucht			
Abhängigkeitssyndrom (ICD-10) bzw. Substanzabhängigkeit (DSM-IV)	Pathologisches Spielen (DSM-IV)	DQ Internet Addiction	DC-IA-A	DSM-5	ISS	CIUS	OSVe-S	CSVK-R	CSV-S	KFN-CSAS	PVGU
Einengung des (Denkens und) Verhaltens	Starke Eingenommenheit	x	x	x		x	x	x	x	x	x
Toleranzentwicklung	Steigerung der Einsätze	x	x	x	x		x	x	x	x	x
Kontrollverlust	Wiederholte erfolglose Versuche das Spiel zu kontrollieren	x	x	x	x	x	x	x	x	x	x
	Wiederaufnahme nach Verlusten	x	x				x		x	x	
Entzugssymptome	Unruhe und Gereiztheit beim Versuch, das Spiel einzuschränken oder aufzugeben	x	x	x	x	x	x	x	x	x	x
Fortsetzung trotz schädlicher Folgen	Gefährdung oder Verlust wichtiger Beziehungen, von Arbeitsplatz und Zukunftschancen	x	x	x	x	x	x	x	x	x	x
Starkes Verlangen (nur ICD-10)							x	x	x		
Hoher Zeitaufwand für Beschaffung, Gebrauch und Erholung			x				x		x		
	Spielen, um Problemen oder negativen Stimmungen zu entkommen	x	x	x		x	x	x	x		x

3

■ Tab. 3.2 Fortsetzung

Kriterien	Diagnostische Kriterien			Testinstrumente						
				Internetsucht		Computerspielsucht				
Lügen gegenüber Dritten, um das Ausmaß der Spielproblematik zu vertuschen	x		x							x
Illegale Handlungen zur Finanzierung des Spiels										x
Hoffnung auf Bereitstellung von Geld durch Dritte										x
Auswahlkriterium	5 von 8	7 von 12	5 von 10	Cut-off	Cut-off	Cut-off	3 von 6	Cut-off	Cut-off	6 von 11
Zeitkriterium		x								x

geschätzten Anteile an abhängigen Personen, sehr uneinheitlich aus. Studien, die Anspruch auf Repräsentativität erheben können, liegen bislang nur in begrenztem Ausmaß vor. Insgesamt wird die Qualität epidemiologischer Studien durch den Mangel an international verbreiteten diagnostischen Kriterien und Instrumenten sowie unerprobte und stark variierende Diagnosekriterien eingeschränkt, was letztlich auch die Formulierung evidenzbasierter Behandlungsempfehlungen erschwert (Petersen u. Thomasius 2010a, b, Petersen et al. 2009).

Im Folgenden sollen einige nationale wie internationale Studien, die eine Prävalenzschätzung ermöglichen, getrennt für die Bereiche Internet- (◘ Tab. 3.3) und Computerspielsucht (◘ Tab. 3.4) vorgestellt werden.

3.2.1 Prävalenz von Internetabhängigkeit

Eine US-amerikanische Studie von Greenfield (1999) mit 17.521 Versuchspersonen ergab bereits zu Ende des letzten Jahrtausends ein missbräuchliches Internetnutzungsverhalten, gemessen mit einer Checkliste des Virtual Addiction Survey, bei etwa 5,7 % der Internetnutzer zwischen 8 und 85 Jahren, wobei leider nicht nach Altersgruppen unterschieden wurde. Für Deutschland hat eine Online-Studie von Hahn und Jerusalem (2001a, b, c) mit 8859 Versuchspersonen zu einer vergleichbaren Zeit mithilfe der Internetsuchtskala (ISS) geringere Abhängigkeitsraten bei den Internetnutzern ermittelt (3,2 %, gefährdet: 6,6 %). Dieser geringe Prävalenzwert ist jedoch hier vor allem durch die älteren Altersgruppen (über 20 Jahre) der Befragung bedingt; bei den Unter-15-Jährigen lagen die Prävalenzraten mit 9,3 % gefährdeten und 10,3 % süchtigen Internetnutzern deutlich höher. So fanden auch Lin und Tsai (2002) für eine »junge« Untersuchungsstichprobe 753 taiwanesischer Highschool-Schüler mit einem Durchschnittsalter von 12 Jahren mit 11,8 % eine deutlich höhere Rate an Abhängigen. Yang et al. (2005) berichten schließlich in einer Studie an 328 koreanischen Jugendlichen zwischen 15 und 19 Jahren von 4,9 % abhängigen Internetnutzern, zwei Drittel davon männlichen Geschlechts. Allerdings sind all diese Zahlen aus nunmehr bereits meh-

rere Jahre zurückliegenden Untersuchungen mit Vorsicht zu betrachten, da sich die Nutzung neuer elektronischer Medien insbesondere bei den Heranwachsenden deutlich verändert hat. So fallen in einer aktuellen nationalen Studie von Müller et al. (2014b) in einer ersten Repräsentativbefragung zur Internetabhängigkeit mit 2512 Versuchspersonen im Alter von 14–94 Jahren die Prävalenzwerte einer Internetabhängigkeit im Vergleich zu Hahn und Jerusalem (2001a, b, c) mit 2,1 % etwas geringer aus.

Einen anderen Ansatz verfolgte die Studie Prävalenz der Internetabhängigkeit (PINTA). Angesichts des Mangels an konsentierten diagnostischen Kriterien wurde auf statistischem Wege mittels Latent Class Analyse (LCA) nach Gruppen gesucht, die ein ähnliches Antwortverhalten bei Merkmalen der Internetabhängigkeit aufweisen (Rumpf et al. 2014). Als Basis dienten dabei die Items der CIUS. Dabei konnten Daten einer Studie zu Pathologischen Glücksspielen und Epidemiologie (PAGE) genutzt werden, bei der unter anderem eine repräsentative Stichprobe von 15.023 Personen (davon 14.022 mit Festnetzanschluss und 1001 mit alleiniger Mobiltelefonerreichbarkeit) gezogen wurde; Meyer et al. 2011). Die LCA konnte eine Subgruppe identifizieren, welche deutliche Merkmale von Internetsucht aufwies. Die Prävalenz dieser Gruppe betrug in der Gesamtstichprobe der 14- bis 64-Jährigen 1 %, bei den 14- bis 24-Jährigen 2,4 % und bei den 14- bis 16-Jährigen 4,0 %. Zusätzlich wies eine weitere Gruppe Merkmale riskanten Internetverhaltens auf. Die entsprechenden Prävalenzen hierfür waren 4,6 % (14–64), 13,6 % (14–24) und 15,4 % (14–16 Jahre). In den jungen Altersgruppen gab es keine signifikanten Unterschiede in der Prävalenz zwischen männlichen und weiblichen Teilnehmern. Weibliche als vermutlich internetabhängig klassifizierte Personen im Alter von 14–24 Jahren nutzen häufiger soziale Netzwerke und seltener Online-Spiele als Hauptaktivität im Internet, verglichen mit den männlichen Teilnehmern.

Insgesamt ist bei den meisten Studien mit einem deutlichen Selektionsbias zu rechnen, da entweder Convenience-Samples oder Stichproben mit erhöhtem Risiko zugrunde lagen. Das macht eine Überschätzung der Prävalenz wahrscheinlich. Neben den oben beschrieben Ansätzen der beiden Studien aus Deutschland, die einen repräsentativen

◻ Tab. 3.3 Prävalenz von Internetabhängigkeit in unterschiedlichen Altersgruppen[a]

Autoren (Jahr) Land	Methode und Altersgruppe	Anzahl Befragte (n), Durchschnittsalter in Jahren (M)		Anteil ♂ (%)	Anteil abhängige (ah.) bzw. gefährdete (gf.) Personen (%)	Operationalisierung
Greenfield (1999) USA	Online-Befragung, Altersspanne 8–85 Jahre	n = 17.251 M = 33		71	5,7	Checkliste des Virtual Addiction Survey (VAS). 10 dichotome Items in Anlehnung an Spielsucht nach DSM-IV
Hahn u. Jerusalem (2001a) D	Online-Befragung von Internetnutzern	n = 8.859		80	gf.: 6,6 ah.: 3,2	Internetsuchtskala (ISS-20)
		<15 Jahre	n = 107	78	gf.: 9,3 ah.: 10,3	
		15 Jahre	n = 164	77	gf.: 14,6 ah.: 9,1	
		16 Jahre	n = 288	84	gf.: 7,6 ah.: 8,7	
		17 Jahre	n = 333	87	gf.: 9,9 ah.: 5,7	
		18 Jahre	n = 331	90	gf.: 10,9 ah.: 5,7	
Lin u. Tsai (2002) Taiwan	Schülerbefragung, 10., 11., 12. Jahrgangstufe (nur Internetnutzer)	n = 753 M = 11,8		67,5	11,8	Internet Addiction Scale for Taiwanese high schoolers (IAST), 29 Items.
Yang et al. (2005) Korea	Schülerbefragung, Altersspanne 15–19 Jahre	n = 328			4,9 (davon 63 % ♂)	Internet Addiction Test
		10. (15–17 Jahre)	n = 110	56		
		11. (16–18 Jahre)	n = 109	54		
		12. (17–19 Jahre)	n = 109	54		
Müller et al. (2014b) D	Repräsentativbefragung (Face-to-Face), Altersspanne 14–94 Jahre	n = 2.512 n = 1.382 (Internetnutzer)		49	2,1	Skala zum Online-Suchtverhalten (OSV-S)
		<25 Jahre	n = 229		4,1	

◻ **Tab. 3.3** Fortsetzung

Autoren (Jahr) Land	Methode und Altersgruppe	Anzahl Befragte (n), Durchschnittsalter in Jahren (M)		Anteil ♂ (%)	Anteil abhängige (ah.) bzw. gefährdete (gf.) Personen (%)	Operationalisierung
Müller et al. (2012b) Koch et al. (2011) D	Befragung von Patienten der stationären Suchtrehabilitation, 14–74 Jahre	n = 1826		87,8	4,2	Skala zum Online-Suchtverhalten (OSV-S)
Müller et al. (2012a) D	Befragung von Patienten der Kinder- und Jugendpsychiatrie, 8–17 Jahre	n = 81		63,9	11,3	Skala zum Online-Suchtverhalten (OSV-S)
Rumpf et al. (2014) D	Repräsentative Telefonbefragung (Festnetz und Mobile-Only), Altersspanne 14–64 Jahre	n = 15.023 n = 8.130 (mindestens 1 h Internetnutzung pro Wochen- oder Wochenendtag)		44,8	1,0	Latent Class Analyse auf Basis der CIUS
		<25 Jahre	n = 2.937		2,4	

[a] Befragungen an spezifischen Spielerpopulationen (z. B. Spieler des Rollenspiels Everquest) wurden aufgrund ihrer hohen Selektivität in dieser Zusammenstellung nicht berücksichtigt.

Zugang nutzten, existieren lediglich 2 weitere allgemeinbevölkerungsbasierte Prävalenzschätzungen. In einer Studie aus den USA wurden 2513 Personen, die älter als 18 Jahre waren, telefonisch befragt (Aboujaoude et al. 2006). Eine Reihe verschiedener Kriterien wurde zusammengestellt, die aus Klassifikationen für Impulskontroll- und substanzbezogenen Störungen stammten. Je nach genutztem Algorithmus kamen die Autoren zu Prävalenzraten zwischen 0,3 und 0,7 %. In einer Studie aus Norwegen wurde eine stratifizierte Zufallsauswahl im Alter von 16–74 Jahren gezogen, von denen 35,3 % einen Fragebogen per Post zurücksandten oder online ausfüllten (Bakken et al. 2009). Für die Diagnostik wurde der Young Diagnostic Questionnaire (Young 1998) genutzt. Insgesamt lagen 1 % der Stichprobe mit 5 oder mehr Kriterien über dem Cut-off und

wurden als internetabhängig eingeordnet. Weitere 5,2 % erfüllten 3 bis 4 Kriterien und galten als riskante Nutzer.

Für eine Vielzahl an Studien muss neben der fehlenden Repräsentativität ebenfalls bemängelt werden, dass nicht oder ungenügend validierte Verfahren eingesetzt wurden. Das Fehlen von einheitlichen Klassifikationsalgorithmen erschwert weiterhin erheblich die Vergleichbarkeit der Daten.

3.2.2 Prävalenz von Computerspielabhängigkeit

Auch für Computerspielabhängigkeit ergibt sich bislang eine deutliche Schwankungsbreite zwischen den vorliegenden Prävalenzschätzungen

3

○ **Tab. 3.4** Prävalenz von Computerspielabhängigkeit in unterschiedlichen Altersgruppen

Autoren (Jahr) Land	Methode und Altersgruppe	Anzahl Befragte (n), Durchschnittsalter in Jahren (M)		Anteil ♂ (%)	Anteil abhängige (*ah.*) bzw. gefährdete (*gf.*) Personen (%)	Operationalisierung
Yang (2001) Korea	Schülerbefragung 7.–12. Jahrgangsstufe	n = 1.296 M = 14,8		51 7	6,1 (allgemeine Computerabhängigkeit) Keine Differenzierung nach Altersgruppen	Computer-related addictive behavior inventory (CRABI), 20 Items adaptiert von Internetsuchtmessung von Young (1998)
		7. (12–13 Jahre)	n = 212	52		
		8. (13–14 Jahre)	n = 221	52		
		9. (14–16 Jahre)	n = 226	50		
		10. (15–17 Jahre)	n = 211	51		
		11. (16–18 Jahre)	n = 212	50		
		12. (17–19 Jahre)	n = 214	49		
Hauge u. Gentile (2003) USA	Schülerbefragung 8. u. 9. Jahrgangsstufe	n = 607 M = ?		52	15	7 Items umfassende Abhängigkeitsskala basierend auf DSM-IV pathologisches Spielens (5 von 10)
Grüsser et al. (2005) D	Schülerbefragung 6. Jahrgangsstufe	n = 323 M = 11,8		57	9,3	CSVK, pathologisches Glücksspiel nach DSM-IV bzw. ICD-10
Mößle et al. (2007) D	Schülerbefragung 9. Jahrgangsstufe (repräsentativ für 9 deutsche Städte und Landkreise)	n = 14.301 M = 15,1		50	gf. 3,6 (♂: 6,2, ♀: 0,8) ah. 1,5 (♂: 2,7, ♀: 0,3)	KFN-CSAS-I
Wölfling et al. (2008) D	Schülerbefragung 8. Jahrgangsstufe	n = 221 M = 14,19		48,4	6,3	CSVK-R, pathologisches Spielen nach DSM-IV bzw. ICD-10
Rehbein et al. (2009b, 2010) D	Schülerbefragung 9. Jahrgangsstufe (repräsentativ)	n = 15.168 M = 15,6		51	gf. 2,8 (♂: 4.7, ♀: 0.5) ah. 1,7 (♂: 3,0, ♀: 0,3)	KFN-CSAS-II

⬛ Tab. 3.4 Fortsetzung

Autoren (Jahr) Land	Methode und Altersgruppe	Anzahl Befragte (n), Durchschnittsalter in Jahren (M)		Anteil ♂ (%)	Anteil abhängige (ah.) bzw. gefährdete (gf.) Personen (%)	Operationalisierung
Gentile (2009) USA	Online-Befragung Altersspanne 8–18 Jahre (repräsentativ)	n = 1.178 M = ?		50	ah. 8.5 (♂: 11,9, ♀: 2,9)	11 Items umfassende Abhängigkeitsskala basierend auf DSM-IV pathologisches Spielen (6 von 10)
Wölfling et al. (2011a) D	Schülerbefragung in NRW Altersspanne 13–18 Jahre	n = 1.710 NRW: M = 14.9		52,8	8,4	Skala zum Computerspielverhalten (CSV-S)
Batthyany et al. (2009) Österreich	Schülerbefragung Altersspanne 13–18 Jahre	n = 1.231 M = 14.3		55,4	ah. 2,7 missbräuchlich 9,6	Skala zum Computerspielverhalten (CSV-S)
Gentile et al. (2011), Choo et al. (2010) Singapur	Längsschnittstudie Schülerbefragung im 2-Jahres-Abstand	n = 2.998 3.: 737 + 4.: 700 M = 9,2 7.: 902 + 8.: 658 M = 13,0		73	t₁: 9,9 (♂: 12,0, ♀: 4,6) t₂: 8,8 (♂: 11,2, ♀: 2,6) t₃: 7,6 (♂: 9,0, ♀: 3,3) Keine Differenzierung nach Altersgruppen	10 Items umfassende Abhängigkeitsskala basierend auf DSM-V pathologisches Spielen (5 von 10)
Rehbein et al. (2011) D	Schülerbefragung – Berufsschüler (anfallende Stichprobe)	n = 2.667 M = 19,8		91	Nur ♂	KFN-CSAS-II
		16–18 Jahre	n = 991 ♂		gf. 1,7 ah. 0,9	
		>18 Jahre	n = 1.429 ♂		gf. 0,7 ah. 0,6	
Schmidt et al. (2011) D	Online-Befragung Altersspanne 14–60+ (?) Jahre (repräsentativ)	n = 600 (Computerspieler)		57	gf. 0,9 ah. 0,5	Modifizierte KFN-CSAS-II
		14–19 Jahre: n = 114			gf. 3,5 ah. 0,9	
Festl et al. 2013	Telefonische Repräsentativstudie	n = 4.382 M = 37,8 (14–18 Jahre: n = 580 19–39 Jahre:n = 1.866 >40 Jahre: n = 1.936)		58	Problematisch: 3,7 ah. 0,2	Game Addiction Scale (GAS)

3

(■ Tab. 3.4). So untersuchte Yang (2001) eine Stichprobe von fast 1300 koreanischen Schülern unterschiedlicher Jahrgangsstufen mit einem Durchschnittsalter von etwa 15 Jahren. Der Autor konzentrierte sich global auf Abhängigkeiten in Zusammenhang mit Computernutzung, Computerspielen war in der Stichprobe jedoch die relevanteste Computeraktivität. Anhand einer 20 Items umfassenden Skala, die jedoch nicht genau dokumentiert wird, gelangte er zu einem Anteil von 6,1 % pathologischer Computernutzer. Hauge und Gentile (2003) kommen in einer ähnlichen Altersgruppe von über 600 US-amerikanischen Schülern (8. und 9. Jahrgangsstufe) zu einem mehr als doppelt so hohen Anteil an computerspielabhängigen Jugendlichen (15 %). Die Erfassung der Abhängigkeit erfolgte in dieser Studie durch 7 Items, die jedoch ebenfalls nicht näher beschrieben werden.

Grüsser et al. (2005) berichten in einer ersten Erhebung für eine Stichprobe von 323 deutschen Sechstklässlern über 9,3 % computerspielsüchtige Kinder, die mit Hilfe des **CSVK** klassifiziert wurden. In einer späteren Untersuchung derselben Forschergruppe (Wölfling et al. 2008) mit 221 deutschen Achtklässlern sinken die Prävalenzzahlen für computerspielsüchtige Kinder, klassifiziert mit dem CSVK-R, auf 6,3 %. In einer weiteren Studie mit 642 Kindern und Jugendlichen aus Nordrhein-Westfalen und 1068 Kindern und Jugendlichen aus Wien, jeweils zwischen 13 und 18 Jahren, werden schließlich 12,3 % der Wiener und 8,4 % der nordrhein-westfälischen Kinder und Jugendlichen als computerspielsüchtig eingeordnet (Wölfling et al. 2011a). Zur Diagnose wurde hier der CSV-S verwendet.

Die beiden stichprobenbezogen größten Studien, die sich weltweit mit der Erforschung der Verbreitung und der Ursachen von Computerspielabhängigkeit beschäftigt haben, waren bislang die KFN-Schülerbefragung 2005 sowie die KFN-Schülerbefragung 2007/2008, die entweder für spezifische Regionen Deutschlands oder für Gesamtdeutschland Repräsentativität für die befragten Neuntklässler beanspruchen können (Baier u. Rehbein 2009, Mößle et al. 2007, Rehbein et al. 2009b, 2010). Innerhalb der KFN-Schülerbefragung 2005 mit 14.301 Schülerinnen und Schülern wurden anhand der KFN-CSAS-I 5,1 % der be-

fragten Neuntklässler als computerspielabhängig oder abhängigkeitsgefährdet eingestuft, wobei sich zeigte, dass fast ausschließlich männliche Befragte ein pathologisches Spielverhalten aufwiesen. Bei exklusiver Betrachtung männlicher Jugendlicher ergab sich eine Prävalenzrate von 8,9 % abhängiger oder gefährdeter Spieler. Innerhalb der KFN-Schülerbefragung 2007/2008 mit 15.168 Schülerinnen und Schüler wurde anhand der KFN-CSAS-II mit 4,5 % ein etwas geringerer Anteil der befragten Neuntklässler als computerspielabhängig oder abhängigkeitsgefährdet eingestuft. Auch hier zeigten fast ausschließlich männliche Befragte ein pathologisches Spielverhalten: 7,7 % abhängige oder gefährdete Spieler. In einer weiteren Befragung junger Erwachsener der Autoren, in der insgesamt 2667 Berufsschüler aus Osnabrück zu ihrem Computerspielverhalten befragt wurden, kommen diese zu etwas geringeren Prävalenzzahlen für die ältere Stichprobe (Rehbein et al. 2011): Hier wurden 0,9 % der 16- bis 18-jährigen Schüler und 0,6 % der über 18-Jährigen als abhängig sowie 1,7 % der 16- bis 18-jährigen Schüler und 0,7 % der Über-18-Jährigen als gefährdet eingestuft.

Schmidt et al. (2011) adaptierten zudem die KFN-CSAS-II für eine deutschlandweite repräsentative Telefonbefragung mit 600 Versuchspersonen. »Zielgruppe für die Untersuchung waren Personen im Alter ab 14 Jahren in Haushalten mit Telefonfestnetzanschluss in Deutschland, die Handy-, Computer- oder Konsolenspiele […] zumindest ʼseltenʼ spielen.« (Schmidt et al. 2011, S. 38). Für diese altersheterogene Population an Computerspielern kommen die Autoren zu vergleichbaren Ergebnissen: 0,5 % der Versuchspersonen wurden als abhängig sowie 0,9 % als gefährdet eingestuft. Der Anteil suchtartig spielender Personen liegt unter den Jugendlichen zwischen 14 und 19 Jahren jedoch deutlich höher, bei 3,5 % Gefährdeten und 0,9 % Abhängigen. Aufgrund der geringen Fallzahl (n = 114) sind die Ergebnisse jedoch mit gegebener Vorsicht zu betrachten. Festl et al. (2013) nutzten das Kurz-Screening-Instrument Game Addiction Scale (GAS) für eine telefongestützte Repräsentativuntersuchung jugendlicher und erwachsener Computerspieler in Deutschland. Auf Basis ihrer Nettostichprobe von 4382 Computerspielern (Brutto: 50.000, Rücklauf = 8,8 %) ermitteln sie einen

Anteil von 3,7 %, die ein problematisches Spieleverhalten aufweisen (4 von 7 Diagnosekriterien erfüllt). Weitere 0,2 % werden als computerspielabhängig ausgewiesen (7 von 7 Diagnosekriterien erfüllt). Der geringe Stichprobenrücklauf und die in der Studie unzureichend dokumentierte mehrstufige Teilnehmerselektion müssen bei der Interpretation der Prävalenzwerte jedoch berücksichtigt werden. Auch wird die Entscheidung der Autoren, Teilnehmer nur dann als abhängig einzustufen, wenn diese 7 Kriterien erfüllen, nicht überzeugend begründet.

Gentile (2009) berichtet in einer für die USA repräsentativen Online-Befragung mit 8–18 Jahre alten Kindern und Jugendlichen wiederum einen etwas höheren Prozentsatz an abhängigen Computerspielern: 11,9 % der Jungen und 2,9 % der Mädchen wurden in dieser Studie anhand einer 11 Items umfassenden Abhängigkeitsskala (basierend auf den DSM-IV-Kriterien für pathologisches Spielen) als abhängig klassifiziert. In einer 2-jährigen Längsschnittstudie mit 2998 Schülerinnen und Schülern zweier unterschiedlicher Altersgruppen aus Singapur, berichten Gentile et al. (2011) zudem, über alle 3 Messzeitpunkte (t_1–t_3) gemittelt, eine Prävalenzrate von 9,9 % der Jugendlichen (Jungen: 12 %, Mädchen: 4,6 %), die als computerspielabhängig eingestuft werden müssen. Klassifiziert wurde, analog zu Gentile (2009), in dieser Studie jedoch mit einer um ein Item verkürzten, 10 Items umfassenden Abhängigkeitsskala. Während der 2-jährigen Befragungsdauer wurde ferner lediglich ein weiteres Prozent der Jugendlichen zusätzlich als computerspielabhängig eingestuft. 84 % der zum ersten Messzeitpunkt als abhängig klassifizierten Jugendlichen, waren dies auch noch nach 2 Jahren. Pathologisches Computerspielen ist dementsprechend nicht nur ein passageres Jugendphänomen, sondern ein länger andauerndes Störungsbild (◘ Tab. 3.4).

Damit bewegen sich die bislang vorliegenden Prävalenzschätzungen von Internet- und Computerspielsucht bzw. Abhängigkeitsgefährdung je nach untersuchter Population und Stichprobenzugang zwischen 3 und 15 % und weisen damit nach wie vor eine hohe Spannweite auf. Schlussfolgerungen zum Verlauf der Internet- und Computerspielsucht über verschiedene Altersgruppen, sind

– da nur selten nach Altersgruppen differenzierte Auswertungen berichtet werden und zudem unterschiedliche Messinstrumente zum Einsatz kamen – leider nicht möglich. Durchgängig zeigt sich jedoch in Studien zu Computerspielabhängigkeit, dass Jungen stärker betroffen sind als Mädchen. Hingegen finden sich in bevölkerungsbasierten Studien zur Internetabhängigkeit keine Unterschiede in der Prävalenz zwischen Männern und Frauen (Müller et al. 2014b, Rumpf et al. 2014). Allerdings zeigen sich Unterschiede in den Hauptapplikationen der Internetnutzung, wobei die weiblichen Abhängigen vorwiegende soziale Netzwerke nutzen und selten Computerspiele (Rumpf et al. 2014).

Es gilt jedoch zu beachten, dass sich der Begriff Internetabhängigkeit auf eine Vielzahl verschiedener suchtartig genutzter Online-Angebote, wie z. B. Spiele, Communities, Erotikangebote oder Glücksspiele beziehen kann. Aus den meisten Untersuchungen geht jedoch nicht hervor, welche Subform der Internetsucht erhoben wurde bzw. inwieweit es Unterschiede im Risikopotenzial verschiedener Online-Angebote gibt oder geschlechtsspezifische Differenzen in der Prävalenz der Internetsucht feststellbar sind.

3.3 Komorbidität und Risikokorrelate einer Internet- und Computerspielsucht

Zur Charakterisierung und Etablierung eines Krankheitsbildes Internet- oder Computerspielsucht sowie zu dessen Differenzierung gegenüber bekannten Störungsbildern ist eine Betrachtung möglicher komorbider Erkrankungen unerlässlich. Die Daten hierzu kommen aus zwei unterschiedlichen Quellen, einer psychiatrischen Diagnostik in der klinisch-psychiatrischen Praxis sowie anonymen Datenerhebungen (z. T. im Internet) mittels psychometrischer (Selbst-)beurteilungsbögen. Neben der fehlenden eindeutigen Regelung der Diagnosestellung des zu untersuchenden Konstrukts Internet- oder Computerspielsucht in beiden Forschungsbereichen ist dies in methodischer Hinsicht doppelt problematisch: In der klinisch-psychiatrischen Praxis wird zwar eine klinische Diagnose, z. B. Depression, gestellt. Dies erfolgt aber immer nur für eine geringe Fallzahl an Patienten, für die zudem durch den Kontext, in dem sie vorstellig werden, auch besonders schwere psychische Belastungen zu erwarten sind. Generell gilt bei klinischen Populationen, dass im Sinne des Berkson-Bias weit höhere Komorbiditätsraten verglichen mit bevölkerungsbasierten Daten zu finden sind. In Studien mit psychometrischen Selbstbeurteilungsbögen wird auf der anderen Seite durchwegs eine größere Anzahl von Personen befragt, eine zwingend notwendige klinische Diagnose erfolgt hier jedoch nicht. Zusätzlich zu möglichen Verfälschungen, beispielsweise durch die Anonymität der Befragungen im Internet, verbleiben die Daten in diesem Bereich somit auf einem subklinischen Niveau. Die Ergebnisse sind somit jeweils mit der gebotenen Vorsicht zu beurteilen.

3.3.1 Komorbidität

Die bisherige Studienlage zu in der klinischen Praxis vorstelligen Internet- oder Computerspielabhängigen deutet darauf hin, dass ein beträchtlicher Anteil derjenigen, die mit den bisher zur Verfügung stehenden Mitteln als abhängig identifiziert werden, die Kriterien für eine weitere bekannte psychische Störung erfüllen, wobei depressive Störungen, Angsterkrankungen, Aufmerksamkeitsdefizit- und Hyperaktivitätsstörung (ADHS) sowie Persönlichkeitsstörungen besonders oft auftreten: Am häufigsten (33–78 %) lassen sich bei Internet- oder Computerspielabhängigen unspezifische depressive Syndrome feststellen (Black u. Moyer 1998, Greenfield 2000, te Wildt et al. 2007). Etwas weniger häufig werden Angsterkrankungen (18–50 %) diagnostiziert (Kratzer u. Hegerl 2008, Shapira et al. 2000), insbesondere soziophobe Störungen (Campbell et al. 2006). Zudem konnte in verschiedenen Studien ein Zusammenhang zwischen pathologischer Mediennutzung und ADHS (24–58 %) gezeigt werden (Chan u. Rabinowitz 2006, Ha et al. 2006, Ko et al. 2008, Yen et al. 2008, Yoo et al. 2004). Persönlichkeitsstörungen, die als schwerwiegende Bindungsstörungen nicht selten zusätzlich zu einer Achse-I-Störung festzustellen sind, werden ebenfalls im Zusammenhang mit Internetabhängigkeit beschrieben (Black u. Moyer 1998), wobei es hier

noch an aussagekräftigen Studienergebnissen fehlt. Daneben wurden auch Zusammenhänge zwischen Internetsucht und substanzgebundenen Abhängigkeitserkrankungen, sowie Internetsucht und pathologisches Glücksspiel dokumentiert (Tsitsika et al. 2011). In einer deutschlandweiten Erhebung an 1826 Patienten aus 15 stationären Suchtrehabilitationseinrichtungen konnte nachgewiesen werden, dass das Risiko einer komorbiden Internetsucht insbesondere unter Patienten, die sich wegen Cannabisabhängigkeit oder pathologischem Glücksspiel in Behandlung befanden, signifikant erhöht war. Die Art der in der klinisch-psychiatrischen Praxis ermittelten Komorbiditäten von Internet- und Computerspielabhängigen entspricht somit weitgehend denen von Menschen mit stoffgebundenen Abhängigkeitserkrankungen, insbesondere denen von Alkoholabhängigen (Driessen 1999).

Zur Beurteilung der psychischen Belastung wird in Studien mit psychometrischen Selbstbeurteilungsbögen als ökonomisches psychodiagnostisches Verfahren zumeist die Symptom-Checkliste (SCL-90-R; Derogatis 1977, Franke 2002) oder deren Kurzform, das Brief-Symptom-Inventory (BSI; Franke 2000), verwendet. So konnten Yang et al. (2005) in einer Studie an 328 koreanischen Jugendlichen zwischen 15 und 19 Jahren eine erhöhte Symptombelastung der abhängigen Internetnutzer (4,9 %) im SCL-90-R auf den Subskalen Somatisierung, Zwanghaftigkeit, Unsicherheit im Sozialkontakt, Depressivität, Ängstlichkeit, Aggressivität/Feindseligkeit, phobische Angst und Psychotizismus identifizieren (allerdings nur im Vergleich zu den Wenignutzern statistisch bedeutsam). Zu ähnlichen Ergebnissen kommen auch Mößle und Rehbein (2008) in einer Befragung von 3278 im Mittel 19-jährigen jungen Erwachsenen. Neben einem erhöhten Leidensdruck abhängiger Spieler (diagnostiziert mit der KFN-CSAS-I) in verschiedenen Bereichen ihres Lebens (Partnerschaft, Familienleben, Sozialkontakte, Freizeitgestaltung, allgemeines Wohlbefinden, Gesundheit, Leistungsfähigkeit, Ausbildung/Arbeit, finanzielle Situation), zeigten sich im BSI deutliche Auffälligkeiten unter abhängigen Computerspielern, auch im Vergleich zu den Exzessivspielern. Bezüglich aller 9 erfassten Lebensbereiche berichteten abhängige Computerspieler von deutlichen Beeinträchtigungen, während sich hier nichtabhängige Exzessivspieler gar nicht oder nur geringfügig von Normalspielern unterschieden. Zusätzlich fanden sich im BSI gegenüber der Gruppe der Viel- und Exzessivspieler, von der insgesamt 14 % eine auffällige psychische Belastung auf mindestens einer der im BSI erhobenen Dimensionen aufwiesen, unter den nach KFN-CSAS-I abhängigen Spielern 49 % mit einer auffälligen psychischen Belastung (Mößle u. Rehbein 2008). Während sich Viel- und Exzessivspieler auf keiner der Unterdimensionen des BSI signifikant von normal spielenden Befragten unterschieden, ergaben sich bei abhängigen Spielern signifikant erhöhte Belastungswerte auf allen Unterdimensionen (Mößle u. Rehbein 2008).

Verschiedene Untersuchungen an ambulanten Patienten spezialisierter Einrichtungen zur Psychotherapie und Beratung bei Internetsucht zeigten, dass Internetsucht, klassifiziert über die Skala zum Online-Suchtverhalten (OSV-S) signifikant mit höheren Belastungen in allen Subskalen der SCL-90R assoziiert war. Akzentuierte psychosoziale Belastungen waren insbesondere hinsichtlich der subskalen Depressivität, Unsicherheit im Sozialkontakt und Zwanghaftigkeit festzustellen, wohingegen Klienten mit lediglich intensiven, nicht jedoch suchtartigen Konsummustern signifikant geringere Belastungswerte aufwiesen (Beutel et al. 2011, Müller et al. 2012b, Wölfling et al. 2011b). Ebenso verdeutlichte eine erste explorative Studie im klinischen Setting einer Kinder- und Jugendpsychiatrie (Ammerschläger et al. 2010), dass minderjährige Klienten, die neben der eigentlichen Hauptdiagnose (insbesondere juvenile Depression, Störungen des Sozialverhaltens, ADHS) komorbid unter Internet- oder Computerspielsucht litten, deutlich erhöhte Werte in den Subskalen Angst/Depressivität, dissoziales Verhalten, körperliche Beschwerden und andere Probleme des Youth Self Reports (YSR; Achenbach 1991) aufwiesen.

Kritisch anzumerken zu beiden Forschungsbereichen ist, dass aufgrund des querschnittlichen Untersuchungsdesigns der bisherigen Studien zu komorbiden Erkrankungen einer Internet- oder Computerspielsucht grundsätzlich offen bleibt, ob diese nur gemeinsam auftreten oder eine Erkrankung die andere bedingt. In einer ersten 2-jährigen Längsschnittstudie mit 2998 Schülerinnen und Schülern aus Singapur konnten Gentile et al. (2011) Depressionen, gemessen mit der »Asian Adolescent Depression Scale« (Woo et al. 2004), Angst, gemessen mit »The Screen for Child Anxiety-Related Emotional Disorders« (SCARED; Birmaher et al. 1997), und soziale Phobien, gemessen mit dem »Social Phobia Inventory« (SPIN; Connor et al. 2000), erstmalig als Folge einer pathologischen Computerspielnutzung nachweisen. Jugendliche, die im Erhebungszeitraum zu pathologischen Computerspielern wurden, hatten auf allen 3 Skalen in Folge höhere Werte; Jugendliche, die im Erhebungszeitraum nicht mehr als pathologische Computerspieler klassifiziert wurden, hatten auf allen 3 Skalen in Folge geringere Werte als jene Jugendlichen, die weiterhin als computerspielabhängig klassifiziert wurden. Die Autoren interpretieren ihre Befunde allerdings trotz dieser einseitigen kausalen Wirkrichtung eher im Sinne einer Wechselwirkung: Depressiv verstimmte Jugendliche wenden sich vermehrt dem Computerspiel zu und werden dadurch wiederum depressiver. Um dies zu überprüfen, wären aber länger angelegte Längsschnittstudien notwendig.

Über alle Studien zusammengenommen bleibt für Internet- oder Computerspielabhängige neben einem hohen Leidensdruck zumindest eine hohe psychische Belastung, beobachtet in psychometrischen Befragungsstudien, festzuhalten, welche sich auch in einer hohen Anzahl komorbider Störungen im klinischen Kontext manifestiert. Eine Aussage über den genauen Wirkzusammenhang ist zum jetzigen Zeitpunkt leider noch nicht möglich.

Unabhängig von ätiopathogenetischen Zusammenhängen haben eine Vielzahl von Studien gezeigt, dass Internet- und Computerspielsucht mit einer hohen Komorbidität einhergeht, was bisweilen als Argument dafür aufgegriffen wurde, dass eine abhängige Mediennutzung einfach als Symptom bekannter psychischer Erkrankungen zu verstehen sei. Dagegen spricht erstens, dass auch stoffgebundene Abhängigkeitserkrankungen mit hohen Komorbiditätsraten einhergehen, sogar bis zu 100 % wie bei der Politoxikomanie (Darke u. Ros 1998, Thomasius 1998), ohne dass dies die Eigenständigkeit der Krankheitsentität Sucht in Frage stellen würde. Zweitens ähnelt der sich in Studien abzeichnende Komorbiditäts-Cluster von

Medienabhängigkeit denen der stoffgebundenen Suchterkrankungen. Bei Medienabhängigen zeigt sich vor allem ein Zusammenhang mit depressiven Erkrankungen, in einem geringeren Maß auch mit Angststörungen, sowie dem Aufmerksamkeitsdefizit-Hyperaktivitätssyndrom und vermutlich auch mit Persönlichkeitsstörungen. Ähnlich wie bei den stoffgebundenen Abhängigkeiten kann hier nicht von einfachen kausalen und chronologischen Zusammenhängen ausgegangen werden. Besonders komplex wird die Zusammenhangsfrage im Hinblick auf die Entstehung von Medienabhängigkeit bei Heranwachsenden und zunächst lediglich subklinisch psychopathologisch Betroffenen. So ist es bei psychopathologisch relevanten Entwicklungsstörungen von Kindern und Jugendlichen häufig nicht eindeutig zu klären, ob die Medienabhängigkeit oder die psychische Erkrankung zuerst da war (Mößle et al. 2007). Außerdem könnten im subklinischen Sinne von psychischen Störungen betroffene Menschen, die bisher vielleicht noch nie einer psychiatrischen Behandlung bedurften, durch eine abhängige Mediennutzung erstmals psychisch dekompensieren und manifest erkranken. Diese naheliegende Vermutung impliziert, dass der Versuch einer kategorialen Einschätzung von Medienabhängigkeit entweder als Symptom oder als Auslöser einer psychischen Erkrankung zu kurz greift.

Insofern liegt es nahe, der Medienabhängigkeit einen eigenständigen Störungscharakter zuzuschreiben. Selbstverständlich ist es aber für die Diagnostik bei Medienabhängigkeit unerlässlich, alle komorbiden Erkrankungen mit zu erfassen und diese individuell im Sinne eines ganzheitlichen Krankheitsverständnisses in einem bedeutungsvollen Zusammenhang zu sehen und zu behandeln (te Wildt 2010). Nicht nur die phänomenologische Ebene sondern auch die Bedeutungsebene zu erfassen, ist gerade auch für die Therapieplanung von besonderer Relevanz. Wenngleich bei schwerwiegenden komorbiden Erkrankungen wie Depressionen und Angststörungen auch eine entsprechende psychopharmakologische Behandlung indiziert sein kann, ist die Behandlung der Medienabhängigkeit eine Domäne der Psychotherapie. Und solange es keine vergleichenden Psychotherapiestudien auf diesem Gebiet gibt, werden die komorbiden Erkrankungen bei der individuellen Auswahl eines geeigneten Psychotherapieverfahrens eine entscheidende Rolle spielen.

3.3.2 Risikokorrelate

Insbesondere in psychometrischen Befragungsstudien werden darüber hinaus neben den beobachteten komorbiden Störungen weitere Risikokorrelate einer Internet- oder Computerspielabhängigkeit betrachtet. So konnten als **mediennutzungsspezifische Risikofaktoren** einer Internet- oder Computerspielsucht in bisherigen Untersuchungen neben hohen Spielzeiten (Choo et al. 2010, Gentile 2009, Gentile et al. 2011, Rehbein et al. 2009b, 2010, Tejeiro et al. 2002, Wölfling et al. 2011a) ein dysfunktionales medienbezogenes Coping (Batthyány et al. 2009, Rehbein et al. 2010, Wölfling et al. 2011a) sowie insbesondere die Nutzung von Online-Rollenspielen (MMORPG; Rehbein et al. 2010, Schmidt et al. 2011, Wölfling et al. 2011a) identifiziert werden. Im **Schulkontext** waren dies schlechtere Schulleistungen (Anderson u. Dill 2000, Batthyány et al. 2009, Choo et al. 2010, Gentile 2009, Gentile et al. 2011, Rehbein et al. 2009b, 2010, Walsh 2000, Wölfling et al. 2011a), ein erhöhter Schulabsentismus – insbesondere um zu spielen – (Choo et al. 2010, Rehbein et al. 2009b, 2010, Wölfling et al. 2011a), das Wiederholen einer Klasse (Rehbein et al. 2009b, 2010) sowie eine selbst berichtete Schulangst (Batthyány et al. 2009, Rehbein et al. 2010, Wölfling et al. 2011a). Als **gesundheitsbezogene Folgen** einer suchtartigen Mediennutzung werden des Weiteren geringe Schlafenszeiten (Choo et al. 2010, Rehbein et al. 2009b, 2010) sowie andere nutzungsbezogene Gesundheitsprobleme, wie z. B. des Bewegungsapparates, berichtet (Choo et al. 2010, Cleary et al. 2002, Gentile 2009, Griffiths 2002, 2005). Im Bereich der **Persönlichkeit** zeichnen sich die suchtartigen Nutzer zudem u. a. durch Aufmerksamkeitsprobleme/Impulsivität (Choo et al. 2010, Gentile 2009, Hahn u. Jerusalem 2001a, Rehbein et al. 2009b, 2010), eine erhöhte Gewaltakzeptanz (Choo et al. 2010, Rehbein et al. 2009b, 2010), mangelnde Fähigkeiten zur Perspektivenübernahme (Rehbein et al. 2010), soziale Unsicherheit/Schüchternheit (Wölfling et al. 2011a) oder allgemein geringere soziale Kompetenzen (Choo et al. 2010) aus. Darüber hinaus berichten computerspielabhängige Jugendliche über das Fehlen regelmäßiger Freizeitengagements und äußern häufiger Suizidgedanken (Rehbein et al. 2009b, 2010).

Um eine Aussage über den genauen Wirkzusammenhang (Ursache, Korrelat, Folge) sowie die Bedeutung der jeweiligen Risikokorrelate treffen zu können, wurden in einigen wenigen Studien die unterschiedlichen Risikokorrelate auch (gemeinsam) als erklärende Faktoren einer Computerspielabhängigkeit überprüft. Rehbein et al. (2010) realisierten dies z. B. in einem logistischen Regressionsmodell, welches aufklären sollte, mit welchen personengebundenen, situativen und computerspielbezogenen Variablen sich die Entstehung einer Computerspielabhängigkeit möglichst gut vorhersagen lässt. Hierbei sollte auch überprüft werden, ob der Nutzung bestimmter Spielgenres noch ein Einfluss auf die Entstehung von Computerspielabhängigkeit zukommt, wenn weitere relevante Einflussgrößen in die Regression aufgenommen werden. Folgende Variablen erwiesen sich dabei als bedeutsame Prädiktoren einer Computerspielabhängigkeit (Rehbein et al. 2010):

— Dysfunktionale Mediennutzung
— Macht- und Kontrollerleben in Computerspielen
— die Nutzung von MMORPG
— Erfolgserlebnisse vor allem in Computerspielen
— Schulangst, Klassenwiederholungen
— geringere Fähigkeit zur Perspektivenübernahme
— Impulsivität mit negativen Handlungskonsequenzen und Gewaltakzeptanz

Darüber hinaus konnten Gentile et al. (2011) in einer der wenigen längsschnittlichen Betrachtungen bestehender Risikokorrelate einer Computerspielabhängigkeit die Entwicklung einer Depression, Angst, soziale Phobien und geringere Schulleistungen als Folgen pathologischer Computerspielnutzung identifizieren, wohingegen eine hohe wöchentliche Nutzungszeit, eine geringe soziale Kompetenz, eine geringe Empathie sowie erhöhte Impulsivitätswerte in dieser Studie als Prädiktoren einer Computerspielabhängigkeit ausgemacht wurden. Mößle (2012) auf der anderen Seite konnte in

seiner Längsschnittstudie mit Berliner Grundschülern für Verhaltensprobleme mit Gleichaltrigen und Hyperaktivität eine wechselseitige Beeinflussung mit einem problematischen Computerspielverhalten beobachten. Eine depressive Verstimmung kristallisierte sich in dieser Studie aber klar als Folge sowie ein geringes Selbstkonzept eigener Fähigkeiten eindeutig als Ursache eines problematischen Computerspielverhaltens. Zur genaueren Aufschlüsselung dieses Wirkzusammenhangs sind allerdings noch weitere Längsschnittuntersuchungen dringend geboten. Insgesamt spricht die internationale Forschungslage auch bei der Betrachtung von Komorbiditäten und Risikokorrelaten für ein eindeutiges Abhängigkeitsphänomen bei der Internet- und Computerspielsucht.

Literatur

Aboujaoude E, Koran LM, Gamel N et al. (2006) Potential markers for problematic Internet use: a telephone survey of 2,513 adults. CNS Spectrums 11: 750–755

Achenbach TM (1991) Manual for the Youth Self-Report and 1991 profile. University of Vermont, Department of Psychiatry, Burlington, VT

Ammerschläger M, Müller KW, Wölfling K (2010) Prevalence rate and comorbidity of computer addiction of children in a German psychiatry. European Psychiatry 25: 53

Anderson CA, Dill KE (2000) Video games and aggressive thoughts, feelings, and behavior in the laboratory and in life. J Personal Soc Psychol 78: 772–790

APA (2013) American Psychiatric Association. Diagnostic and Statistical Manual of Mental Disorders, 5th edn. DSM-5. American Psychiatric Association, Arlington, VA

Baier D, Rehbein F (2009) Computerspielabhängigkeit im Jugendalter. In: Tuly CJ (Hrsg) Multilokalität und Vernetzung: Beiträge zur technikbasierten Gestaltung jugendlicher Sozialräume. Juventa Verlag, Weinheim, München, p 139–155

Bakken IJ, Wenzel HG, Gotestam KG et al. (2009) Internet addiction among Norwegian adults: A stratified probability sample study. Scand J Psychol 50: 121–127

Batthyány D, Müller KW, Benker F et al. (2009) Computerspielverhalten: Klinische Merkmale von Abhängigkeit und Missbrauch bei Jugendlichen. Wiener Klin Wochenschr 121: 502–509

Beard KW, Wolf EM (2001) Modification in the proposed diagnostic criteria for Internet addiction. Cyberpsychol Behav 4: 377–383

Beutel ME, Hoch C, Wölfling K et al. (2011) Klinische Merkmale der Computerspiel- und Internetsucht am Beispiel

3

der Inanspruchnehmer einer Spielsuchtambulanz. Z Psychosom Med Psychother 57: 77–90

Birmaher B, Khetarpal S, Brent D et al. (1997) The Screen for Child Anxiety Related Emotional Disorders (SCARED): scale construction and psychometric characteristics. J Am Acad Child Adolescent Psychiatry 36: 545–553

Black DW, Moyer T (1998) Clinical features and psychiatric comorbidity of subjects with pathological gambling behavior. Psychiatric Service 49: 1434–1439

Campbell AJ, Cumming SR, Hughes I (2006) Internet use by the socially fearful: addiction or therapy? Cyberpsychol Behav 9: 69–81

Chan PA, Rabinowitz T (2006) A cross-sectional analysis of video games and attention deficit hyperactivity disorder symptoms in adolescents. Ann General Psychiatry 5: 16

Choo H, Gentile DA, Sim T et al. (2010) Pathological video-gaming among Singaporean youth. Ann Acad Med Singapore 39: 822–829

Cleary AG, Mckendrick H, Sills JA (2002) Hand-arm vibration syndrome may be associated with prolonged use of vibrating computer games. BMJ 324: 301

Connor KM, Davidson JRT, Churchill LE et al. (2000) Psychometric properties of the Social Phobia Inventory (SPIN): New self-rating scale. Br J Psychiatry 176: 379–386

Darke S, Ross J (1998) Polydrug dependence and psychiatric comorbidity among heroin injectors. Drug Alcohol Dependence 48: 135–141

Derogatis LR (1977) SCL-90-R, administration, scoring & procedures manual-I fpr the revised Version. John Hopkins University School of Medicine

Dilling H, Mombour W, Schmidt MH et al. (2006) Internationale Klassifikation psychischer Störungen ICD-10 Kapitel V(F). Diagnostische Kriterien für Forschung und Praxis. Huber, Bern

Driessen M (1999) Psychiatrische Komorbidität bei Alkoholismus und Verlauf der Abhängigkeit. Steinkopf, Darmstadt

Festl R, Scharkow M, Quandt T (2013) Problematic computer game use among adolescents, younger and older adults. Addiction 108: 592–599

Franke GH (2000) Brief Symptom Inventory von L. R. Derogatis (Kurzform der SCL-90-R) – Deutsche Version. Beltz, Göttingen

Franke GH (2002) Symptom-Checkliste von L. R. Derogatis – Deutsche Version. Beltz, Göttingen

Gentile DA (2009) Pathological video-game use among youth ages 8 to 18: a national study. Psychol Sci 20: 594–602

Gentile DA, Choo H, Liau A et al. (2011) Pathological video game use among youths: a two-year longitudinal study. Pediatrics, doi:10.1542/peds.2010–1353

Greenfield DN (1999) Psychological characteristics of compulsive Internet use: a preliminary analysis. Cyberpsychol Behav 2: 403–412

Greenfield DN (2000) Virtual addiction. New Harbinger, Oakland

Griffiths MD (2002) Playing video games seems to have few serious acute adverse effects on health. BMJ 324: 1159

Griffiths MD (2005) Video games and health. BMJ 331: 122–123

Grüsser SM, Thalemann R, Albrecht U et al. (2005) Exzessive Computernutzung im Kindesalter – Ergebnisse einer psychometrischen Erhebung. Wiener Klin Wochenschr 117: 188–195

Ha JH, Yoo HJ, Cho IH et al. (2006) Psychiatric comorbidity assessed in Korean children and adolescents who screen positive for Internet addiction. J Clin Psychiatry 67: 821–826

Hahn A, Jerusalem M (2001a) Internetsucht: Jugendliche gefangen im Netz. In: Raithel J (Hrsg) Risikoverhaltensweisen Jugendlicher: Formen, Erklärungen und Prävention. Leske & Budrich, Opladen, p 279–294

Hahn A, Jerusalem M (2001b) Internetsucht: Reliabilität und Validität in der Online-Forschung. In: Theobald A, Dreyer M, Starsetzki T (Hrsg) Handbuch zur Online-Marktforschung. Beiträge aus Wissenschaft und Praxis. Gabler, Wiesbaden, p 211–234

Hahn A, Jerusalem M (2001c) Internetsucht: Validierung eines Instruments und explorative Hinweise auf personale Bedingungen. In: Theobald A, Dreyer M, Starsetzki T (Hrsg) Handbuch zur Online-Marktforschung. Beiträge aus Wissenschaft und Praxis. Gabler, Wiesbaden, p 213–233

Hahn A, Jerusalem M (2010) Die Internetsuchtskala (ISS): Psychometrische Eigenschaften und Validität. In: Mücken D, Teske A, Rehbein F, te Wildt B (Hrsg) Prävention, Diagnostik und Therapie von Computerspielabhängigkeit. Pabst, Lengerich, p 185–204

Hauge MR, Gentile DA (2003) Video game addiction among adolescents: associations with academic performance and aggression. Society for Research in Child Development Conference, April 2003, Tampa, FL

Ko C-H, Yen J-Y, Chen C-C et al. (2005a) Proposed diagnostic criteria of Internet addiction for adolescents. J Nerv Ment Disease 193(11): 728–733

Ko CH, Yen JY, Yen CF (2005b) Screening for Internet addiction: an empirical study on cut-off points for the Chen Internet Addiction Scale. Kaohsiung J Med Sci 21: 545–551

Ko C-H, Yen J-Y, Chen C-S et al. (2008) Psychiatric comorbidity of Internet addiction in college students: an interview study. CNS Spectrum 13: 147–153

Ko CH, Yen JY, Chen SH et al. (2009) Proposed diagnostic criteria and the screening and diagnosing tool of Internet addiction in college students. Compr Psychiatry 50: 378–384

Koch A, Dickenhorst U, Müller KW et al. (2011) Erhebung zur Problematik exzessiver Medien-Nutzung bei Patienten in der stationären Sucht-Rehabilitation. Abschlussbericht an das Bundesministerium für Gesundheit

Kratzer S, Hegerl U (2008) Ist »Internetsucht« eine eigenständige Erkrankung? Psychiat Praxis 35(02): 80–83. doi:10.1055/s-2007-970888

Lemmens JS, Valkenburg PM, Peter J (2009) Development and validation of a game addiction scale for adolescents. Media Psychology 12: 77–95

Lin SS, Tsai CC (2002) Sensation seeking and Internet dependence of Taiwanese high school adolescents. Comput Hum Behav 18: 411–426

Meerkerk G-J, Van Den Eijnden RJJM, Vermulst AA et al. (2009) The Compulsive Internet Use Scale (CIUS): some psychometric properties. Cyberpsychol Behav 12: 1–6

Meyer C, Rumpf H-J, Kreuzer A et al. (2011) Pathologisches Glücksspielen und Epidemiologie (PAGE): Entstehung, Komorbidität, Remission und Behandlung. Endbericht an das Hessische Ministerium des Innern und für Sport. Universitäten Greifswald und Lübeck, Greifswald/Lübeck

Mößle T (2012) dick, dumm, abhängig, gewalttätig? Problematische Mediennutzungsmuster und ihre Folgen im Kindesalter. Ergebnisse des Berliner Längsschnitt Medien. Nomos, Baden Baden

Mößle T, Rehbein F (2008) Zur psychosozialen Belastung von Glücksspielern und Computerspielabhängigen. Kongress der Deutschen Gesellschaft für Psychiatrie, Psychotherapie und Neurologie, Berlin

Mößle T, Kleimann M, Rehbein F (2007) Bildschirmmedien im Alltag von Kindern und Jugendlichen: Problematische Mediennutzungsmuster und ihr Zusammenhang mit Schulleistungen und Aggressivität. Nomos, Baden-Baden

Müller KW, Wölfling K (2010) Pathologische Computerspiel- und Internetnutzung. Der Forschungsstand zu Phänomenologie, Epidemiologie, Diagnostik und Komorbidität. Suchtmed 1: 45–55

Müller KW, Ammerschläger M, Freisleder FJ et al. (2012a) Suchtartige Internetnutzung als komorbide Störung im jugendpsychiatrischen Setting: Prävalenz und psychopathologische Symptombelastung. Z Kinder Jugendpsych Psychother 40: 331–339

Müller KW, Koch A, Beutel ME et al. (2012b) Komorbide Internetsucht unter Patienten der stationären Suchtrehabilitation: Eine explorative Erhebung zur klinischen Prävalenz. Psychiat Praxis 39: 286–292

Müller KW, Beutel ME, Wölfling K (2014a) A contribution to the clinical characterization of Internet Addiction in a sample of treatment seekers: Validity of assessment, severity of psychopathology and type of co-morbidity. Comprehensive Psychiatry 55: 770–777

Müller KW, Glaesmer H, Brähler E et al. (2014b) Internet addiction in the general population. Results from a German population-based survey. Behav Inform Technology 33(7): 757–766. doi:10.1080/0144929X.2013.810778

Petersen KU, Weymann N, Schelb Y et al. (2009) Pathologischer Internetgebrauch – Epidemiologie, Diagnostik, komorbide Störungen und Behandlungsansätze. Fortschr Neurol Psychiatr 77: 263–271

Petersen KU, Thomasius R (2010a) Beratungs- und Behandlungsangebote zum pathologischen Internetgebrauch in Deutschland. Pabst, Lengerich

Petersen KU, Thomasius R (2010b) Beratungs- und Behandlungsangebote zum pathologischen Internetgebrauch in Deutschland. Endbericht an das Bundesministerium für Gesundheit (BMG). Deutsches Zentrum für Suchtfragen des Kindes- und Jugendalters (DZSKJ)

Petry J (2009) Dysfunktionaler und pathologischer PC- und Internetgebrauch. Hogrefe, Göttingen

Rehbein F, Borchers M (2009) Süchtig nach virtuellen Welten? Exzessives Computerspielen und Computerspielabhängigkeit in der Jugend. Kinderärztl Praxis 80: 42–49

Rehbein F, Kleimann M, Mößle T (2009a) Computerspielabhängigkeit im Kindes- und Jugendalter. Empirische Befunde zu Ursachen, Diagnostik und Komorbiditäten unter besonderer Berücksichtigung spielimmanenter Abhängigkeitsmerkmale. Kriminologisches Forschungsinstitut Niedersachsen, Hannover

Rehbein F, Kleimann M, Mößle T (2009b) Exzessives Computerspielen und Computerspielabhängigkeit im Jugendalter – Ergebnisse einer deutschlandweiten Repräsentativbefragung. In: Die Psychiatrie. Kriminologisches Forschungsinstitut Niedersachsen, Hannover, p 140–146

Rehbein F, Kleimann M, Mößle T (2010) Prevalence and risk factors of video game dependency in adolescence: results of a German nationwide survey. Cyberpsychol Behav Soc Netw 13: 269–277

Rehbein F, Mößle T, Jukschat N et al. (2011) Zur psychosozialen Belastung exzessiver und abhängiger Computerspieler im Jugend- und Erwachsenenalter. Suchttherapie 12: 64–71

Rehbein F, Mößle T, Arnaud N, Rumpf H-J (2013) Computerspiel- und Internetsucht: Der aktuelle Forschungsstand. Nervenarzt 84(5): 569–575

Rumpf H-J, Vermulst A, Bischof A et al. (2014) Occurence of Internet addiction in a German general population sample: A latent class analysis. Eur Add Res 20: 159–166

Saß H, Wittchen H-U, Zaudig M et al. (2003) Diagnostisches und statistisches Manual psychischer Störungen – Textrevision – DSM-IV-TR. Hogrefe, Göttingen

Schmidt J-H, Drosselmeier M, Rohde W et al. (2011) Problematische Nutzung und Abhängigkeit von Computerspielen. In: Fritz J, Lampert C, Schmidt J-H, Witting T (Hrsg) Kompetenzen und exzessive Nutzung bei Computerspielern: Gefordert, gefördert, gefährdet. Vistas, Berlin, p 201–251

Shaffer HJ, Hall MN, Vander-Bilt J (2000) "Computer addiction": a critical consideration. Am J Orthopsychiat 70: 162–168

Shapira NA, Goldsmith TD, Keck PE et al. (2000) Psychiatric features of individuals with problematic Internet use. J Affect Disorders 57: 267–272

Te Wildt BT (2010) Medialität und Verbundenheit. Zur psychopathologischen Phänomenologie und Nosologie von Internetabhängigkeit. Pabst, Lengerich

Te Wildt BT, Rehbein F (2010) Diagnostik von Internet- und Computerspielabhängigkeit. In: Mücken D, Teske A,

Rehbein F, te Wildt B (Hrsg) Prävention, Diagnostik und Therapie von Computerspielabhängigkeit. Pabst, Lengerich, p 142–153

Te Wildt BT, Putzig I, Zedler M et al. (2007) Internetabhängigkeit als ein Symptom depressiver Störungen. Psychiat Praxis 34 (Suppl 3): S318–S322

Te Wildt BT, Putzig I, Drews M et al. (2010) Pathological Internet use and psychiatric disorders: a cross-sectional study on psychiatric phenomenology and clinical relevance of Internet dependency. Eur J Psychiatry 24: 136–145

Tejeiro Salguero RA, Bersabe Morán RM (2002) Measuring problem video game playing in adolescents. Addiction 97: 1601–1606

Thalemann R, Grüsser SM (2005) Psychophysiological characterization of excessive PC game playing. In: 35th Annual Meeting of the Society for Neurosciences. Society for Neuroscience, Washington

Thalemann R, Albrecht U, Thalemann CN et al. (2004) Fragebogen zum Computerspielverhalten bei Kindern (CSVK). Entwicklung und psychometrische Kennwerte. Psychomed 16: 226–233

Thomasius R (1998) Persönlichkeitsstörungen bei Konsumenten illegaler Drogen. Komorbidität, Entwicklungspfade und Auswirkungen auf die Behandlung. Persönlichkeitsstörungen – Theorie und Therapie 3: 142–150

Thomasius R, Aden A, Petersen KU (2012) Jugendpsychiatrische Aspekte der Medien- und Computersucht. In: Möller C (Hrsg) Internet- und Computersucht: Ein Praxishandbuch für Therapeuten, Pädagogen und Eltern. Kohlhammer, Stuttgart, p 99–114

Tsitsika A, Critselis E, Janikian M et al. (2011) Association between Internet gambling and problematic Internet use among adolescents. J Gambling Studies 27: 389–400

Walsh D (2000) Interactive media violence and children – Testimony submitted to the Committee on Commerce, Science and Transportation. Minnesota Medicine 83: 42–46

Wölfling K, Thalemann R, Grüsser SM (2008) Computerspielsucht: Ein psychopathologischer Symptomkomplex im Jugendalter. Psychiat Praxis 35: 226–232

Wölfling K, Müller KW, Beutel ME (2010) Die Skala zum Onlinesuchtverhalten bei Erwachsenen (OSVe-S). In: Mücken D, Teske A, Rehbein F, te Wildt B (Hrsg) Prävention, Diagnostik und Therapie von Computerspielabhängigkeit. Pabst, Lengerich, p 212–215

Wölfling K, Müller KW, Beutel ME (2011a) Reliabilität und Validität der Skala zum Computerspielverhalten (CSV-S). Psychother Psychosom Med Psychol 61: 216–224

Wölfling K, Müller KW, Giralt S et al. (2011b) Emotionale Befindlichkeit und dysfunktionale Stressverarbeitung bei Personen mit Internetsucht. Sucht 57: 27–37

Wölfling K, Müller KW, Bengesser I et al. (2012) Construction of a standardized clinical interview to assess Internet addiction: First findings regarding the usefulness of AICA-C. J Addiction Res Ther S6: 003

Woo BSC, Chang WC, Fung DSS et al. (2004) Development and validation of a depression scale for Asian adolescents. J Adolescence 27: 677–689

Yang C-K (2001) Sociopsychiatric characteristics of adolescents who use computers to excess. Acta Psychiat Scand 104: 217–222

Yang C-K, Choe B-M, Baity M et al. (2005) SCL-90-R and 16PF profiles of senior high school students with excessive Internet use. Can J Psychiatry 50: 407–414

Yen JY, Ko CH, Yen CF et al. (2008) Psychiatric symptoms in adolescents with Internet addiction: Comparison with substance use. Psychiat Clin Neurosci 628.: 9–16

Yoo HJ, Cho SC, Ha J et al. (2004) Attention deficit hyperactivity symptoms and Internet addiction. Psychiat Clin Neurosci 58: 487–494

Young KS (1998) Internet Addiction: The emergence of a new clinical disorder. Cyberpsychol Behav 1: 237–244

Young KS, Pistner M, O'mara J et al. (1999) Cyber disorders: the mental health concern for the new millennium. Cyberpsychol Behav 2: 475–479

Pathologisches Kaufen

A. Müller, J. Böning, M. de Zwaan

Fallbeispiel

Die 47-jährige Frau M. berichtet trotz geregelten Einkommens über Schulden aufgrund ihres entgleisten Kaufverhaltens sowie über eine Anzeige wegen Betrugs, weil sie ausstehende Rechnungen nicht bezahle bzw. Waren auf falschen Namen bestellt habe. Sie würde nahezu täglich unnötige Dinge einkaufen, z. B. Kleidung, Schmuck, Kosmetikartikel und Haushaltswaren. Die Patientin beschreibt ein unstillbares Verlangen nach Kaufen und eine starke gedankliche Beschäftigung mit Konsumgütern, beides gehe mit starker innerer Unruhe einher. Auslagen in Geschäften oder Werbeprospekte würden bei ihr einen enormen Besitzwunsch provozieren. Zudem würden negative Befindlichkeiten wie Deprimiertheit oder Ärger, manchmal Langeweile, sowie familiäre oder berufliche Probleme Kaufattacken auslösen. Dann habe sie das Gefühl, sich etwas Gutes tun zu müssen oder sich einfach ablenken und entspannen zu wollen. Gedanken an ihr überzogenes Konto, zu erwartende Kritik von Seiten ihres Partners und andere Folgeprobleme blende sie dabei vollständig aus. Außerdem sei Frau M. sehr perfektionistisch. Es müsse immer alles zusammenpassen, sodass sie am Ende meistens wesentlich mehr einkaufe als geplant, weil sie Dinge gern komplettiere. Während des Auswählens und Anprobierens empfinde sie ein Hochgefühl und Vorfreude. Wenn es um Kleidung gehe, müsse sie sehr genau die Stoffe betrachten und spüren, wie sie sich anfühlen. Außerdem genieße sie es sehr, mit den Verkäuferinnen zu fachsimpeln. Diese würden ihr Komplimente machen und sie für ihren guten Geschmack loben. Nach dem Kauf verliere sie schon sehr bald das Interesse an den Dingen. Die meisten Artikel habe sie nie benutzt, habe noch nicht mal die Preisschilder entfernt und die Sachen würden irgendwo unbeachtet in ihrer Wohnung lagern. Da in ihren Schränken längst nicht mehr genügend Platz sei, habe sie Vieles im Keller verstaut und längst vergessen. Sie sei verzweifelt und frage sich, warum sie ihrem grenzenlosen Kaufdrang, den sie im Nachhinein jedes Mal als völlig sinnlos empfinde und für den sie sich schäme, nicht widerstehen könne.

4.1 Phänomenologie

Beim pathologischen Kaufen handelt es sich um ein lang bekanntes Phänomen, das bereits von Kraepelin (1909) folgendermaßen beschrieben wurde:

» …krankhafte Kauflust (Oniomanie), die den Kranken veranlasst, sobald sich ihm dazu Gelegenheit bietet, ohne jedes wirkliche Bedürfnis in großen Mengen einzukaufen, Hunderte von Halsbinden oder Handschuhen, Dutzende von Anzügen, Hüten, Überröcken, Schmucksachen, Spazierstöcken, Uhren. In einzelnen Fällen verbindet sich damit der Trieb, allen möglichen Personen Geschenke zu machen. (Kraepelin 1909) «

Wenngleich pathologisches Kaufverhalten sehr unterschiedliche Formen annehmen kann (Thornhill et al. 2012, Yi 2013), besteht das Kernsymptom doch immer in einem vom Bedarf gelöstem Warenkonsum (Christenson et al. 1994, McElroy et al. 1994, O'Guinn u. Faber 1989, Schlosser et al. 1994). Alles, was gekauft werden kann, kann auch sinnlos und exzessiv erworben werden: Kleidung, Schuhe, Handtaschen, Bücher, Computer, Kosmetik, Lebensmittel usw. Manche Menschen mit pathologischem Kaufen betreiben dies eher anonym und zu jeder Tages- und Nachtzeit via Internet, Katalog oder TV-Shopping. Andere wiederum neigen ausschließlich in speziellen, oft exklusiven Geschäften, wo sie die Verkäufer gut kennen und die Gespräche mit ihnen genießen, zu Kaufattacken. Berichtet wird sowohl über mehrmalige tägliche Kaufattacken als auch über eher seltene Kaufexzesse, bei denen dann jedoch extrem hohe Stückzahlen konsumiert werden. Mitunter kaufen die Betroffenen nicht für sich selbst ein, sondern machen Anderen unangemessene Geschenke. Die Einkäufe werden lange Zeit verharmlost, gerechtfertigt oder verheimlicht.

Kaufsüchtige leiden unter ihren Schuldgefühlen und schämen sich, weil sie nicht mit Geld umgehen können. Nahezu immer treten finanzielle Probleme auf, die mit Lügen und Betrügereien (z. B. Bestellung auf falschen Namen, Diebstahl von Geld) einhergehen, um den immensen Kaufdrang trotz Verschuldung befriedigen zu können. Das unangemessene Kaufverhalten schafft erheblichen Leilensdruck bei den Angehörigen und Betroffenen, es entstehen psychische Probleme oder bereits bestehende Probleme verstärken sich (Christenson et al. 1994, McElroy et al. 1994, O'Guinn u. Faber 1989, Schlosser et al. 1994). Ebenso kommt es zu erheblichen familiären Konflikten, manchmal zum Verlust des Arbeitsplatzes oder zu Straffälligkeit. Trotz Einsicht in die Sinnlosigkeit des Verhaltens und trotz der oft schwerwiegenden negativen Konsequenzen können die Betroffenen ihre Kaufexzesse nicht stoppen. Angesichts der Schwere und des chronischen Verlaufs klinisch manifesten pathologischen Kaufverhaltens muss dieses von vorübergehenden impulsiven oder kompensatorischen Kaufepisoden unterschieden werden, die wenige süchtige Aspekte aufweisen und mit einer wesentlich geringeren Psychopathologie assoziiert sind (DeSarbo u. Edwards 1996, O'Guinn u. Faber 1989, Thornhill et al. 2012, Yi 2013).

Wichtiges diagnostisches Kriterium beim pathologischen Kaufen ist das Fehlen einer Zweckgebundenheit (Christenson et al. 1994, McElroy et al. 1994, O'Guinn u. Faber 1989), d. h. dass die Betroffenen ihr Interesse an den Waren relativ schnell nach dem Kauf verlieren und dass sie die Waren entweder gar nicht oder nicht angemessen oft benutzen. Viele Betroffene horten die gekauften Güter zwanghaft (Frost u. Müller 2014, Frost et al. 2009, Müller et al. 2007). Obwohl momentane Besitzwünsche vor und während des Kaufaktes auftreten, sind diese jedoch nicht primär Ziel führend. Es geht also weniger um den Besitz und die Nutzung der Ware, als vielmehr um das angestrebte, flow-artige Gefühl während des Bestellens, Auswählens oder Einkaufens. Somit erfolgt das Kaufen nicht bedarfsgerecht und dient auch nicht der Bereicherung, sondern in erster Linie der Emotionsregulation (Kellett u. Bolton 2009, Müller et al. 2012). Pathologisches Kaufen ist weiterhin zu differenzieren von Kaufexzessen im Rahmen manischer oder hypomanischer Phasen (McElroy et al. 1994) und von rein kriminellen Handlungen mit dem eindeutigen Motiv der Bereicherung. Letzteres fällt nicht immer leicht, zumal pathologisches Kaufen im Verlauf oft in Beschaffungsdelinquenz und Haftstrafen mündet. Die Diagnose »pathologisches Kaufen« sollte deswegen immer anhand eines klinisch-diagnostischen Gesprächs gestellt werden, in dessen Verlauf

das Kaufverhalten und die Kaufmotive detailliert exploriert werden (Black 2011).

4.2   Diagnostik

Mittlerweile wurden verschiedene Fragebögen zur Erfassung der Kaufsuchtgefährdung publiziert, die sich gut für ein erstes Screening eignen (Black 2011). Hier sind v. a. das 16 Fragen umfassende »Screeninginstrument zur Erfassung von kompensatorischem und kaufsüchtigem Verhalten« (SKSK; Raab et al. 2005) und die deutsche Version (Müller et al. 2010b) der »Compulsive Buying Scale« mit 7 Fragen (Faber u. O'Guinn 1992) zu nennen. Beide Fragebögen erfassen emotionale und finanzielle Aspekte von pathologischem Kaufen. Der Schweregrad und die Belastung durch Kaufhandlungen und Gedanken ans Kaufen sowie deren Interferenz mit sozialen und beruflichen Aufgaben kann anhand der »Yale Brown Obsessive Compulsive Scale – Shopping Version« (Monahan et al. 1996) erhoben werden.

4.3   Epidemiologie

Basierend auf repräsentativen Fragebogenerhebungen mit dem SKSK oder der CBS wird davon ausgegangen, dass ca. 5–8 % der erwachsenen Bevölkerung kaufsuchtgefährdet sind (Koran et al. 2006, Müller et al. 2010b, Neuner et al. 2005, Raab et al. 2010). Interviewbasierte Daten liegen bislang nicht vor, weswegen keine Aussage zur wahren Prävalenz pathologischen Kaufens getroffen werden kann. Sowohl die US-Befragung von 2513 Erwachsenen (Koran et al. 2006) als auch die deutschen Studien mit 2350 (Müller et al. 2010b) bzw. mehr als 1000 Teilnehmern (Neuner et al. 2005, Raab et al. 2010) zeigen jedoch, dass Kaufsuchtgefährdung negativ mit dem Alter korreliert, d. h. jüngere Menschen scheinen prinzipiell stärker von diesem Verhaltensexzess betroffen zu sein. Bezogen auf die Vermutung, Kaufsucht sei ein typisch weibliches Problem, sind die Ergebnisse widersprüchlich. Der Frauenanteil in Therapiestudien ist sehr hoch und bewegt sich zwischen 80 und 100 % (Black et al. 2000, Grant et al. 2012, Koran et al. 2007, 2003, Müller et al. 2008a, 2013a, Ninan et al. 2000). In Hinsicht auf Bevölkerungsdaten fanden Koran et al. (2006) und Müller et al. (2010b) keinen Geschlechtereffekt, während Neuner et al. (2005) und Raab et al. (2010) im Rahmen ihrer Befragungen von 1991, 2001 und 2009 über eine signifikant höhere Betroffenheit bei Frauen berichteten.

Die Daten der letztgenannten Repräsentativbefragungen verdeutlichen noch einen weiteren wichtigen Aspekt. So konnten bei der ersten Befragung 1991 nur 1 % der Erwachsenen in den neuen Bundesländern, hingegen jedoch 5 % der Erwachsenen in den alten Bundesländern als kaufsuchtgefährdet klassifiziert werden (Neuner et al. 2005). Bereits 10 Jahre später wurde nicht nur ein Zuwachs sondern auch eine starke Angleichung zwischen Ost- und Westdeutschland festgestellt (neue/alte Bundesländer: 6 %/8 %; Neuner et al. 2005). Dieser Trend scheint sich fortzusetzen und veranschaulicht jenseits von individuellen psychologischen Faktoren den Einfluss von Umweltfaktoren bei der Entstehung und Verbreitung pathologischen Kaufens, insbesondere von westlichen Konsummöglichkeiten, Bezahlmodi und Marketingstimuli (Neuner et al. 2005, Raab et al. 2010).

4.4   Komorbidität

Untersuchungen von Therapie aufsuchenden Personen mit pathologischem Kaufen haben gezeigt, dass diese Patienten sehr oft an weiteren psychischen Störungen erkrankt sind (de Zwaan 2011). Es wurde wiederholt eine hohe Komorbidität mit depressiven und Angststörungen (Christenson et al. 1994, Müller et al. 2010a, 2009) nachgewiesen. Ebenso berichten viele Personen mit pathologischem Kaufen über Essstörungen, v. a. eine Binge-Eating-Störung (Christenson et al. 1994, Müller et al. 2009), und über Substanzabhängigkeiten (Black et al. 1998, Christenson et al. 1994).

Bedeutsam ist zudem die Komorbidität mit zwanghaftem Horten (Frost u. Müller 2014). In Therapie aufsuchenden Stichproben scheinen ca. zwei Drittel der Patienten davon betroffen zu sein (Frost u. Müller 2014, Frost et al. 2009, Müller et al. 2007). Das bedeutet, dass diese Subgruppe von Patienten die erworbenen Dinge zwanghaft an-

häuft und sich nicht mehr von den Waren trennen kann, was oft mit großer Unordnung einhergeht. An dieser Stelle ist erwähnenswert, dass »Hoarding Disorder« als eigenständige Diagnose in das Kapitel »Obsessive Compulsive and Related Disorders« ins DSM-5 aufgenommen wurde (APA 2013). Zudem wurde für dieses Störungsbild ein sog. Specifier ergänzt, der zwischen zwanghaftem Horten mit und ohne »Excessive Acquisition« differenziert. Letzteres inkludiert v. a. exzessives Kaufverhalten (im DSM-5: »Excessive Buying«), aber auch die Mitnahme und das Sammeln weggeworfener, objektiv wertloser Dinge (z. B. Faltblätter).

4.5   Neurobiologie

Ausgehend von Überlegungen zum pathologischen Glücksspielen und einem nosologieübergreifenden exzessiven Belohnungs- und Lernverhalten bei Handlungsabläufen wird auch beim pathologischen Kaufen u. a. eine Dysbalance im serotonergen, dopaminergen und Opiatsystem diskutiert (Brewer u. Potenza 2008, Kim 1998), wobei festzuhalten ist, dass es an wissenschaftlichen Befunden mangelt. Devor et al. (1999) veröffentlichten die bisher einzige genetische Studie mit 21 Kaufsüchtigen und 37 Kontrollprobanden, bei der kein signifikanter Gruppenunterschied bezogen auf genetische Variationen des Serotonin-Transporter-Gens 5-HTT gefunden wurde.

Nach einer Studie von Black et al. (2012) zeigen Personen mit pathologischem Kaufverhalten keine signifikant schlechtere Performanz in neuropsychologischen Tests als nichtkaufsüchtige Personen. Für die Untersuchung hatten 29 kaufsüchtige Patienten eine umfangreiche Testbatterie bearbeitet, die u. a. den Stroop-Test, den Trailmaking-Test und die Iowa Gambling Task einschlossen. Die Ergebnisse waren mit denen von 32 nichtkaufsüchtigen Personen verglichen worden.

Die Ergebnisse von 2 aktuellen neuropsychologischen Studien lassen jedoch durchaus einen Zusammenhang zwischen pathologischem Kaufen und dysfunktionalem Entscheidungsverhalten vermuten. In beiden Untersuchungen ergab sich eine Neigung zu impulsiven, längerfristig nachteiligen

Entscheidungen in Glückspielaufgaben (Derbyshire et al. 2014; Voth et al. 2014).

Lawrence et al. (2014) untersuchten Kaufsuchttendenzen in einer nichtklinischen Stichprobe von 22 Frauen mittels EEG. Die Probandinnen sollten die Stärke ihres Kaufverlangens (Craving) bezogen auf Bilder von individuell bevorzugten und nicht bevorzugten Waren, die während einer Computeraufgabe dargeboten wurden, einschätzen. EEG-Kohärenzanalysen ergaben eine linksseitige Aktivierungssymmetrie für präferierte Items und eine Rechtslateralisierung für nicht bevorzugte Waren. Die EEG-Daten wurden zudem in Beziehung gesetzt zu verschiedenen Fragebogenergebnissen. Die Autoren schlussfolgern, dass hohe Kaufsuchtwerte mit höherer Belohnungs-, nicht jedoch Bestrafungssensitivität korrespondieren, was als Hinweis für den Suchtcharakter pathologischen Kaufens gewertet werden könnte.

Die bislang einzige Bildgebungsstudie zu Kaufsucht wurde von Raab et al. (2011) veröffentlicht. Hier wurden 23 kaufsüchtige Patientinnen und 26 gesunde Frauen während einer simulierten Kaufentscheidung mittels fMRT (funktionelle Magnetresonanztomografie) untersucht. Während der Produktpräsentation zeigten kaufsüchtige Frauen eine höhere Aktivierung im Nucleus accumbens als die nichtkaufsüchtigen Kontrollpersonen, wenn sie Waren sahen, die sie gern erwerben wollten, was von den Autoren als stärkeres »Wanting« bei den kaufsüchtigen Frauen interpretiert wurde. Kaufsüchtige Probandinnen zeigten zudem eine geringere Aktivierung in der Insularegion, wenn die Preise für die Waren gezeigt wurden, die sie später konsumieren wollten, verglichen mit den Waren, die sie nicht kaufen wollten. Dieses Resultat beurteilten die Autoren als einen Hinweis auf ein geringeres Verlustempfinden für Geld bei den kaufsüchtigen Teilnehmerinnen.

4.6 Psychologische Faktoren

Psychologische Erklärungsmodelle stützen sich vorrangig auf Studien mit Selbsterhebungsinstrumenten und klinischen Interviews. Untersuchungen in verschiedenen nichtklinischen Gelegenheitsstichproben (z. B. Studenten, Konsumenten)

haben übereinstimmend gezeigt, dass pathologisches Kaufen mit materieller Werteorientierung, Defiziten in der Selbstregulation und erhöhter Belohnungssensitivität assoziiert ist (Black 2007, DeSarbo u. Edwards 1996, Kellett u. Bolton 2009, Müller et al. 2013b). Offensichtlich spielen daneben auch Selbstwertprobleme, zwanghafte Persönlichkeitszüge und irrationale Einstellungen bezüglich des eigenen Warenkonsums eine wichtige Rolle (Kellett u. Bolton 2009). Untersuchungen von kaufsüchtigen Patientinnen und Patienten unterstreichen darüber hinaus den engen Zusammenhang zwischen pathologischem Kaufen und Depression (Müller et al. 2010a, b, 2014].

4.7 Kosten

Die durch pathologisches Kaufen verursachten Kosten sind schwer einschätzbar und bislang wurden keine Studien zu dieser Fragestellung durchgeführt. Zu berücksichtigen ist der chronische Verlauf von Kaufsucht. Da die meisten Betroffenen erst nach ca. 14 Jahren (Müller et al. 2008a) eine störungsspezifische Therapie aufsuchen und da fast 90 % dieser Patientinnen und Patienten in der Lebensspanne an mindestens einer komorbiden psychischen Störung leiden oder gelitten haben (Black et al. 1998, Christenson et al. 1994, Müller et al. 2010a, Schlosser et al. 1994), muss davon ausgegangen werden, dass bis dahin bereits immense Behandlungskosten angefallen sind. Des Weiteren werden Kosten durch die Verschuldungsbereitschaft der Betroffenen verursacht sowie für Gerichtsverfahren und Haftstrafen.

4.8 Therapie

4.8.1 Psychotherapie

Die Wirksamkeit kognitiv-behavioraler Gruppentherapie konnte inzwischen anhand von 3 kontrollierten Studien nachgewiesen werden (Mitchell et al. 2006, Müller et al. 2008b, 2013a). Alle 3 Studien schlossen ein 6-Monats-Follow-Up ein, das die Nachhaltigkeit der Erfolge über ein halbes Jahr zeigte. Das Rationale der verhaltenstherapeutischen Behandlung basiert auf einem kognitiv-behavioralen Modell, wonach pathologisches Kaufen der Kompensation negativer Befindlichkeiten dient (negative Verstärkung) und mit Defiziten in der Selbstkontrolle bei hoher Trait-Impulsivität, materieller Werteorientierung und perfektionistischen Persönlichkeitszügen (im Einzelfall auch mit dissozialen Persönlichkeitsanteilen) einhergeht (Müller et al. 2008b).

In einer rezenten 3-armigen Pilotstudie wurde kognitiv-behaviorale Gruppentherapie mit geleiteter Selbsthilfe und einer Warte-Kontroll-Gruppe verglichen (Müller et al. 2013a). Auch in dieser Untersuchung war die kognitive Verhaltenstherapie den beiden anderen Settings deutlich überlegen, wobei das Selbsthilfeprogramm durchaus zu einer Verbesserung des Kaufverhaltens verglichen mit der Warte-Kontroll-Gruppe führte.

Zu psychodynamischer Therapie liegen lediglich einige Kasuistiken vor (Krueger 1988, Winestine 1985). Die Wirksamkeit dieser Therapieform wurde noch nicht empirisch überprüft.

4.8.2 Medikamentöse Behandlung

Die wenigen bisher durchgeführten kontrollierten Fallserien mit SSRI (selektive Serotonin-Wiederaufnahmehemmer, wie Fluvoxamin, Citalopram, Escitalopram) ergaben keinen Unterschied zwischen Medikament und Plazebo (Black et al. 2000, Koran et al. 2007, 2003, Ninan et al. 2000). Weiterhin wurden einige positive Fallberichte mit dem Opiatantagonisten Naltrexon veröffentlicht (Grant 2003, Kim 1998), der sich bereits in der Behandlung von pathologischem Spielen (Grant et al. 2008) und Kleptomanie (Grant et al. 2009) als wirksam erwiesen hat. Allerdings wurden bisher keine kontrollierten Studien hierzu realisiert. In den USA wurden zudem unlängst die Ergebnisse einer kleinen Fallserie mit 9 kaufsüchtigen Patientinnen und Patienten veröffentlicht, bei denen der NMDA(N-Methyl-D-Aspartat)-Rezeptorantagonist Memantine nicht nur zu einer Verbesserung der neuropsychologischen Performanz in Leistungstests, sondern auch zu einer Reduktion von Kaufepisoden geführt hat (Grant et al. 2012). Das Medikament war bereits bei der Behandlung der Binge-Eating-Störung erfolg-

versprechend eingesetzt worden (Brennan et al. 2008).

Zusammenfassend kann festgestellt werden, dass eine rein medikamentöse Behandlung von Kaufsucht bislang nicht empfohlen wird (Steffen u. Mitchell 2011). Gleichwohl kann im Einzelfall je nach komorbider psychischer Störung die medikamentöse Mitbehandlung hilfreich sein.

4.9 Überlegungen zur Klassifikation

Obwohl es ein immer größeres Bewusstsein in der Öffentlichkeit gibt, dass Betroffenen, die unter »Kaufsucht« leiden, geholfen werden muss, ist pathologisches Kaufen ähnlich wie die »Sexsucht« (▶ Kap. 5) noch nicht in einem der offiziellen Diagnosesysteme gelistet. Lediglich »Excessive Buying« kann als sog. Specifier der Hoarding Disorder kodiert werden, was Menschen mit pathologischem Kaufverhalten, die nicht zwanghaft horten, jedoch unberücksichtigt lässt (APA 2013, Frost u. Müller 2014).

Es besteht ein klarer Zusammenhang zwischen den Konsummöglichkeiten in einer Gesellschaft und der Häufigkeit von Kaufsuchtgefährdung, wie die bereits zitierten Bevölkerungsbefragungen in den alten und neuen Bundesländern demonstriert haben (Neuner et al. 2005, Raab et al. 2010). Diesbezüglich wird vor einer Medikalisierung des Phänomens gewarnt (Lee u. Mysyk 2004). Kaufexzesse könnten angesichts der hohen Komorbidität mit anderen psychischen Erkrankungen entweder als Epiphänomen verstanden werden oder sie könnten schlichtweg durch defizitäre Geldmanagementfertigkeiten und Mangel an finanziellem Bewusstsein, gepaart mit hoher Sensitivität für Marketingstimuli, erklärbar sein. Derartige Rückschlüsse stützen sich zumeist auf Befunde aus der Konsumforschung, wo Studentenstichproben oder Konsumentenstichproben, nicht jedoch Personen mit klinisch manifestem pathologischem Kaufverhalten, untersucht wurden. Basierend sowohl auf der klinischen Erfahrung mit kaufsüchtigen Patienten als auch auf wissenschaftlichen Befunden (Müller et al. 2014) muss jedoch davon ausgegangen werden, dass kompensatorisches Kaufen bzw. Kaufsuchtgefährdung bei »normalen« Konsumenten mit anderen

Variablen assoziiert ist als (klinisch manifestes) pathologisches Kaufverhalten bei kaufsüchtigen Patienten. Außerdem birgt diese Sichtweise die Gefahr, dass der Verhaltensexzess weiterhin übersehen und bagatellisiert wird, dass Betroffene nicht adäquat behandelt werden, und sie verhindert die Entwicklung störungsspezifischer präventiver Ansätze (Holden 2001, Hollander u. Allen 2008).

Historisch gesehen wurde pathologisches Kaufen vor ca. 100 Jahren von Kraepelin (1909) unter der Bezeichnung Oniomanie als eine Form des »impulsiven Irreseins« beschrieben. Derzeit wird pathologisches Kaufen von den meisten Klinikern und Forschern bei den Impulskontrollstörungen verortet (Black 2007, Dell'Osso et al. 2006, Hollander u. Allen 2008, Müller et al. 2013b). Pathologisches Kaufen kann anhand des ICD-10 als spezifische (F63.8) oder nicht näher bezeichnete Störung der Impulskontrolle (F63.9) kodiert werden. Für diese Einordnung sprechen laut ICD-10 folgende Charakteristika: die Unangemessenheit des Verhaltens, die fehlende vernünftige Motivation, die unwiderstehlichen Handlungsimpulse und der für Impulskontrollstörungen charakteristische Spannungsbogen. Im DSM-5 wurde allerdings eine deutliche Veränderung der Kategorie »Impulse Control Disorders«, die nun die Überschrift »Disruptive, Impulse-Control, and Conduct Disorders« trägt, vorgenommen (APA 2013). Störungen, die in dieser Kategorie verschlüsselt werden, zeichnen sich laut DSM-5 nicht nur durch Probleme in der Selbstkontrolle von Emotionen und Verhalten aus, sondern sind zudem mit sozialen Konflikten aufgrund von Normverstößen und Verletzungen der Rechte Anderer (z. B. Aggressionen, Zerstörung von Eigentum) assoziiert. Würde pathologisches Kaufen hier als Impulskontrollstörung klassifiziert werden, könnte dies den Fokus zu stark auf die selbst- und fremdschädigenden Aspekte und die damit einhergehenden antisozialen Verhaltenstendenzen lenken. Diese Herangehensweise würde jedoch nur einer Subgruppe von Menschen mit pathologischem Kaufen gerecht werden.

In der Vergangenheit haben einige Forscher argumentiert, dass die Erkrankung zu den Zwangsstörungen gerechnet werden könnte (Marks 1990, McElroy et al. 1994), wobei diese Ansicht Dank wissenschaftlicher Projekte zum Thema und wachsender klinischer Erfahrung mit Betroffenen mittlerweile obsolet erscheint (Hollander u. Allen 2008). Die Gedanken ans Kaufen sind zwar intrusiv, nicht jedoch Ich-dyston, und die Kaufgewohnheiten unterscheiden sich deutlich von den repetitiven Ritualen bei Zwangsstörungen.

Seit vielen Jahren diskutiert wird die Nähe von pathologischem Kaufen zu Substanzabhängigkeiten (Brewer u. Potenza 2008, Croissant et al. 2009, Grüsser et al. 2007, Grüsser u. Thalemann 2006, Holden 2001, Hollander u. Allen 2008, Mann et al. 2013). Ähnlich wie bei einer Substanzabhängigkeit stehen zunächst positive Verstärkungsprozesse im Vordergrund. Im Krankheitsverlauf treten diese jedoch in den Hintergrund und die Kaufattacken dienen vorrangig der Vermeidung negativer Befindlichkeiten (Müller et al. 2012, 2013b). Wenn man die Kriterien Craving, Kontrollverlust und Beibehaltung des Verhaltens trotz negativer Konsequenzen für eine Suchtdiagnose als ausreichend ansieht (Mann et al. 2013, Marks 1990) und zudem das rauschhafte Erleben während des Kaufrituals berücksichtigt, dann könnte klinisch manifestes pathologisches Kaufen tatsächlich als Sucht verstanden werden. Begrenzt man die Suchtdiagnose auf diese kleinere Kerngruppe im gesamten pathologischen Kaufspektrum, dann kann auch der Gefahr des inflationären Gebrauchs des Suchtbegriffs vorgebeugt werden (▶ Kap. 12). In ◻ Tab. 4.1 sind Argumente, welche für bzw. gegen die Einordnung des pathologischen Kaufens als Verhaltenssucht sprechen, zusammengefasst.

4.10 Zusammenfassung und Ausblick

Beim pathologischen Kaufen handelt es sich um einen sinnlosen, exzessiven Warenkonsum mit dem Ziel der Emotionsregulation, der sehr schambesetzt ist und mit einer hohen Psychopathologie und einem ausgeprägten Leidensdruck einhergeht. Obwohl epidemiologische Studien gezeigt haben, dass das Phänomen durchaus weitverbreitet zu sein scheint, hat es noch keinen Eingang in die offiziellen Klassifikationssysteme gefunden. Dies hängt u. a. mit mangelnden wissenschaftlichen Befunden zur Ätiologie, zum Krankheitsverlauf und zu Therapiekonzepten zusammen. Diesbezüglich besteht

◘ Tab. 4.1 Pathologisches Kaufen als Verhaltenssucht: Pro und Kontra

Pro Verhaltenssucht	Kontra Verhaltenssucht
Hohe Belohnungssensitivität und unwiderstehlicher Kaufdrang (Craving)	Kaufverhalten wird von Konsummöglichkeiten und Marketingstimuli bestimmt
Wiederholter Kontrollverlust über den Warenkonsum	Unangemessenes Kaufen ist Folge eines defizitären Umgangs mit Geld
Fortführung der Kaufexzesse trotz weitreichender negativer Folgen (psychische, berufliche, soziale Probleme; Verschuldung, Straffälligkeit)	Gefahr der Medikalisierung von unangemessenen Kaufgewohnheiten
Zu Beginn stehen positive Verstärkungsprozesse im Vordergrund, während im Krankheitsverlauf negative Verstärkungsprozesse eine bedeutende Rolle spielen	Inflationäre Verwendung des Suchtbegriffs, wenn nicht in klinische Subgruppen differenziert wird

hoher Forschungsbedarf. Trotz Krankheitseinsicht und ungeachtet der schädigenden Folgen gelingt es den Betroffenen oft nicht, ihr Kaufverhalten ohne professionelle therapeutische Unterstützung zu normalisieren. Gleichzeitig fehlen adäquate Behandlungsangebote. Angesichts der übereinstimmenden Befunde hinsichtlich einer erhöhten Kaufsuchtneigung bei jungen Erwachsenen ist zudem der Ausbau präventiver Ansätze erstrebenswert.

Literatur

APA (2013) American Psychiatric Association. Diagnostic and statistical manual of mental disorders, 5th edn. APA, Washington DC

Black DW (2007) A review of compulsive buying disorder. World Psychiatry 6: 14–18

Black DW (2011) Assessment of compulsive buying. In: Müller A, Mitchell JE (eds) Compulsive buying. Clinical foundations and treatment. New York: Routledge, 27–49

Black DW, Repertinger S, Gaffney GR, Gabel J (1998) Family history and psychiatric comorbidity in persons with compulsive buying: preliminary findings. Am J Psychiatry 155: 960–963

Black DW, Gabel J, Hansen J, Schlosser S (2000) A double-blind comparison of fluvoxamine versus placebo in the treatment of compulsive buying disorder. Ann Clin Psychiatry 12: 205–211

Black DW, Shaw M, McCormick B et al. (2012) Neuropsychological performance, impulsivity, ADHD symptoms, and novelty seeking in compulsive buying disorder. Psychiatry Res 200: 581–587

Brennan BP, Roberts JL, Fogarty JV et al. (2008) Memantine in the treatment of binge eating disorder: an open-label, prospective trial. Int J Eat Disord 41: 520–526

Brewer JA, Potenza MN (2008) The neurobiology and genetics of impulse control disorders: relationship to drug addictions. Biochem Pharmacol 75: 63–75

Christenson G, Faber R, de Zwaan M (1994) Compulsive buying: Descriptive characteristics and psychiatric comorbidity. J Clin Psychiatry 55: 5–11

Croissant B, Klein O, Löber S, Mann K (2009) Ein Fall von Kaufsucht – Impulskontrollstörung oder Abhängigkeitserkrankung? Psychiatr Prax 36: 189–192

De Zwaan M (2011) Psychiatric comorbidity and compulsive buying. In: Müller A, Mitchell JE (eds) Compulsive buying. Clinical foundations and treatment. New York: Routledge, 87–104

Dell'Osso B, Altamura AC, Allen A et al. (2006) Epidemiologic and clinical updates on impulse control disorders: a critical review. Eur Arch Psychiatry Clin Neurosci 256: 464–475

Derbyshire KL, Chamberlain SR, Odlaug BL et al. (2014) Neurocognitive functioning in compulsive buying disorder. Ann Clin Psychiatry 26: 57–63

DeSarbo WS, Edwards EA (1996) Typologies of compulsive buying behavior: a constrained clusterwise regression approach. J Consum Psychology 5: 231–262

Devor EJ, Magee HJ, Dill-Devor HM et al. (1999) Serotonin transporter gene (5-HTT) polymorphisms and compulsive buying. Am J Med Genet 88: 123–125

Faber RJ, O'Guinn T (1992) A clinical screener for compulsive buying. J Consum Res 19: 459–469

Frost RO, Müller A (2014) Acquisition of possessions in hoarding disorder. In: Frost RO, Steketee G (eds) The Oxford handbook of hoarding and acquiring. Oxford University Press, Oxford, p 86–99

Frost RO, Tolin DF, Steketee G, Fitch KE, Selbo-Bruns A (2009) Excessive acquisition in hoarding. J Anxiety Disord 23: 632–639

Grant JE (2003) Three cases of compulsive buying treated with naltrexone. Int J Psychiatry Clin Pract 7: 223–225

Grant JE, Kim SW, Hartman BK (2008) A double-blind, placebo-controlled study of the opiate antagonist naltrexone in the treatment of pathological gambling urges. J Clin Psychiatry 69: 783–789

Grant JE, Kim SW, Odlaug BL (2009) A double-blind, placebo-controlled study of the opiate antagonist naltrexone in the treatment of kleptomania. Biol Psychiatry 65: 600–606

Grant JE, Odlaug BL, Mooney M et al. (2012) Open-label pilot study of memantine in the treatment of compulsive buying. Ann Clin Psychiatry 24: 119–126

Grüsser SM, Thalemann CN (2006) Verhaltenssucht. Diagnostik, Therapie, Forschung. Huber, Bern, S 81–96

Grüsser SM, Poppelreuther S, Heinz A et al. (2007) Verhaltenssucht. Eine eigenständige diagnostische Einheit? Nervenarzt 78: 997–1002

Holden C (2001) «Behavioral" addictions: do they exist? Science 294: 980–982

Hollander E, Allen A (2008) Is compulsive buying a real disorder, and is it really compulsive? Am J Psychiatry 163: 1670–1672

Kellett S, Bolton JV (2009) Compulsive buying: a cognitive-behavioural model. Clin Psychol Psychother 16: 83–99

Kim SW (1998) Opioid antagonists in the treatment of impulse-control disorders. J Clin Psychiatry 59: 159–164

Koran LM, Chuong HW, Bullock KD, Smith SC (2003) Citalopram for compulsive shopping disorder: an open-label study followed by double-blind discontinuation. J Clin Psychiatry 64: 793–798

Koran L, Faber R, Aboujaoude E et al. (2006) Estimated prevalence of compulsive buying behavior in the United States. Am J Psychiatry 163: 1806–1812

Koran LM, Aboujaoude EN, Solvason B et al. (2007) Escitalopram for compulsive buying disorder: a double-blind discontinuation study. J Clin Psychopharmacol 27: 225–227

Kraepelin E (1909) Psychiatrie. Ein Lehrbuch für Studierende und Ärzte. Barth, Leipzig, S 408–409

Krueger D (1988) On compulsive shopping and spending: a psychodynamic inquiry. Am J Psychother 42: 574–584

Lawrence LM, Ciociari J, Kyrios M (2014) Cognitive processes associated with compulsive buying behaviours and related EEG coherence. Psychiatry Res 221: 97–103

Lee S, Mysyk A (2004) The medicalization of compulsive buying. Soc Sci Med 58: 1709–1718

Mann K, Fauth-Bühler M, Seiferth N, Heinz A (2013) Konzept der Verhaltenssüchte und Grenzen des Suchtbegriffs. Nervenarzt 84: 548–556

Marks I (1990) Behavioural (non-chemical) addictions. Br J Addict 85: 1389–1394

McElroy SL, Keck PE, Pope HG et al. (1994) Compulsive buying: a report of 20 cases. J Clin Psychiatry 55: 242–248

Mitchell JE, Burgard M, Faber R et al. (2006) Cognitive behavioural therapy for compulsive buying disorder. Beh Res Ther 44: 1859–1865

Monahan P, Black DW, Gabel J (1996) Reliability and validity of a scale to measure change in persons with compulsive buying. Psychiatry Res 64: 59–67

Müller A, Müller U, Albert P et al. (2007) Hoarding in a compulsive buying sample. Behav Res Ther 45: 2754–2763

Müller A, Müller U, Silbermann A et al. (2008a) A randomized, controlled trial of group cognitive behavioral therapy for compulsive buying disorder: posttreatment and 6-month follow-up results. J Clin Psychiatry 69: 1131–1138

Müller A, de Zwaan M, Mitchell JE (2008b) Pathologisches Kaufen. Kognitiv-verhaltenstherapeutisches Manual. Deutscher Ärzte-Verlag, Köln

Müller A, Mühlhans B, Silbermann A et al. (2009) Pathologisches Kaufen und psychische Komorbidität. Psychother Psychosom Med Psychol 59: 291–299

Müller A, Mitchell JE, Black DW et al. (2010a) Latent profile analysis and comorbidity in a sample of individuals with compulsive buying disorder. Psychiatry Res 178: 348–353

Müller A, Mitchell JE, Crosby RD et al. (2010b) Estimated prevalence of compulsive buying in Germany and its association with sociodemographic characteristics and depressive symptoms. Psychiatry Res 180: 137–142

Müller A, Mitchell JE, Crosby RD et al. (2012) Mood states preceding and following compulsive buying episodes: An ecological momentary assessment study. Psychiatry Res 200: 575–580

Müller A, Arikian A, de Zwaan M, Mitchell JE (2013a) Cognitive behavioural group therapy versus guided self-help for compulsive buying disorder: a preliminary study. Clin Psychol Psychother 20: 28–35

Müller A, Mitchell JE, de Zwaan M (2013b) Compulsive buying. Am J Addict. doi:10.1111/j.1521-0391.2013.12111.x. [Epub ahead of print]

Müller A, Claes L, Georgiadou E et al. (2014) Is compulsive buying related to materialism, depression or temperament? Findings from a patient sample. Psychiatry Res 216: 103–107

Neuner M, Raab G, Reisch L (2005) Compulsive buying in maturing consumer societies: an empirical re-inquiry. J Econ Psychology 26: 509–522

Ninan PTN, McElroy S, Kane CP et al. (2000) Placebo-controlled study of fluvoxamine in the treatment of patients with compulsive buying. J Clin Psychopharmacol 2: 362–366

O'Guinn T, Faber R (1989) Compulsive buying: A phenomenological exploration. J Consum Res 16: 47–157

Raab G, Neuner M, Reisch LA, Scherhorn G (2005) SKSK – Screeningverfahren zur Erhebung von kompensatorischem und süchtigem Kaufverhalten. Ein Testmanual. Hogrefe, Göttingen

Raab G, Reisch LA, Neuner M, Unger A (2010) Kaufsucht in Deutschland. Vierte repräsentative Studie 2010. Pressemitteilung, Ludwigshafen 22.12.2010

Raab G, Elger CE, Neuner M, Weber B (2011) A neurological study of compulsive buying behaviour. J Consum Policy 34: 401–413

Schlosser S, Black D, Repertinger S, Freet D (1994) Compulsive buying demography, phenomenology, and comorbidity in 46 subjects. Gen Hosp Psychiatry 16: 205–212

Steffen K, Mitchell JE (2011) Overview of treatment for compulsive buying. Pharmacotherapy. In: Müller A, Mitchell

JE (eds). Compulsive buying. Clinical foundations and treatment. Routledge, New York, pp 132–142

Thornhill K, Kellett S, Davies J (2012) Heterogeneity within compulsive buyers: a Q-sort study. Psychol Psychother 85: 229–241

Voth EM, Claes L, Georgiadou E et al. (2014) Reactive and regulative temperament in patients with compulsive buying and non-clinical controls measured by self-report and performance-based tasks. Compr Psychiatry. doi: ▶ http://dx.doi.org/10.1016/j.comppsych.2014.05.011

Winestine MC (1985) Compulsive shopping as a derivate of a childhood seduction. Psychoanal Q 54: 70–72

Yi S (2013) Heterogeneity of compulsive buyers based of impulsivity and compulsivity dimensions: a latent profile analytic approach. Psychiatry Res 208: 174–182

4

Exzessives Sexualverhalten

U. Hartmann, C.P. Mörsen, J. Böning, M. Berner

Fallbeispiel

Der 38-jährige Michael, ein erfolgreicher selbständiger Bauingenieur, sucht professionelle Hilfe, weil durch seine ständige Beschäftigung mit Sex sein Leben drohe, »aus dem Ruder zu laufen«. Er wache morgens mit dem Gedanken an Sex auf und schlafe abends mit Gedanken an Sex ein. Michael konsumiert mehrere Stunden täglich Internetpornografie und masturbiert dabei »an Spitzentagen« bis zu 5-mal am Tag, wobei ihm der Orgasmus jeweils nur eine kurze »Ruhepause« bringe. Darüber hinaus suche er mehrmals wöchentlich professionelle oder semi-professionelle Prostituierte auf, oft während der Arbeitszeit oder zwischen Kundenterminen. Für seine häufigen Dienstreisen habe er sich eine Datenbank mit entsprechenden Adressen in allen deutschen Großstädten angelegt. Wenn er einmal keine Gelegenheit für Sex habe, werde er angespannt und »ungenießbar«. An seiner Sexsucht seien bereits mehrere Partnerschaften gescheitert, zudem seien ihm mehrere gute Aufträge verloren gegangen und seine berufliche Leistungsfähigkeit lasse immer mehr nach. Alle Versuche, sein Verhalten zu kontrollieren, seien gescheitert. Er sei oft verzweifelt und wisse nicht mehr weiter. Am liebsten wäre es ihm, wenn man seine Sexualität ganz »ausschalten« könnte.

5.1 Einleitung und Begriffsgeschichte

Für das Phänomen eines dysregulierten, exzessiven und primär normophilen Sexualverhaltens, das mit intra- und interpersonellen negativen Konsequenzen verbunden ist und von den Betroffenen häufig als zwanghaft oder unkontrollierbar erlebt wird, hat sich in den vergangenen 30 Jahren weithin der Begriff »Sexsucht« etabliert. Die Zuordnung exzessiven Sexualverhaltens zu den sog. Verhaltenssüchten wird in der Fachwelt dagegen bis heute kontrovers diskutiert. Die Einwände und Kritikpunkte beziehen sich zum einen **grundsätzlich** auf die Subsumption unter den Suchtbegriff und zum anderen auf eine **ausschließliche Zuordnung** dieser Phänomene zu den Süchten. Eine noch breiter ansetzende Argumentationslinie warnt vor einer Inflationierung des Suchtbegriffs,

der inzwischen für jedes potenziell mit Verstärkerwirkung assoziierte Verhalten, das sich exzessiv oder dysreguliert entwickeln kann, verwendet wird und so Substanz und Trennschärfe verliert (Hedges et al. 2009). Nach dem Glücksspiel, der Sexualität, dem Kaufen, der Nutzung des Internets (wobei hier interessanterweise meist der Terminus »Abhängigkeit« verwendet wird) könnte der nächste Kandidat z. B. die E-Mail-Check-Sucht sein. Von erfahrenen Klinikern wird der Begriff Sexsucht daher häufig auch nicht als klar definierte und valide Diagnose gesehen, sondern als Komplex von Verhaltensweisen, die in irgendeiner Weise destruktiv sind – für die Betroffenen selbst, die Partnerschaft, das familiäre oder berufliche Umfeld usw. (Hall 2011, Hartmann 2013, Levine 2010). Mit der Zuordnung zu den Süchten konkurrieren in der Literatur die Kategorisierungen als Zwangsstörung (»obsessive-compulsive disorder«, OCD), als Impulskontrollstörung, als Paraphilie-verwandte Störung (»paraphilia related disorder«) und – als letztendlich nicht aufgenommener Vorschlag für die 5. Revision des DSM – als hypersexuelle Störung, deren Kriterien in ▶ Abschn. 5.4.2 ausführlich dargestellt werden. Neben den Fragen zur nosologischen Zuordnung sieht sich die Forschung und Behandlung exzessiven Sexualverhaltens mit erheblichen normativen Problemen konfrontiert, die sich etwas plakativ in zwei grundsätzliche Fragen kondensieren lassen: »Wie viel Sex ist zu viel Sex«? und »Welche Art von (exzessivem) Sexualverhalten ist pathologisch«? Verschiedentlich wurde vor diesem Hintergrund vor einer vorschnellen oder ungerechtfertigten Pathologisierung exzessiven Sexualverhaltens gewarnt und dafür plädiert, gar keine diagnostische Kategorie dafür zu schaffen, da alle problematischen bzw. pathologischen Aspekte oder Konsequenzen solcher Verhaltensweisen durch bestehende Kategorien abbildbar sind (Moser 2011, Winters 2010).

Die Argumente, die sowohl bezüglich der nosologischen Zuordnung als auch im Hinblick auf Fragen zur Krankheitswertigkeit vorgebracht worden sind, beruhen aufgrund des in fast jeder Hinsicht unbefriedigenden Forschungsstands bislang überwiegend auf Analogiebildungen (aus der Suchtforschung, aus der Forschung zu Paraphilien, OCD etc.), auf zumeist kasuistischen klinischen

Erfahrungen bzw. Online-Umfragen von selbstidentifizierten Personen oder auf einem Expertenkonsens. Hinzu kommt, dass die Sichtweise auf diese Phänomene naturgemäß immer vom Hintergrund des einzelnen Forschers abhängt: der Suchtforscher wird vor allem die Parallelen zur Sucht sehen, der Sexualforscher die zu den Paraphilien, der Forscher, der sich mit OCD bzw. affektiven Störungen beschäftigt, sieht die Schnittflächen zu den Zwangs- oder Impulskontrollstörungen. Auflösen lässt sich diese unbefriedigende Gemengelage nur durch multidisziplinäre Forschung, die u. a. auf eine multiaxiale Phänotypisierung der Betroffenen abzielen sollte (Neurobiologie, Epigenetik, Persönlichkeitsmerkmale, Verhaltensmuster, ätiopathogenetische Faktoren u. a.), letztlich aber vor allem die so dringend benötigten evidenzbasierten Therapiekonzepte und -strategien entwickeln und überprüfen sollte.

Betrachtet man die **Begriffsgeschichte**, so lässt sich sagen, dass es sich Anfang der 1980er-Jahre, als Carnes (1983) das Problem exzessiven, normophilen Sexualverhaltens mit dem Begriff Sexsucht (»sexual addiction«) popularisierte, eindeutig um eine Wiederentdeckung handelte. Zumindest für die Sexualwissenschaft waren diese klinischen Phänomene keineswegs neu, sondern beschäftigten sie buchstäblich seit ihren Anfängen. So hat Krafft-Ebing bereits 1886 mit seiner im ersten Lehrbuch der Sexualwissenschaft beschriebenen »sexuellen Hyperaesthesie« zentrale Leitphänomene süchtiger Sexualität formuliert: einen Geschlechtstrieb, der »das ganze Denken und Fühlen in Beschlag nimmt, nichts anderes neben sich aufkommen lässt«, der »brunstartig nach Befriedigung verlangt«, sich »mehr oder weniger impulsiv entäußert«, aber dennoch »nach vollzogenem Akt nicht oder nur für kurze Zeit befriedigt«. Episodisch könne sich dies »zu einem Sexualaffekt von solcher Höhe steigern, dass das Bewusstsein sich trübt«. Briken et al. (2005) verweisen zu Recht darauf, dass praktisch alle heute kontrovers diskutierten Kriterien der Sexsucht bereits in dieser Beschreibung enthalten sind. Später griff Giese (1962) den Begriff der sexuellen Süchtigkeit als eines der »Leitsymptome krankheitswertiger sexueller Perversionen« auf. Die anderen Leitsymptome nannte Giese »Verfall an die Sinnlichkeit«, »zunehmende Frequenz bei abnehmender Satisfaktion«, »Tendenz zur Promiskuität und Anonymität« sowie »fortschreitender Ausbau von Fantasie, Praktik und Raffinement«. Als Kernmerkmal des Pathologischen sah Giese aber das der sexuellen Betätigung stets vorgelagerte »süchtige Erleben«, sodass er in der Zusammenschau Ähnlichkeiten zu den bekannten Suchtformen von psychotropen Substanzen sah. Anhand der Psychopathologie des substanzübergreifenden Suchtgeschehens arbeitete Gabriel (1962) die Wesensgleichheit der verschiedenen Suchtformen heraus und stellte wie Giese die Süchtigkeit an sich als die individuelle Reaktionsweise und psychische Grundlage heraus. Schorsch (1971) beschrieb etwas später eine »progrediente Verlaufsform« der Perversion, die Schnittflächen zu dem suchtartigen Entgleisen des sexuellen Verhaltens in den Leitsymptomen Gieses aufwies. Schorsch (1973) problematisierte den Suchtbegriff Gieses aber auch und sah die Progredienz als nicht spezifisch für Paraphilien oder exzessives Sexualverhalten.

Im DSM-III-R (APA 1987) wurde 1987 unter der Kategorie der nicht näher bezeichneten Sexualstörungen die Unterform einer »nichtparaphilen Sexsucht« (»nonparaphilic sexual addiction«) eingeführt. Dieser Deskriptor sollte benutzt werden, wenn der Patient »…Leidensdruck aufgrund eines Musters wiederholter sexueller Abenteuer oder anderer Formen nichtparaphiler sexueller Abhängigkeit inklusive des Benutzens von Menschen als reine Sexualobjekte« aufweist. Auch wenn seinerzeit keine spezifischen Kriterien angegeben wurden, wurde im DSM-III-R damit anerkannt, dass es Personen gibt, deren sexuelles Verhalten Suchtcharakter aufweist. Im DSM-IV (APA 1994) bzw. DSM-IV-TR (APA 2000) wurde diese Kategorie aufgrund mangelnder empirischer Evidenz sowie unzureichendem Konsens bezüglich einer Zuordnung zu den (Verhaltens)Süchten nur wenige Jahre später wieder fallen gelassen (Wise u. Schmidt 1997, Kafka 2010a).

In den beiden großen Diagnosesystemen ICD-10 und DSM-IV-TR wird krankheitswertiges exzessives Sexualverhalten somit nicht als Verhaltenssucht gefasst, kann aber letztlich in beiden Systemen auch nicht adäquat klassifiziert werden. Für **deviantes Sexualverhalten** wird in der ICD-10 (WHO 1993) der Begriff der Störung der

Sexualpräferenz und im DSM-IV-TR (APA 2000) der Begriff der Paraphilien verwendet. Für normophil orientiertes exzessives Sexualverhalten kann in der ICD-10 die Diagnose »gesteigertes sexuelles Verlangen« (F52.8) vergeben werden, die allerdings nicht weiter spezifiziert wurde. Im DSM-IV-TR können entsprechende Verhaltensweisen zum einen als »nicht näher bezeichnete sexuelle Störung« (302.90) eingeordnet werden, bei der Leidensdruck durch ein Verhaltensmuster entsteht, dass wiederholte sexuelle Beziehungen mit aufeinanderfolgenden Partnern umfasst, die durch den Betroffenen nur als »Mittel zum Zweck« erlebt werden oder sie können auch in Anlehnung an das pathologische Glücksspiel als »nicht näher bezeichnete Impulskontrollstörung« (312.30) eingeordnet werden.

Für die 2013 publizierte 5. Revision des DSM (APA 2013) hatte die Arbeitsgruppe zu den Sexual- und Geschlechtsidentitätsstörungen die Einführung einer Kategorie »hypersexuelle Störung« vorgeschlagen (Kafka 2000), deren einzelne Kriterien im Abschnitt zur Diagnostik genauer thematisiert werden. Nachdem im mehrstufigen Entwicklungsprozedere die Entscheidung fiel, dass – wie seinerzeit im DSM-IV – die verfügbare Evidenz für die Aufnahme in die konsentierten diagnostischen Kriterien und Kategorien (Sektion II) des DSM-5 als nicht ausreichend erachtet wurde, war zwischenzeitlich beabsichtigt, diese Kategorie unter Teil III aufzuführen, in den Störungsbilder aufgenommen wurden, zu denen zunächst weitere Forschung erforderlich ist. Letztlich ist auch das in der finalen Version des DSM-5 nicht geschehen. In Teil III findet sich neben anderen Störungen nur das »Internet Gaming Disorder«, während die hypersexuelle Störung bzw. Sexsucht dort und in den Kapiteln zu den Sexualstörungen und Impulskontrollstörungen gar keine Erwähnung findet. Lediglich in der Einleitung zu den Suchtstörungen wird darauf hingewiesen, dass die empirischen Belege für die Sexsucht (genauso wie für die Kaufsucht) als nicht hinreichend angesehen werden, um eine Aufnahme in diese diagnostische Kategorie zu rechtfertigen. Darüber hinaus wird an gleicher Stelle der Begriff der Verhaltenssüchte kritisch hinterfragt.

Somit kann exzessives normophiles Sexualverhalten im DSM-5 auch zukünftig nicht als diskrete

psychische Störung klassifiziert werden, wobei die Kodierungsmöglichkeiten eher noch eingeschränkter sind als in den Vorgängerversionen. Es bleibt nun abzuwarten, wie die Expertenkommissionen, die ICD-11 entwickeln, sich hier positionieren.

Angesichts der skizzierten Kontroversen zu Begrifflichkeit, nosologischer Zuordnung und Krankheitswertigkeit exzessiven Sexualverhaltens wird es ein Hauptziel der folgenden Ausführungen sein, die Angemessenheit des Begriffs »Sexsucht« sowie die Definitionen Verhaltenssucht versus hypersexuelle Störung auf Basis der vorliegenden empirischen Evidenz kritisch zu beleuchten. Als Arbeitsbegriff wird im Folgenden der Terminus »exzessives Sexualverhalten« verwendet, da dieser Begriff noch am neutralsten erscheint und ein exakterer Begriff wie »dysreguliertes exzessives normophiles Sexualverhalten« zu sperrig wäre.

5.2   Epidemiologie

Nicht zuletzt aufgrund der Heterogenität der Betroffenen und der kontroversen Sichtweisen zu Begrifflichkeit und Definition exzessiven Sexualverhaltens, die die Feststellung von Prävalenzzahlen deutlich erschweren, sind nur wenige epidemiologische Daten, die zudem überwiegend auf Schätzungen beruhen, bekannt. So gehen Grüsser und Thalemann (2006) von Prävalenzraten zwischen 3 und 6 % im deutschsprachigen Raum aus, die exakt den Schätzwerten entsprechen, die Carnes (1991), Coleman (1992) oder Kuzma und Black (2008) für die USA angegeben haben. In einer Umfrage unter deutschen Sexualtherapeuten (Briken et al. 2007) berichtete etwa die Hälfte, Patienten mit exzessivem Sexualverhalten behandelt zu haben. Als Hauptkomorbiditäten wurden hier affektive Störungen, Substanzabhängigkeit und sexuelle Funktionsstörungen genannt.

Anhaltspunkte zur Prävalenz exzessiven Sexualverhaltens ergeben sich aus Studien zum Vorkommen hochfrequenten sexuellen Verhaltens in großen Stichproben. In den klassischen Kinsey-Untersuchungen (Kinsey et al. 1948) hatten 7,6 % der bis 30-jährigen Männer einen »Total Sexual Outlet (TSO)«, definiert als die Anzahl beliebig herbeigeführter Orgasmen pro Woche, von ≥7 für mindestens 5 Jahre. Långström und Hanson (2006) haben die sexuellen Merkmale einer schwedischen Repräsentativstichprobe von 1279 Männern und 1171 Frauen untersucht und stuften 12,1 % der Männer und 7,0 % der Frauen als »hochgradig hypersexuell« (»high level hypersexuals«) ein. Es zeigte sich darüber hinaus, dass diese Personengruppe häufiger bereits professionelle Sexualberatung in Anspruch genommen hatte als dies beim übrigen Anteil der Fall war. Die Autoren verwiesen allerdings darauf, dass die Frequenz sexueller Aktivität allein nicht ausreicht, um ein Verhalten als pathologisch einzustufen, da dafür – mehr als quantitative Faktoren – qualitative Aspekte bedeutsam zu sein scheinen. Diejenigen Personen, die exzessiv solitär-impersonellen sexuellen Verhaltensweisen nachgingen, bei denen dyadisch-intime Aspekte eine untergeordnete oder keine Rolle spielt (Masturbation, sexueller Kontakt mit Prostituierten oder mit häufig wechselnden Partnern), waren im Hinblick auf mehrere Gesundheitsindikatoren (Konsum von psychotropen Substanzen, Lebenszufriedenheit, Zufriedenheit mit körperlicher und psychischer Gesundheit) schlechter gestellt als diejenigen Personen der Hochfrequenzgruppe, die eher beziehungsorientierte sexuelle Verhaltensweisen angaben.

Auch zum **Geschlechterverhältnis** liegen bisher überwiegend Schätzwerte sowie Daten aus Online-Umfragen und unsystematischen Studien vor. Schätzwerte beziehen sich auf ein Verhältnis Männer zu Frauen von 3:1 bis 5:1 (Carnes u. Delmonico 1996, Kafka 2000). In der bereits erwähnten Umfrage von Briken et al. (2007) berichteten die befragten Sexualtherapeuten über 97 sexsüchtige Patienten, von denen 20 % weiblich waren. Der Prozentsatz der Frauen unter den »hochgradig Hypersexuellen« in der Studie von Långström und Hanson (2006) lag bei 37 %. In anderen Umfragen und Online-Studien lag der Anteil von Frauen mit (selbstidentifizierter) Hypersexualität zwischen 8 und 20 % (Übersicht bei Kaplan u. Krueger 2010). Konsens besteht dagegen darüber, dass die weitaus überwiegende Mehrzahl von Personen, die professionelle Hilfe für derartige Probleme suchen, Männer sind. Einigkeit besteht darüber hinaus darüber, dass die kritischen Verhaltensmuster von Frauen und Männern sich deutlich unterscheiden und sich

bei Frauen mehr auf promiskes Verhalten und Online-Chats und Kontakte bezieht, während der für Männer hoch bedeutsame Bereich Pornografie und Masturbation für Frauen einen untergeordneten Stellenwert einnimmt.

5.3 Neurobiologie exzessiven Sexualverhaltens

Sex ist ein für das Überleben der Spezies kritischer primärer Verstärker, der die mesolimbische Dopaminausschüttung erhöht (Meisel et al. 1993, Mermelstein u. Becker 1995). Der Verstärkerwert von Sex wurde in tierexperimentellen Studien mittels operanter Methoden (Everitt et al. 1987, Crawford et al. 1993) und konditionierter Platzpräferenz (Martinez u. Paredes 2001, Stavro et al. 2013) vielfach untersucht. Bildgebende Verfahren, wie die Positronenemissionstomografie (PET) und die Magnetresonanztomografie (MRT) zeigen, dass während der sexuellen Erfahrung Hirnregionen wie die Amygdala, das ventral-tegmentale Areal (VTA) und die Septumkerne aktiviert sind, die auch bei der Substanzabhängigkeit eine Rolle spielen (Arnow et al. 2002). Ähnlichkeiten in phänomenologischen Auffälligkeiten auf der Verhaltensebene zwischen Patienten, die sich aufgrund ihres exzessiven sexuellen Verhaltens in Behandlung befinden und Substanzabhängigen (Orford 1987, Gold u. Heffner 1998, Garcia u. Thibaut 2010), legen nahe, dass diese auf der neurobiologischen Ebene mit denselben neuroadaptiven Prozessen in mesolimbischen Regelkreisen verbunden sein könnten. Im Bereich der Substanzabhängigkeit weisen verschiedene Theorien darauf hin, dass neuroadaptive Prozesse eine wesentliche Rolle in der Entstehung und Aufrechterhaltung von süchtigem Verhalten spielen. Nach der Theorie der Anreizsensitivierung (»incentive sensitization«) führt eine wiederholte Drogeneinnahme zu einer Erhöhung des Anreizwertes von Drogen und drogenassoziierten Reizen, die durch eine sensitivierte Dopaminausschüttung im Nucleus accumbens (NAc) vermittelt wird (Robinson u. Berridge 1993, 2008). Weitere Theorien zur Rolle der Neuroadaption bei süchtigem Verhalten betreffen die Einbindung von suchtbasierten neuronalen Regelkreisen unter zunehmender

Verschiebung der Aktivierung von ventralen zu dorsalen Regelkreisen während der wiederholten Drogeneinnahme (Everitt et al. 2008, 2001, Pierce u. Vanderschuren 2010).

5.3.1 Tierexperimentelle Studien

In tierexperimentellen Studien konnte nachgewiesen werden, dass sexuelle Erfahrungen ebenfalls solche Signalkaskaden aktivieren können, die mit neuroadaptiven Prozessen der Substanzabhängigkeit in Zusammenhang stehen. So fand sich bei männlichen Ratten nach wiederholter sexueller Aktivität eine Sensitivierung in der lokomotorischen Reaktion auf Amphetamin, eine erhöhte Platzpräferenz für niedrige Amphetamindosen und eine Erhöhung der Zuckeraufnahme, wie sie auch bei wiederholter Amphetamineinnahme zu beobachten ist (Pitchers et al. 2010a, b). Des Weiteren führt analog zum Sensitivierungseffekt der wiederholten Drogeneinnahme (Robinson u. Berridge 1993, 2008) auch wiederholte sexuelle Aktivität zu einer sensitivierten Dopaminreaktion im NAc bei späteren sexuellen Aktivitäten (Fiorino u. Phillips 1999). Entsprechend lässt sich bei wiederholter sexueller Aktivität ein Anstieg des Transkriptionsfaktors δ FosB im NAc, präfrontalem Kortex (PFC), dorsalem Striatum und dem ventral-tegmentalen Areal (VTA) beobachten (Pitchers et al. 2010b). Die Erhöhung von δ FosB innerhalb des NAc steigert die sexuelle Aktivität und eine Blockade von δ FosB schwächt diese ab (Hedges et al. 2009, Pitchers et al. 2010b). Der Signaltransduktionsweg der MAP(»mitogen-activated protein«)-Kinase ist eine weitere neuronale Bahn, bei der neuroadaptive Prozesse nach wiederholter sexueller Aktivität beobachtet wurden. Bei sexuell erfahrenen weiblichen Hamstern führt ein sexueller Kontakt zu einer Erhöhung der Phosphorylierung der extrazellulären signalregulierten Kinase (pERK) im NAc (Meisel u. Mullins 2006). Bei psychoaktiven Substanzen mit Abhängigkeitspotenzial zeigt sich ebenfalls eine Erhöhung der pERK im NAc, nicht jedoch bei psychoaktiven Substanzen, die keine Abhängigkeit verursachen. Dies legt nahe, dass eine Aktivierung der extrazellulären signalregulierten Kinase mit neuronaler Plasitizität und süchtigem Verhalten in

Zusammenhang stehen könnte (Tzschentke 2007). Des Weiteren konnte in einer neueren Studie nachgewiesen werden, dass sexuelle Aktivität die pERK in denselben Neuronen des NAc, der basolateralen Amygdala und des anterioren zingulären Kortex (ACC) erhöht, die zuvor durch Methamphetamin aktiviert wurden (Frohmader et al. 2010). Diese spezifische Selektivität legt nahe, dass eine Aktivierung dieser Signalkaskade im NAc und anderen mesolimbischen Regionen zu neuroadaptiven Prozessen führt, die zukünftiges appetitives Verhalten fördern (Girault et al. 2007). Auch verändern sexuelle Erfahrungen die neuronale Struktur des mesolimbischen Systems. So beobachteten Pitchers und Kollegen (2010a) einen Anstieg der Dendriten und dendritischen Dornen innerhalb des NAc bei Ratten während dem »Entzug« von sexuellen Aktivitäten. Die Befunde stehen im Einklang mit vorangegangenen Studien, die zeigen, dass wiederholte sexuelle Aktivität die dendritische Morphologie in derselben Weise verändern kann wie ein wiederholter Substanzkonsum (Fiorino u. Kolb 2003, Robinson u. Kolb 2004, Meisel u. Mullins 2006).

5.3.2 Bildgebende Verfahren beim Menschen

Bislang liegen aus neurobiologischen Studien unter Verwendung bildgebender Verfahren nur wenige Erkenntnisse zu den Hirnregionen vor, die das sexuelle Verhalten beim Menschen regulieren und mit süchtigem Verhalten im Zusammenhang stehen. In einer funktionalen MRT-Studie unter Verwendung der Diffusions-Tensor-Bildgebung wurden 8 männliche Patienten, die aufgrund ihres sexuellen Verhaltens therapeutische Hilfe suchten und die Forschungskriterien für ein exzessives sexuelles Verhalten erfüllten, mit 8 Kontrollen verglichen (Miner et al. 2009). Patienten mit zwanghaftem sexuellem Verhalten wiesen im Vergleich zu den Kontrollen einen signifikant geringeren mittleren Diffusionskoeffizienten in superioren frontalen Regionen auf. Zudem fand sich ein signifikanter Zusammenhang zwischen Maßen der Impulsivität und der fraktionalen Anisotropie der inferioren frontalen Region. Die Autoren stellen die Befunde in Bezug zu ähnlichen strukturellen Veränderungen in frontalen Hirnregionen bei anderen Impulskontrollstörungen wie z. B. zwanghaftem Kaufen. Die Befunde sind jedoch in Bezug auf neurobiologische Zusammenhänge exzessiven Sexualverhaltens aufgrund der methodischen Einschränkungen, bedingt durch die geringe Stichprobengröße und der Konfundierung mit der Alkoholabhängigkeit (7 von 8 Probanden der Versuchsgruppe), nicht hinreichend interpretierbar. Indirekte Hinweise auf Zusammenhänge zwischen der Substanzabhängigkeit und exzessivem Sexualverhalten ergeben sich aus Bildgebungsstudien bei Patienten mit Hirntraumata und gesunden Probanden während sexueller Aktivität. So stehen insbesondere präfrontale und bilaterale Läsionen des Schläfenlappens im Zusammenhang mit hypersexuellem Verhalten und Enthemmung (Rees et al. 2007). PET-Studien an Patienten, die Impulskontrollstörungen unter Gabe von Dopamin entwickeln, deuten auf funktionale Abweichungen in den mesolimbischen neuronalen Netzwerken, insbesondere einer Hyperreaktivität des ventralen Striatums hin (PET-Untersuchungen von Freiwilligen während des Orgasmus und der Ejakulation weisen auf eine starke Aktivierung der dopaminergen mesodienzephalischen Verbindungen und des VTA hin (Park et al. 2001). Die VTA wird auch während des sog. »Kick« bei Heroinabhängigen aktiviert und das Rauscherlebnis wird häufig als orgasmusähnlich beschrieben.

5.3.3 Zusammenfassung

Tierexperimentelle Studien und Bildgebungsstudien zu sexuellem Verhalten bei gesunden Menschen legen nahe, dass bei exzessivem Sexualverhalten ähnliche strukturelle und funktionelle Veränderungen des mesolimbischen Belohnungssystems zu beobachten sind wie bei der Substanzabhängigkeit und anderen Verhaltenssüchten (Bechara 2005, Cavedini et al. 2002, Volkow u. Fowler 2000). Allerdings liegen bislang keine hinreichenden Erkenntnisse zu neurobiologischen Mechanismen bei Menschen mit exzessivem sexuellen Verhalten vor. Eine einzelne bildgebende Pilotstudie deutet auf strukturelle Veränderungen in frontalen Hirnregionen hin, die gemäß der Autoren auch bei anderen Verhaltenssüchten zu beobachten

sind, jedoch sind die Befunde aufgrund der methodischen Einschränkungen hinsichtlich ihrer Spezifität für exzessives Sexualverhalten nicht hinreichend interpretierbar. Studien zu genetischen Faktoren, die auf exzessives sexuelles Verhalten Einfluss nehmen könnten, liegen nach Kenntnis der Autoren bislang ebenfalls nicht vor. Um zu klären, inwieweit ähnliche neuronale Bahnen wie bei der Substanzabhängigkeit und anderen Verhaltenssüchten auch bei exzessivem Sexualverhalten zum Tragen kommen, sind weitere neurobiologische Studien bei Patienten mit diesem Störungsbild notwendig. Dies erfordert jedoch auch eine einheitliche Definition und standardisierte Diagnostik wie sie für die 5. Revision des DSM vorgeschlagen wurde (Kafka 2010a).

5.4 Diagnostik und Differenzialdiagnostik

5.4.1 Aktuelle Klassifikation exzessiven sexuellen Verhaltens

Die Klassifikationsmöglichkeiten für exzessives Sexualverhalten sind in den aktuellen Versionen von ICD und DSM unbefriedigend. In der ICD-10 kann lediglich die Diagnose »gesteigertes sexuelles Verlangen« (F52.8) vergeben werden, die allerdings nicht weiter spezifiziert wurde und dementsprechend nur pauschal verwendet werden kann. Hier wird demnach dem Konzept der übersteigerten sexuellen Appetenz gefolgt und es ist keine Zuordnung zu den Suchtstörungen oder den OCD bzw. Impulskontrollstörungen vorgesehen. Im DSM-IV-TR konnten entsprechende Verhaltensweisen zum einen als »nicht näher bezeichnete sexuelle Störung« (302.90) eingeordnet werden, bei der Leidensdruck durch ein Verhaltensmuster entsteht, dass wiederholte sexuelle Beziehungen mit aufeinanderfolgenden Partnern umfasst, die durch den Betroffenen nur als »Mittel zum Zweck« erlebt werden oder sie konnten auch in Anlehnung an das pathologische Glücksspiel als »nicht näher bezeichnete Impulskontrollstörung« (312.30) eingeordnet werden. Im DSM-5 bestehen diese Möglichkeiten grundsätzlich weiter, wobei die entsprechenden Kodierungsziffern nunmehr 302.70 und 312.9 lauten.

5.4.2 Kriterien der für den DSM-5 vorgeschlagenen Kategorie »Hypersexuelle Störung«

Die lang erwartete 5. Revision des DSM wurde im Mai 2013 veröffentlicht (APA 2013). Die mit der Bearbeitung des exzessiven Sexualverhaltens beauftragte Subkommission der Arbeitsgruppe für die Sexual- und Geschlechtsidentitätsstörungen unter der Leitung von Kafka (2010a, b, Kafka u. Krueger 2011) hatte die Einführung einer Kategorie »hypersexuelle Störung« vorgeschlagen. Nach einer umfassenden Literaturanalyse inklusive der Auswertung aller vorhandenen Untersuchungsinstrumente kam die Kommission – nach Abstimmung mit weiteren Experten – zu dem Ergebnis, dass sich krankheitswertiges exzessives Sexualverhalten in eine diskrete Störungskategorie fassen lässt und hat sich für eine polythetisch-operationale Definition auf der Basis des Dysregulationsmodells sexueller Appetenz und somit gegen eine Subsumption unter die Süchte oder OCDs entschieden. Danach werden für die hypersexuelle Störung die in der folgenden Übersicht dargestellten Kriterien vorgeschlagen.

Kriterien für die hypersexuelle Störung

A. Wiederkehrende und intensive sexuelle Fantasien, sexuelle Impulse und sexuelles Verhalten über einen Zeitraum von mindestens 6 Monaten, das im Zusammenhang mit mindestens 4 der folgenden Kriterien steht:
1. Ein exzessiver Zeitbedarf für die Beschäftigung mit sexuellen Fantasien und Impulsen sowie für die Planung und Durchführung sexuellen Verhaltens
2. Wiederholte Beschäftigung mit sexuellen Fantasien, Impulsen und Verhalten als Reaktion auf dysphorische Gefühlszustände (z. B. Angst, Depression, Langeweile, Reizbarkeit)
3. Wiederholte Beschäftigung mit sexuellen Fantasien, Impulsen und Verhalten als Reaktion auf belastende Lebensereignisse
4. Wiederholte, aber erfolglose Versuche, sexuelle Fantasien, Impulse und Verhalten zu kontrollieren oder deutlich zu reduzieren
5. Wiederholte Beschäftigung mit sexuellem Verhalten unter Nichtbeachtung der Risiken psychischer oder emotionaler Schädigung für sich selbst oder andere
B. Klinisch bedeutsamer Leidensdruck oder Beeinträchtigungen in sozialen, beruflichen und anderen wichtigen Lebensbereichen im Zusammenhang mit der Häufigkeit und Intensität der sexuellen Fantasien, Impulse und Verhaltensweisen
C. Die sexuellen Fantasien, Impulse und Verhaltensweisen sind nicht direkt auf die physiologischen Wirkungen einer exogenen Substanz (z. B. Drogen oder Medikamente) zurückzuführen.
D. Die Person muss ein Mindestalter von 18 Jahren haben

Zu spezifizieren sind:
- Masturbation
- Pornografie
- Sexuelles Verhalten mit erwachsenen Geschlechtspartnern
- Cybersex
- Telefonsex
- Strip Clubs
- Sonstiges

Die Kommission betonte, dass es sich bei der hypersexuellen Störung um ein heterogenes Störungsbild mit multiplen Spezifikatoren auf der Verhaltensebene handelt. Zur Minimierung falsch-positiver Kodierungen wurde daher ein dimensionaler Schwellenwert (»dimensional threshold«) vorgeschlagen, dadurch dass mindestens 4 der 5 A-Kriterien für eine Diagnose vorhanden sein müssen. Es wurde hervorgehoben, dass die ideale Anzahl benötigter A-Kriterien zur Bestimmung des dimensionalen Schwellenwerts sowie die Validität der gesamten vorgeschlagenen diagnostischen Entität der hypersexuellen Störung nur durch rigorose

Forschungsanstrengungen bestimmt werden kann (Kafla u. Hennen 2000). Im direkten Vergleich zu den Suchterkrankungen, z. B. den alkoholbezogenen Störungen (»Alcohol Use Disorders«) fanden sich im A Kriterium der hypersexuellen Störung 3 Kriterien (1, 4, 5), die direkte Entsprechungen bei den 11 B-Kriterien der alkoholbezogenen Störungen haben (2, 5, 7), wobei dort jeweils nur 2 Kriterien über einen Zeitraum von 12 Monaten zur Diagnosestellung gefordert wurden (Anthony u. Hollander 1993).

5.4.3 Differenzialdiagnostik

Differenzialdiagnostisch muss exzessives Sexualverhalten vor allem von seinem »nearest neighbor« (Kafka 2010a), den Paraphilien, abgegrenzt werden. Definitionsgemäß bezieht sich exzessives Sexualverhalten ausschließlich oder ganz überwiegend auf nichtdeviante, normophile sexuelle Stimuli oder Verhaltensweisen. Paraphile Tendenzen sind allerdings bei einer nicht geringen Anzahl derjenigen, die ein exzessives normophiles Sexualverhalten aufweisen, ebenfalls vorhanden, werden dann aber von der exzessiven Prozessdynamik energetisiert, die sich im Verlauf gleichsam »wahllos« immer neuen, dann eben auch devianten, sexuellen Stimuli zuwenden kann, an diesen aber nicht in besonderer Weise haftet. Hier ist ein wichtiger Unterschied zu den Paraphilien, die in der Regel gerade durch ihre Fixierung auf hochspezifische Stimuli oder Szenarien gekennzeichnet sind, die meist über lange Lebensphasen stabil sind. Kommt es bei einer Paraphilie zu einer progredienten, »süchtigen« Entwicklung, vollzieht sich diese fast immer innerhalb des individuellen paraphilen Skripts. Neben der beschriebenen Hauptvariante (paraphile Stimuli als Teil des exzessiven Sexualverhaltens) gibt es vereinzelt Fälle, bei denen eine strukturierte Paraphilie als diskrete Störung im Sinne einer Komorbidität diagnostiziert werden muss.

Weitere differenzialdiagnostische Abgrenzungen sind gegenüber sexuell getönten Zwangsgedanken vorzunehmen, die bei Zwangsspektrumstörungen häufig sind. Die Betroffenen werden dabei von der Furcht durchdrungen, ihre häufig skurrilen und aggressiv getönten sexuellen Impulse und Fantasien auszuagieren und damit anderen Personen Schaden zuzufügen. Typischerweise dreht sich die obsessive Beschäftigung aber primär um diese Ausagierungsangst und weniger um die sexuellen Inhalte selbst und es kommt konsequenterweise auch nicht zu sexueller Erregung und fast nie zu einem realisierten Sexualverhalten.

Vermehrte sexuelle Fantasien, Gedanken und Impulse können auch bei manischen oder hypomanischen Episoden, im Rahmen bipolarer Störungen, bei der Borderline-Persönlichkeit oder bei schizophrenen und wahnhaften Störungen auftreten. Diese sind in ihrem Auftreten dann jedoch direkt an die affektive oder psychotische Symptomatik gebunden und entaktualisieren sich mit dieser auch wieder. Nur in seltenen Fällen besteht exzessives Sexualverhalten hier im Sinne einer Komorbidität als diskrete Störung. Differenzialdiagnostisch sind hier die für exzessives Sexualverhalten vorgegebenen Zeitmerkmale (wiederkehrend oder stabil für mindestens 6 Monate) hilfreich (Briken, Basdekis-Jozsa 2010), die bei diesen Patienten sehr selten gegeben sind.

Schließlich ist exzessives Sexualverhalten von sexuellen Auffälligkeiten bei neuropsychiatrischen Störungen (z. B. frontalen oder temporal-limbischen Läsionen) und einer medikamenteninduzierten Störung bei Parkinsonpatienten unter Dopaminersatztherapie abzugrenzen und dann nicht separat zu kodieren.

5.4.4 Verhaltensspezifikatoren

Die Spezifikatoren, d. h. die jeweils relevanten Verhaltensweisen des exzessiven Sexualverhaltens sind im Kategorisierungsvorschlag für das DSM-5 schon kursorisch aufgelistet worden. Von verschiedenen Autoren sind eine Vielzahl von Verhaltensweisen zusammengetragen worden (Carnes 1991, Delmonico et al. 1998, Coleman 1992, Kafka u. Hennen 1999, Kafka 2010a), die dann wieder unterschiedlich gewichtet und gruppiert wurden. Als wichtigste Spezifikatoren gelten:

Masturbation und Prädominanz autoerotischen Verhaltens Bei einem hohen Prozentsatz der

Betroffenen stellt die Masturbation die wesentliche sexuelle Verhaltensweise (»main sexual outlet«) dar, worin sich auch die Prädominanz der autoerotisch-impersonellen gegenüber den beziehungsorientierten Komponenten der Sexualität manifestiert. Die Masturbation wird oft als drang- oder zwanghaft erlebt und ist oft verbunden mit Pornografiekonsum. Masturbationsfrequenzen von mehr als 5-mal täglich sind nicht selten und werden nicht von sexueller Befriedigung, sondern von körperlicher Erschöpfung beendet. Häufig wird der Orgasmus extrem lange herausgezögert und führt zu keiner oder nur zu einer kurzfristigen Sättigung. Postorgastisch tritt vielfach eine dysphorische Stimmung auf (»Katerstimmung«), die das masturbatorische Verhalten perpetuiert.

Exzessiver Pornografiekonsum Exzessiver Pornografiekonsum findet sich als Verhaltensspezifikator ebenfalls bei einem hohen Prozentsatz der Betroffenen (Kafka u. Hennen 2000) und hat durch die leichte Verfügbarkeit eines riesigen Angebots an Pornografie im Internet zweifellos einen noch höheren Stellenwert bekommen. Hier gibt es im Sinne einer doppelten bzw. parallelen Dysregulation Schnittflächen bzw. Komorbidität zur sog. Internetabhängigkeit. Der Pornografiekonsum hat oft Züge eines riskanten Verhaltens und kann trotz eingetretener oder drohender negativer Konsequenzen (Probleme am Arbeitsplatz, Entdeckung durch die Partnerin, finanzielle Aspekte) nicht reguliert werden. Vom Verhaltensmuster lassen sich »Jäger«, die regelmäßig bestimmte Suchroutinen auf der Jagd nach neuen Stimuli durchführen, von »Sammlern« unterscheiden, die (oft riesige) Vorräte pornografischer Materialien anlegen. Mischformen beider Muster kommen ebenfalls vor.

Promiskuität/multiple Sexualpartner Der dritte zentrale Spezifikator exzessiven Sexualverhaltens bezieht sich auf einen Komplex aus Promiskuität, notorischem Fremdgehen und Sex mit multiplen Sexualpartnern. Die Verhaltensweisen können sich sowohl auf Prostitution als auch auf nichtkäuflichen Sex richten und nehmen einen Großteil der verfügbaren Zeit und Energie ein. Die Umgebung wird praktisch permanent auf mögliche Sexualpartner »gescannt« (Coleman 1992) und es besteht

oft ein großes Geschick, potenzielle Partner »herumzukriegen«, worin nicht selten das Hauptziel des Verhaltens besteht. Sehr häufig werden dazu Chatrooms und Online-Partnerschaftsportale (Cybersex) genutzt. Cybersex beschreibt als Mischbegriff Verhaltensweisen, die sich zum Teil auf die virtuelle Realität beschränken, zum Teil aber auch primär zur Anbahnung realer Kontakte eingesetzt werden.

Neben diesen 3 zentralen Spezifikatoren (vgl. auch Briken et al. 2007) werden zumeist noch Telefonsex (mit abnehmender Bedeutung) und der Besuch von Rotlichtbars/Striptease-Clubs genannt, wobei letztere in Deutschland eher einen geringen Stellenwert einnehmen.

5.4.5 Subtypen, Persönlichkeitsmerkmale und Komorbidität

In verschiedenen Studien wurden Persönlichkeits- und Verhaltensmerkmale von Personen mit exzessivem Sexualverhalten untersucht und verschiedene Subtypen unterschieden. Aus diesen Studien ergeben sich auch Rückschlüsse auf psychopathologische Indikatoren.

In einer Studie zur »Internet-Sexsucht« unterschieden Cooper et al. (1999) die folgenden 4 Subtypen von Internet-Pornografiekonsumenten: den depressiven Typus (»depressive type«), den Stressreaktiven Typus (»stress reactive type«), den »Fiktion-und-Fantasie-Typus« (»fiction and fantasy type«) und den zwanghaften Typus (»compulsive type«). Die Autoren betonten allerdings, dass die überwiegende Mehrheit ihrer Stichprobe (80 %) ihr Nutzungsverhalten nicht als problematisch eingeschätzt hat.

Die Arbeitsgruppe um Reid hat in einer Reihe von Studien Personen, die wegen ihrem exzessiven Sexualverhalten Hilfe gesucht haben, im Hinblick auf Persönlichkeitsmerkmale und Symptombelastung untersucht. In einer Studie (Reid u. Carpenter 2009) zeigte sich im MMPI-2 bei 71 % der Stichprobe (n = 152) zumindest eine »klinisch relevante Erhöhung der Skalenwerte« (definiert als T ≥ 65), was allerdings auch für unausgelesene Normalstichproben nicht ungewöhnlich ist. Eine clusteranalytische Weiterverarbeitung der

Resultate ergab 4 Gruppen, von denen die größte (38 %) ein normales MMPI-2-Profil und die nächstgrößere Gruppe (31 %) ebenfalls nur ein moderat abweichendes Profil aufwiesen. Gruppe 3 (20 %) zeigte demgegenüber ein deutlicher abweichendes, »neurotisches« Profil mit Peaks in den Skalen für Angst, Depression und soziale Isolation. Eine kleine Gruppe (11 %) zeigte schließlich ein klar abweichendes Profil mit deutlichen psychopathologischen Merkmalen in einer Vielzahl der Skalen. Insgesamt werteten die Autoren ihre Ergebnisse als Beleg dafür, dass Personen mit exzessivem Sexualverhalten keine homogene Gruppe darstellen, sich aber einander ähnliche Subtypen identifizieren lassen. Während sich in dieser Stichprobe und in den verwendeten Untersuchungsinstrumenten keine Merkmale fanden, die Suchttendenzen erkennen ließen, zeigten sich diskrete obsessiv-compulsive Strömungen.

In einer weiteren Studie (Reid et al.2008) wurde der Fokus auf die Merkmale Alexithymie, emotionale Instabilität und Stressvulnerabilität gelegt. In einem Regressionsmodell erwiesen sich Merkmale von Depressivität und Stressvulnerabilität sowie Schwierigkeiten, Gefühle zu identifizieren, als beste Prädiktoren des Schweregrads des exzessiven Sexualverhaltens.

Mit der SCL-90-R verglichen Reid et al. (2009) die psychische Symptombelastung bei Patienten mit exzessivem Sexualverhalten und einer studentischen Vergleichsgruppe. Die Ergebnisse zeigten signifikant mehr depressive und obsessive Merkmale bei den Patienten, während sich bezüglich der Dimension Angst keine Unterschiede ergaben. Weitere Auffälligkeiten zeigten sich bei den Patienten in der Skala »interpersonelle Sensitivität« (Selbstzweifel, Unwerterleben, Gefühl der Ablehnung in interpersonellen Beziehungen, Scham) und »Psychotizismus«, wobei die Itemanalyse zeigte, dass diese Skalenerhöhung nicht auf die Items zurückführbar war, die schizotypisches/psychotisches Erleben messen, sondern auf die Items, die direkt Probleme mit der eigenen Sexualität erfassen sollen sowie emotionale Distanz oder soziale Entfremdung und Sorgen um die eigene psychische Verfassung. Gegenüber der Kontrollgruppe wiesen die Patienten auch einen signifikant erhöhten Leidensdruck auf.

In Studien, die die **Lebenszeitprävalenz** psychischer Störungen bei Personen mit exzessivem Sexualverhalten untersuchten, zeigte sich, dass ein hoher Prozentsatz der Betroffenen im Laufe ihres Lebens multiple affektive, Angst-, Impulskontrollstörungen oder Substanzabhängigkeiten aufwiesen (Black et al. 1997, Kafka u. Prentky 1994, 1998, Kafka u. Hennen 2002, Raymond et al.2003). Es ist bemerkenswert, dass gegenüber den genannten Störungen OCDs nur bei einem sehr niedrigen Anteil der Personen auftraten und nur eine untergeordnete Rolle zu spielen scheinen.

In lediglich 2 Studien an kleinen Stichproben wurde die Assoziation von exzessivem Sexualverhalten mit Persönlichkeitsstörungen (DSM-IV-TR-Achse-II-Diagnosen) untersucht (Black et al. 1997, Raymond et al.2003). In beiden Studien wies jeweils knapp die Hälfte der Probanden mindestens eine Achse-II-Diagnose auf, überwiegend aus Cluster 2 oder 3. Kafka (2010a) hebt hervor, dass antisoziale und Borderline-Diagnosen, in denen definitionsgemäß Impulskontrollprobleme eine herausgehobene Bedeutung haben, in diesen Studien nur eine geringe Prävalenz aufwiesen.

Insgesamt lassen sich aus den vorliegenden Daten die folgenden Hauptkomorbiditäten exzessiven Sexualverhaltens ableiten:

- Affektive Störungen: Depression, (Hypo-) Manie, bipolare Störungen
- Angststörungen
- Stoffgebundene und nichtstoffgebundene Abhängigkeiten
- Paraphilien
- ADHS (Aufmerksamkeitsdefizit-/Hyperaktivitätsstörung)

■ **Zusammenfassung**

Die begrenzte Datenlage zu Persönlichkeitsmerkmalen, psychischer Symptombelastung und Komorbiditäten belegt vor allem die Heterogenität der Verhaltensmuster und Persönlichkeiten, die unter dem Label exzessives Sexualverhalten zusammengefasst werden können. Besonders in Punktprävalenzstudien wies jeweils ein signifikanter Anteil der Betroffenen gar keine bzw. nur marginale Anzeichen für psychische Auffälligkeiten auf, während ca. 20–40 % deutlichere Symptome psychischer Gestörtheit erkennen ließen, insbesondere affektive und interpersonelle Störungen. Bei Betrachtung der Lebenszeitprävalenz bietet sich naturgemäß ein anderes Bild, das bei Einbeziehung einer längeren Zeitachse von einer erheblichen Symptombelastung und einem deutlichen Leidensdruck zeugt und in dem als Hauptkomorbiditäten vor allem affektive Störungen imponierten (v. a. Dysthymie), die bei bis zu 60 % auftraten, gefolgt von Substanzabhängigkeiten, Angststörungen und ADHS. Über Ursache-Wirkungs-Beziehungen und Prozessdynamik zwischen diesen psychischen Störungsbildern und dem exzessiven Sexualverhalten lassen sich derzeit kaum gesicherte Aussagen machen.

5.4.6 Nosologische Einordnung exzessiven sexuellen Verhaltens

Vor der Darstellung der verfügbaren Untersuchungsverfahren und praxisbezogener diagnostischer Aspekte soll an dieser Stelle die Diskussion um die nosologische Einordnung exzessiven Sexualverhaltens nochmals kompakt zusammengefasst werden. Die Debatte um die Platzierung exzessiven Sexualverhaltens in der Nomenklatur psychischer Störungen, inklusive der Frage, ob diesem Verhalten überhaupt die Stellung einer diskreten Störungskategorie eingeräumt werden sollte, dominiert die aktuelle wissenschaftliche Literatur und wird spätestens seit der für das DSM-5 vorgeschlagene Kategorie einer »hypersexuellen Störung« (Kafka 2010a) intensiv und kontrovers geführt. Insgesamt besteht ein weitgehender Konsens, dass es sich bei exzessivem Sexualverhalten nicht um ein homogenes Störungsbild handelt – kein Konsens besteht darüber, welchem Erklärungsmodell bzw. welchen Erklärungsmodellen dieses Verhalten zuzuordnen ist. Dabei steht die Unterschiedlichkeit der verschiedenen Konzeptualisierungen in einem gewissen Widerspruch zu den im Kern ähnlichen Symptomen und Verhaltensweisen untereinander und auch im Hinblick auf Nähe und Überschneidung zu den Verhaltenssüchten, die (unabhängig von der theoretischen Ausrichtung der jeweiligen Autoren) von den Betroffenen genannt werden, sodass die Vermutung naheliegt, dass hier tatsächlich das gleiche Phänomen – möglicherweise in etwas unterschiedlichen Prägnanz- oder Verlaufstypen

– aus verschiedenen Blickwinkeln beschrieben wird. Deutlich wird dies z. B. daran, dass in der Definition der »hypersexuellen Störung« vermieden wurde, diese explizit als eine Form der Verhaltenssucht zu beschreiben (Kafka 2010a, Anthony u. Hollander 1993). Tatsächlich ähneln aber die vorgeschlagenen Kriterien denen von Goodman (1992) weitgehend, der die Parallelen exzessiven Sexualverhaltens zu den Suchtstörungen hervorgehoben hat. Beide Definitionen und ihre diagnostischen Kriterien betreffen die Zeit, die mit der Vorbereitung oder Ausführung sexueller Aktivitäten verbunden ist, Versuche das Verhalten zu kontrollieren, seine Aufrechterhaltung trotz negativer Konsequenzen und den daraus resultierenden Leidensdruck für die Betroffenen. Dies spiegelt sich auch in der Nähe der Kriterien der aktuellen Definition der hypersexuellen Störung zu denen der substanzbezogenen Störungen wider. Bei beiden Definitionen müssen die Symptome jeweils nur über eine relativ kurze Zeit präsent sein. Der Hauptunterschied zwischen beiden Definitionen und ihren diagnostischen Kriterien liegt darin, dass in Kafkas diagnostischen Kriterien die Toleranzentwicklung und die Erleichterung von negativen Gefühlszuständen, nicht aufgenommen wurden. Bislang fehlt es jedoch an Studien, die die Validität dieser Kriterien belegen können und die verwendeten Begriffe zur Quantifizierung der Kernsymptome (z. B. häufig, wiederholt, groß) bedürfen weiterer Spezifizierung. Die Ergebnisse der Feldstudien zum DSM-5 und weitere Forschung sind notwendig, um validierte Kriterien zur Verbesserung der Charakterisierung exzessiven nichtdevianten sexuellen Verhaltens zu etablieren und Parallelen zur Substanzabhängigkeit systematisch untersuchen zu können.

Insgesamt wurden für die Erklärung und Einordnung exzessiven normophilen Sexualverhaltens 4 verschiedene Erklärungsmodelle vorgeschlagen, die dieses Verhalten als **Zwangsstörung, Impulskontrollstörung, Verhaltenssucht** oder **dysreguliertes sexuelles Verlangen** (»sexual desire dysregulation«) einordnen.

▪ Zwangsspektrumstörungen
Von verschiedenen Autoren Anthony u. Hollander 1993, Bradford 1999, Coleman 1990, Coleman et al. 2003) wurde auf die Parallelen zwischen der

Phänomenologie der Zwangsstörung und exzessivem Sexualverhalten hingewiesen und Begriffe wie »sexual compulsivity«, Cooper 1998) vorgeschlagen. Ähnlichkeiten werden zumeist in dem subjektiven Gefühl des »Getrieben-Seins« gesehen, über das Patienten mit exzessivem Sexualverhalten häufig berichten. Gelegentlich wird auch die starke Beschäftigung mit sexuellen Fantasie und Stimuli als »obsessiv« gewertet oder der Umstand, dass die exzessiven sexuellen Gedanken oder Verhaltensweisen zur Reduktion von Angst oder dysphorischen/depressiven Gefühlszuständen eingesetzt werden. Gleichwohl besteht heute weitgehender Konsens, dass trotz einiger Parallelen exzessives Sexualverhalten **nicht** die Kriterien einer OCD erfüllt (s. dazu auch ▶ Abschn. 5.4.3) und auch die Komorbiditätsrate niedrig ist (Kafka 2010a, Kingston u. Firestone 2008, Kaplan u. Krueger 2010, Levine 2010, Raymond et al. 2007). Wesentliches klinisches Argument aus verhaltensmedizinischer Sicht gegen eine Nähe zu Zwangsspektrumstörungen wäre die Forderung, dass bei Vorliegen einer solchen, die Impulse als Ich-dyston erlebt werden sollten, was beim exzessivem Sexualverhalten in der Regel selten der Fall ist. Dies alles lässt darauf schließen, dass das Modell der Zwangsstörungen exzessives sexuelles Verhalten nur unzureichend beschreiben kann.

■ **Impulskontrollstörungen**

Die Impulskontrollstörungen sind durch das Unvermögen gekennzeichnet, einem Impuls, Trieb oder einer Versuchung zu wiederstehen, eine Handlung auszuführen, die für den Betroffenen oder andere Personen schädlich ist (APA 2000). Kennzeichnend für diese Störungen ist eine gesteigerte Erregung vor dem Verhalten, eine gesteigerte Wahrnehmung der Belohnung oder Erleichterung während des Verhaltens und Gefühle von Schuld, die der Handlung folgen. Bei exzessivem sexuellem Verhalten kann nach diesem Modell einem sexuellen Impuls nicht widerstanden werden (Barth u. Kinder 1987), was dann zur sexuellen Handlung führt. Die sexuelle Aktivität geht zwar vorübergehend mit der Erleichterung von negativen Gefühlszuständen einher, mündet jedoch in der Regel in aversiven Gefühlen wie Schuld und Scham und erzeugt beim Betroffenen einen wesentlichen

Leidensdruck. Parallelen werden hier gesehen zum sexuellen »Risikoverhalten« (»sexual risk taking«) oder zum sexuellen »Sensation seeking«, Merkmale und Verhaltensmuster, die auf eine erhöhte Impulsivität hindeuten können (Bancroft u. Vukadinovic 2004, Kalichman u. Rompa 1995).

Das Konzept der Impulskontrollstörung lehnt sich dabei an die Definition des pathologischen Spielens an, das bislang ebenfalls dieser Störungskategorie zugeordnet wurde. Die berichtete Impulsivität und verminderte Impulskontrolle ist jedoch nicht spezifisch für Impulskontrollstörungen und tritt bei der Substanzabhängigkeit oder Zwangsstörungen ebenfalls auf. Ähnlich wie bei der nosologischen Einordnung des pathologischen Glücksspiels ist das Konzept der Impulskontrollstörungen somit unzureichend, um exzessives sexuelles Verhalten hinreichend zu erklären.

■ **Verhaltenssüchte**

Das Suchtmodell als Erklärungsmodell für exzessives nichtdeviantes sexuelles Verhalten wurde als erstes von Orford (Mörsem et al. 2011) eingeführt und später insbesondere von Carnes (1983, 1991) popularisiert. Später hat dann vor allem Goodman (1992, 1998, 2001) auf die Parallelität der bei Suchtstörungen und exzessivem Sexualverhalten beteiligten biologischen, psychologischen und Entwicklungsprozesse hingewiesen und ein gemeinsames Substrat postuliert, das sich vor allem auf die 3 Verhaltensdomänen Motivation – Belohnung, Affektregulation und Verhaltensinhibition beziehen soll (Kafka 2010a). Darüber hinaus verwies Goodman (2001) darauf, dass – wenn man in der DSM-IV-TR-Definition der Substanzabhängigkeit die entsprechenden Abhängigkeitstermini durch »exzessives Sexualverhalten« ersetzt – das exzessive Sexualverhalten in mindestens 3 der 7 operationalen Kriterien genau »passen« und damit der Substanzabhängigkeit weitgehend entsprechen würde.

Nach heutigem Kenntnisstand bestehen sowohl bezüglich der Verhaltensebene als auch im Hinblick auf ätiopathogenetische und wahrscheinlich auch neurobiologische Prozesse zahlreiche Parallelen zwischen exzessivem Sexualverhalten und Sucht. Ähnlichkeiten beziehen sich auf die Steigerung sexueller Gedanken, Impulse und Handlungen im Störungsverlauf, entzugsähnliche Erscheinungen wie depressive Symptome, Ängste, Unruhe und Gereiztheit, die mit einer Reduktion der sexuellen Aktivität einhergehen sowie Schwierigkeiten, die Häufigkeit sexueller Aktivitäten einzuschränken oder diese aufzugeben. Es besteht weiterhin ein erhöhter Zeitbedarf für die Suche nach sexuellen Stimuli bzw. potenziellen Partnern, andere Aktivitäten und Lebensbereiche werden vernachlässigt und das sexuelle Verhalten wird trotz der damit verbundenen negativen Folgen (z. B. sexuell übertragbare Krankheiten, Konflikte in der Ehe oder Familie, berufliche und rechtliche Probleme) aufrechterhalten. Alle diese klinischen Merkmale stimmen mit den diagnostischen Kriterien einer Abhängigkeit oder Sucht überein. Aus dem Blickwinkel der Suchterkrankungen betrachtet, sind die Kernmerkmale süchtigen Verhaltens in gleicher Weise auch bei exzessivem sexuellem Verhalten beobachtbar (Potenza 2006): ein Zustand gesteigerten Verlangens vor der Ausführung des Verhaltens oder ein zwanghaftes Ausführen des Verhaltens selbst, eine beeinträchtigte Kontrolle über die Verhaltensausführung und das Aufrechterhalten trotz negativer Konsequenzen.

Die Autoren, die für eine Zuordnung exzessiven Sexualverhaltens zum Suchtmodell plädieren, sehen zusätzliche empirische Belege in den hohen Komorbiditätsraten zwischen exzessivem sexuellem Verhalten und substanzgebundenen Abhängigkeiten. In den Studien, welche die Gruppe um Kafka an Personen, die wegen ihres exzessiven Sexualverhaltens Hilfe gesucht haben, durchführten (Kafka u. Prentky 1994, 1998, Kafka u. Hennen 2002), lag die Komorbiditätsrate jeweils zwischen 40 und 47 %, wobei Alkohol mit 30–40 % die mit Abstand wichtigste Substanz war. In den Studien, bei denen die Probanden über Zeitungsannoncen rekrutiert wurden, lagen die Komorbiditätsraten für Suchtprobleme sogar mit 64 und 71 % noch höher (Black et al. 1997, Raymond et al. 2003), wobei es sich hier um kleine Stichproben (n <30) handelte und der Schweregrad des exzessiven Sexualverhaltens nicht erhoben wurde. Diskutiert wird in diesem Zusammenhang das Vorliegen einer »Suchtstruktur«, die dann als prädisponierender Faktor u. a. auch das Sexualverhalten betreffen kann (Levine 2010). In einer aktuellen Studie an einer Stichprobe von substanzabhängigen Ratsuchenden

wiesen 25 % Anzeichen hypersexuellen Verhaltens auf (Stavro et al. 2013), eine deutliche Erhöhung gegenüber den Schätzwerten für die Prävalenz in der Allgemeinbevölkerung. Trotz einer hohen Komorbidität zu den Suchterkrankungen muss allerdings kritisch eingewendet werden, dass sich aufgrund des Komorbiditätsargumentes ebenso gut Argumente finden würden, exzessives Sexualverhalten den affektiven Störungen zuzurechnen.

Eine andere Argumentationslinie für die Zuordnung exzessiven Sexualverhaltens zum Suchtmodell rekurriert, wie die oben skizzierte Position von Goodman (1998, 2001), auf ein gemeinsames Substrat bzw. gleiche neurobiologisch-pathophysiologische Prozesse süchtigen Verhaltens. Sie hebt hervor, dass bei der heutigen Kenntnis von nosologie- und substanzübergreifenden neurobiologisch wirksam werdenden Konditionierungs- und Prägungsphänomenen allgemein süchtigen Verhaltens (Böning u. Grüsser-Sinopoli 2009, Mörsem et al. 2011) auch der »sexuellen Süchtigkeit« nicht nur die Bedeutung eines Leitsymptoms (Giese 1962) zukommt, sondern dieses Verhalten und Erleben auch in (hirn-)struktureller Sicht einen dynamischen Prozess mit zunehmender Autonomisierung darstellt (Roth 2007). Die gleichen neuralen Kerngebiete und Regelkreise, die durch künstliche Anreize stofflicher Surrogate angesprochen werden, können auch bei natürlichen Anreizen wie Essen oder Sex infolge exzessiv belohnungssuchender Verhaltensweisen »anspringen« und auch die Prozessdynamik exzessiven sexuellen Verhaltens einleiten (Grüsser u. Thalemann 2006). Die Regulierung der inneren Befindlichkeit und der emotionalen oder gedanklichen Abläufe erfolge in allen Suchtprozessen über äußere Stimuli. In ähnlicher Weise beschreibt Leshner (2001) übergeordnete Sucht in einem präziseren, heute allgemein akzeptierten Bild und spricht von einer Art »hijacking of the brain«.

Auch für Roth (2007, 2009) ist exzessives Sexualverhalten primär eine Sucht und erst in zweiter Linie eine Sexualstörung im Sinne einer Paraphilie oder paraphilieverwandten Störung. Die Art der sexuellen Devianz oder des sexuellen Ausdrucks ordnet sich nach seiner Überzeugung dem süchtigen Erleben unter und die vielfältigen Wechselwirkungen zwischen den einzelnen Abhängigkeitsformen zeigen nach Roth (2009), dass lie Sexsucht integraler Teil der süchtigen Struktur sein kann. Roth führt aus, dass die Sexualität tief in las Bindungssystem eingreift und ein entstehendes exzessives Sexualverhalten besonders nah an frühen biografischen Verwundungen angesiedelt ist und daher leicht destabilisierend wirken und auch Rückfälle in andere Suchtformen nach sich ziehen kann.

Carnes et. al. (2004) haben sich ebenfalls mit den Wechselbeziehungen verschiedener Suchtformen befasst und bezeichnen diese syndromatisch als »addiction-interaction-disorder«, wobei sie 11 verschiedene Interaktionsformen unterscheiden. Diese bei jedem Patienten genau zu kennen, sei für die Therapie außerordentlich bedeutsam. Auch die von Cordasco (1993) beschriebenen 6 Risikofaktoren für exzessives Sexualverhalten seien für die Therapie relevant:

- Sexueller Missbrauch in der Kindheit
- Aufwachsen in einer dysfunktionalen Familie
- Emotionaler und körperlicher Missbrauch
- Sexsucht oder andere Süchte bei Eltern, Geschwistern oder anderen Familienmitgliedern
- Andere Suchtformen
- Negative Einstellung zur Sexualität

Nur 2 der Faktoren seien unspezifisch, während die übrigen 4 das Sexualitäts- und Suchtthema in der Biografie und Familie der Betroffenen aufgriffen. Aus all den genannten Gründen ist für Roth (2000) das Modell »Sex als Sucht« auch ein therapeutisches Konzept. Weiterhin werden in der Therapie in hohem Maß Strategien angewandt, die denen der kognitiv-behavioralen Verhaltenstherapie bei Abhängigkeitserkrankungen sehr ähnlich sind, vor allem in der Selbsthilfe findet sich eine vorherrschende Orientierung an den alkoholspezifischen 12-Stufen-Programmen.

Als wesentliche Argumente gegen eine Zuordnung exzessiven Sexualverhaltens zum Suchtmodell wird angeführt, dass es bei exzessivem Sexualverhalten weder Entzugssymptome noch eine Toleranzentwicklung gebe, die diesen Kernmerkmalen einer Sucht tatsächlich entsprechen (Kafka 2010a). Obwohl hier anzumerken gilt, dass die aktuelle Revision des DSM-5 Toleranz und Entzugssymptome, z. B. bei den alkoholbezogenen Störungen, aufgrund des dimensionalen Ansatzes nur in einer Liste von

11 Symptomen auflistet, von denen 2 schon für eine Diagnosestellung ausreichend sind. Bei den substanzbezogenen Störungen werden somit diese beiden Kriterien nicht als obligatorisch gefordert (APA 2013). Kliniker, die viel praktische Erfahrung mit dem Phänomen des exzessiven Verhaltens haben, berichten, dass es entzugsähnliche Symptome durchaus gibt (v. a. dysphorische Stimmung, Unruhe oder Gereiztheit, innere Leere), die in ihrer Phänomenologie eher denen eines Nikotinentzuges ähneln als denen eines Alkoholentzuges. Diese seien aber anders motiviert und folgten einer anderen Dynamik als das bei klassischen Entzugszuständen der Fall ist (Hall 2011, Kafka 2010a, Levine 2010). In ähnlicher Weise wird argumentiert, dass es bei exzessivem Sexualverhalten keine Toleranzentwicklung gibt, wie sie für die Sucht konstitutiv ist. Die bei einem Teil der Betroffenen vorfindbare Steigerung des Verhaltens im Sinne einer zunehmenden Beschäftigung, die immer mehr Zeit einnimmt und auch eine Reizsteigerung beinhalten kann, wird meist eher im Sinne einer progredienten Verlaufsform gesehen, wie sie bei Paraphilien vorkommt.

Eine Studie von Wines (1997) erbrachte demgegenüber Ergebnisse, die durchaus auch Parallelen bezüglich Entzugssymptomen und Toleranzentwicklung bei Personen mit exzessivem Sexualverhalten erkennen lassen. So berichteten 98 % von 3 oder mehr entzugsähnlichen Symptomen bei Reduktion des sexuellen Verhaltens, 94 % hatten erfolglos versucht, ihr sexuelles Verhalten zu reduzieren oder zu kontrollieren, 92 % gaben an, dass sie mehr Zeit mit sexuellen Aktivitäten verbrachten als intendiert, 94 % benötigten mehr Zeit, um diese vorzubereiten oder sich von diesen zu erholen, und 85 % setzten das sexuelle Verhalten fort, obwohl es mit körperlichen oder psychischen Schäden verbunden war. Allerdings wurde diese Fragebogenstudie an einer relativ kleinen Stichprobe von Personen durchgeführt, die sich selbst als »sexsüchtig« identifizierten und an einem 12-Stufen-Programm zur Suchtbehandlung teilnahmen, was sicher die Generalisierbarkeit dieser Daten einschränkt.

In einer retrospektiven Analyse von 30 Patienten, die wegen »Sexsucht« bei ihm professionelle Hilfe suchten, kam Levine (2010) zu der Schlussfolgerung, dass 75 % dieser Stichprobe nicht als

Sexsüchtige einzustufen waren, sondern andere Kategorien (Paraphilien, Fremdgehen, sexuelle Reizsuche) angemessener waren. Die 25 %, für die die Kategorie Sexsucht zutraf, wiesen allerdings eine mit hohem Leidensdruck und erheblichen negativen Konsequenzen verbundene Spirale der Verschlechterung auf, die den Leitsymptomen Gieses oder dem progredienten Verlauf nach Schorsch entsprach.

Insgesamt sprechen sowohl bei Betrachtung von Symptomatik und Verhaltensebene als auch bei Berücksichtigung der Belege für ein gemeinsames neurobiologisch-pathophysiologisches Substrat viele Aspekte für eine Zuordnung exzessiven Sexualverhaltens zum Erklärungsmodell der Sucht. Gegen diese Zuordnung wird vor allem eingewendet, dass Entzugssymptome und Toleranzentwicklung bei exzessivem Sexualverhalten in wirklich vergleichbarer Form nicht hinreichend belegt sind. Darüber hinaus wird die Heterogenität von Erscheinungsformen, Persönlichkeitstypen, ätiopathogenetischen Faktoren und Verlaufsformen exzessiven Sexualverhaltens gegen eine alleinige Einordnung als Sucht ins Feld geführt.

▪ Dysregulierte sexuelle Appetenz
Die Sichtweise exzessiven Sexualverhaltens als Dysregulation sexueller Appetenz rückt im Unterschied zu den anderen Erklärungsmodellen das spezifisch Sexuelle in den Gedanken, Impulsen und Verhaltensweisen, um die es in diesem Verhalten geht, in den Vordergrund und sieht impulsive, Zwangs- oder süchtige Komponenten diesem nachgeordnet. Das Phänomen wird hier als ein Pol bzw. als exzessive Endstrecke der Häufigkeitsverteilung appetitiven Sexualverhaltens (inklusive sexueller Erregung und sexueller Motivation) betrachtet, deren Gegenpol die sexuelle Lustlosigkeit bzw. die Störung mit hypoaktivem sexuellem Verlangen (»hypoactive sexual desire disorder«) darstellt (Kafka 2010a). Der für die 5. Revision des DSM vorgeschlagene Terminus »hypersexuelle Störung« rekurriert zum einen auf traditionelle Begriffe (s. ► Abschn. 5.1), führt aber auch wesentliche Merkmale des ebenfalls von Kafka entwickelten Begriffs der »paraphilieverwandten Störung« weiter und nimmt Bezug auf neuere Modelle der Steuerung sexuellen Verhaltens wie dem Modell dualer

Kontrolle (Bancroft 1999, Bancroft u. Vukadinovic 2004, Bancroft et al. 2009). Im Kern wird exzessives Sexualverhalten als gesteigerter und/oder disinhibierter Ausdruck sexuellen Verlangens/sexueller Erregung betrachtet, gepaart mit einer Komponente der Impulsivität (Kafka 2010a, b) und einer Reduzierung der Fähigkeit zur Handlungssteuerung (»volitional impairment«).

Das in diesem Zusammenhang zur Erklärung herangezogene Modell der dualen Kontrolle (»Dual-Control-Model«) besagt, dass sexuelle Störungen durch eine gestörte Balance bzw. eine Dysregulation zwischen Erregungs- und Hemmungssystemen entstehen, wobei diese Systeme voneinander unabhängig agieren und separate neurobiologische Substrate aufweisen (Bancroft 1999, Hartmann et al. 2006). Entsprechend diesem gut belegten Modell kann exzessives Sexualverhalten aus einer Kombination von »zu wenig« sexueller Hemmung bzw. dysfunktional arbeitenden Hemmungssystemen, einer hohen Tendenz zu bzw. niedrigen Schwelle von sexueller Exzitation oder einer Kombination aus beiden entstehen (Bancroft 2009), woraus sich dann das »out-of-control« sexuelle Verhalten entwickelt. Nach Bancroft und Vukadinovic (2004) ist exzessives Sexualverhalten aber nicht nur mit einer gestörten Balance von Erregungs- und Hemmungssystemen assoziiert, sondern darüber hinaus dadurch gekennzeichnet, dass negative Stimmungslagen (Angst, Depressivität etc.), durch die sexuelles Verlangen und Erregung normalerweise gehemmt werden, hier zu vermehrter sexueller Erregung bzw. sexueller Reizsuche führen. So kann es im Verlauf zu Konditionierungsprozessen zwischen negativen Emotionen und sexuellen Gedanken und Impulsen kommen, die Fortführung der sexuellen Verhaltensmuster trotz negativer Konsequenzen bedingen (Bancroft 2009). Das Modell dysregulierter Sexualität wird auch von Forschungsansätzen gestützt, die zeigen, dass sich bei Personen mit exzessivem Online-Pornografiekonsum eine erhöhte Reizreaktivität (»cue reactivity«) im Sinne einer verstärkten Reaktionsbereitschaft auf sexuelle Stimuli finden ließ, die mit einer erhöhten psychischen Symptombelastung (SCL-90-R, GSI) verknüpft war (Brand et al. 2010).

Insgesamt kann nach bisherigem Kenntnisstand und gegenwärtiger Datenlage das Modell dysregulierter sexueller Appetenz neben dem Suchtmodell und möglicherweise auch komplementär als überzeugendes Erklärungskonzept exzessiven Sexualverhaltens gelten, insbesondere in Verbindung mit dem Modell der dualen Kontrolle. Kritisch ist anzumerken, dass das Erklärungsmodell insgesamt und insbesondere der Begriff »hypersexuell« impliziert, dass das Verhalten primär oder ausschließlich sexuell motiviert ist bzw. auf einer übersteigerten sexuellen Appetenz beruht, was bei einem signifikanten Anteil der Betroffenen nicht der Fall zu sein scheint. Wie beim Suchtmodell kann auch gegen eine exklusive Zuordnung zum Modell dysregulierter Sexualität eingewendet werden, dass dies der Heterogenität der Phänomenologie nicht gerecht wird.

5.4.7 Diagnostische Verfahren und Instrumente

Im Zuge eines gesteigerten wissenschaftlichen Interesses an dem Phänomen exzessiven Sexualverhaltens und der Weiterentwicklung in den theoretischen Konzeptionen und Definitionen des Störungsbildes, wurden auch zahlreiche Instrumente und Verfahren entwickelt, um exzessives sexuelles Verhalten quantitativ abbilden zu können. Jedoch unterliegen die meisten der Instrumente und Verfahren wesentlichen methodischen Einschränkungen. So wurde die Validität und Reliabilität der Verfahren nur unzureichend überprüft oder Testung bezog sich nur auf spezifische Populationen.

Selbstbeurteilungsverfahren

Selbstbeurteilungsverfahren zur Diagnostik exzessiven Sexualverhaltens basieren auf Items, die Erfahrungen mit problematischen sexuellen Gedanken, Gefühlen und Verhaltensweisen beschreiben. Die meisten Verfahren erfassen ausschließlich subjektiv wahrgenommene (z. B. das Gefühl, Kontrolle über das Verhalten verloren zu haben) und keine objektiven Kriterien (z. B. Anzahl sexueller Kontakte im letzten Monat). Unter den Selbstbeurteilungsverfahren kann außerdem zwischen Skalen und Checklisten unterschieden werden. Bei Skalen wird jedes Item auf einer mehrstufigen Likert-Skala beurteilt und in der Regel werden die Items zu einem Gesamtwert oder zum Teil auch zu Skalenwerten untergeordneter Dimensionen aufsummiert. Bei den Checklisten ist die Antwortmodalität auf eine dichotome Auswahl von »Ja« oder »Nein« beschränkt. Selbstbeurteilungsverfahren sind rasch und einfach anzuwenden. Sexuelles Verhalten und Schwierigkeiten in diesem Bereich sind jedoch häufig beim Betroffenen mit Gefühlen der Scham verbunden. So kommt bei Selbstbeurteilungsverfahren die Tendenz zu sozial erwünschten Antworten besonders zum Tragen und muss in der Interpretation der Befunde berücksichtigt werden.

Eines der ersten Verfahren, das eine weite Verbreitung gefunden hat, ist der »**Sexual Addiction Screening Test**« (SAST, Carnes 1983). Der SAST umfasst 25 Items (z. B. »Stellen Sie häufig fest, dass Sie sich gedanklich mit sexuellen Aktivitäten beschäftigen?«; »Hat Ihr sexuelles Verhalten jemals Probleme bei Ihnen oder Ihrer Familie verursacht?), die mit »Ja« oder »Nein« beantwortet werden können. Der SAST dient zur Messung der Symptome sexueller Sucht nach dem Modell von Carnes (1983) und verfügt über hinreichende Belege der Testgüte. Die Anwendung ist allerdings auf heterosexuelle Männer beschränkt.

Ein neueres Screening-Verfahren, das sich explizit auf die Merkmale der für das DSM-5 vorgeschlagenen Kategorie »Hypersexualtität« bezieht, ist das »**Hypersexual Behavior Inventory**« (HBI 19), das in der Arbeitsgruppe von Reid entwickelt wurde (Reid et al. 2011). Es besteht aus 19 Items, die sich in 3 Faktoren gruppieren, welche

a. die negativen Konsequenzen des exzessiven Sexualverhaltens,
b. die mangelhafte Verhaltenskontrolle und
c. den Einsatz von Sex als Coping-Strategie bezüglich negativer Gefühle bzw. Stress erfassen.

Die 3-Faktoren-Struktur konnte in konfirmatorischen Faktorenanalysen bestätigt werden und das Instrument weist eine gute Validität und Reliabilität (sowohl interne Konsistenz als Re-Test) auf. Probanden mit einem HBI-Score ≥53 werden als hypersexuell eingestuft. Das Verfahren ist geschlechtsübergreifend konzipiert und nicht an eine bestimmte sexuelle Orientierung gebunden.

Noch direkter auf die Merkmale der Kategorie »Hypersexualität« bezieht sich das »**Hypersexual**

Disorder Screening Inventory« (HDSI), das dem Kliniker ermöglicht, das Vorhandensein und den Ausprägungsgrad der 5 A-Kriterien und 2 B-Kriterien für die letzten 6 Monate zu erfassen (Anthony u. Hollander 1993). Bei einem Maximalscore von 28 müssen mindestens 15 Punkte erreicht werden, damit die Diagnose einer hypersexuellen Störung gestellt werden kann. Mit einem weiteren von der DSM-5-Arbeitsgruppe entwickelten Verfahren, der **»Hypersexual Disorder: Current Assessment Scale«** (HD: CAS) lässt sich – ebenfalls entlang der 7 Hypersexualitätskriterien – der aktuelle (bezogen auf einen 2-wöchigen Zeitraum) Schweregrad der Problematik erfassen. Der HD: CAS ist dabei auch für Verlaufsmessungen, etwa in klinischen Studien oder in individuellen Therapien, geeignet.

Weitere Selbstbeurteilungsverfahren auf der Basis von Skalen, die es erlauben, exzessives Sexualverhalten differenziert zu erfassen, beruhen stärker auf der Sichtweise exzessiven Sexualverhaltens als Zwangsstörung. Die wichtigsten sind die **»Sexual Compulsivity Scale«** (SCS; Kalichman et al. 1994, Kalichman u. Rompa 2001) und das **»Compulsive Sexual Behavior Inventory«** (CSBI; Coleman et al. 2001). Die SCS ist eine 10 Items umfassende Skala, die exzessives sexuelles Verhalten über einen Gesamtscore erfasst. Exzessives Sexualverhalten wird als ein beharrlicher, wiederholt auftretender, als aufdringlich erlebter und unerwünschter Drang beschrieben, bestimmte sexuelle Handlungen, meist in einer ritualisierten oder gewohnheitsmäßigen Weise, auszuführen. Beispiele für Items sind: »Mein Bedürfnis nach Sex stört mein tägliches Leben« und »Ich habe Schwierigkeiten, meine sexuellen Gedanken und mein sexuelles Verhalten zu kontrollieren«. Zur SCS liegen zahlreiche Belege der Testgüte und kriteriumsbezogenen Validität vor und sie ist die in der Forschung am häufigsten eingesetzte Skala zur Erfassung exzessiven Sexualverhaltens.

Das »Compulsive Sexual Behavior Inventory« (CSBI) ist eine 28 Items umfassende Skala zur Erfassung exzessiven Sexualverhaltens, die in der Forschung bereits mehrfach eingesetzt wurde. Der CSBI setzt sich aus 3 Dimensionen zusammen:

- Kontrolle (Fähigkeit, sexuelles Verhalten zu kontrollieren; »Wie oft haben Sie Schwierigkeiten, Ihr sexuelles Verlangen zu kontrollieren?«),
- Missbrauch (Missbrauch in der Vorgeschichte; »Wurden Sie als Kind sexuell missbraucht?«) und
- Gewalt (Erfahrungen mit sexueller Gewalt; »Haben Sie jemals einen Ihrer Sexualpartner geschlagen, getreten, geohrfeigt oder gewaltsam festgehalten?«).

Die CSBI verfügt über hinreichende Belege der Testgüte und ist das einzige Verfahren, das Missbrauch und sexuelle Gewalt einschließt. Unklar ist beim derzeitigen Stand der Forschung jedoch, ob Missbrauch und sexuelle Gewalt wesentliche Merkmale exzessiven Sexualverhaltens sind. Daher verzichten viele Forscher und Kliniker bei der Anwendung der CSBI auf die beiden Subskalen Missbrauch und Gewalt und verwenden ausschließlich die Skala Kontrolle, um exzessives Sexualverhalten zu erfassen.

In der Regel sind unter den Selbstbeurteilungsverfahren zur Diagnostik exzessiven sexuellen Verhaltens Skalen den Checklisten vorzuziehen, da sie eine differenziertere Erfassung der Symptome erlauben und sich unter anderem auch für Verlaufsmessungen eignen können. Checklisten dienen eher dem schnellen Ausschluss des Vorliegens eines exzessiven Sexualverhaltens und bieten darüber hinaus nur wenige Informationen über die Art und Schwere der Störung. Eine Zwischenstellung im Sinne eines »Allrounders« könnte das »Hypersexual Behavior Inventory« (HBI 19) einnehmen. Für die Forschung ist zusätzlich die »Sexual Symptom Assessment Scale« (SSAS; Raymond et al. 2007) interessant, da sie sich sowohl auf objektive als auch auf subjektive Kriterien bezieht und sich für Verlaufsstudien eignet. Im Kontext sexueller Aktivitäten im Internet kann der »Internet Sex Screening Test« (ISST; Delmonico u. Miller 2003) dienlich sein, um Symptome exzessiven Sexualverhaltens im Online-Bereich zu erfassen.

Fremdbeurteilungsverfahren

Fremdbeurteilungsskalen zur Diagnostik exzessiven Sexualverhaltens haben den Vorteil, dass sie häufiger objektive Symptome erfassen als dies bei Selbstbeurteilungsverfahren der Fall ist und dass die klinische Expertise der Beurteiler die Einschätzung der Symptome im Kontext eines möglichen Problemverhaltens erleichtert. Allerdings ist auch bei Fremdbeurteilungsverfahren von Antwortverzerrungen auszugehen, da auch in diesem Kontext Gefühle von Scham oder Schuld das Antwortverhalten beeinflussen können. Der wesentliche Nachteil der Verfahren ist, dass sie in der Regel mit einem höheren Zeit- und Personalbedarf in der Anwendung einhergehen.

Das am häufigsten eingesetzte Verfahren ist das »**Sexual Outlet Inventory**« (SOI; Goodman 2001), das das Auftreten und die Frequenz sexueller Fantasien, Impulse und Aktivitäten innerhalb einer bestimmten Woche erfasst. Das sexuelle Verhalten wird in die Kategorien »konventionell« und »unkonventionell« unterteilt. Konventionelles sexuelles Verhalten bezieht sich auf Sex im Kontext einer gegenseitig einvernehmlichen Beziehung, unkonventionelles sexuelles Verhalten dagegen auf Paraphilien und nichtdeviante exzessive sexuelle Verhaltensweisen (z. B. zwanghaftes Masturbieren, ich-dystone Promiskuität, anonymer Sex). Der Beurteiler ermittelt den sexuellen Gesamtoutlet (»total sexual outlet«, TSO; Kinsey et al. 1948) als die Summe aller sexuellen Verhaltensweisen, die zu einem Orgasmus geführt haben, für konventionelle und unkonventionelle Verhaltensweisen in der letzten Woche. Gleichermaßen wird für beide Kategorien die Zeit erfasst, die der Betroffene pro Tag mit entsprechenden Fantasien, Impulsen und Aktivitäten verbringt. Ein TSO von 7 und mehr über mindestens 6 Monate wird bei Männern als ein Hinweis auf das Vorliegen eines hypersexuellen Verlangens gewertet (Kafka 1997). Das SOI ist ein kurzes, augenscheinvalides Verfahren zur Messung exzessiven sexuellen Verhaltens, das im Wesentlichen auf der Messung objektiver Symptome beruht. Die Güte des Verfahrens ist jedoch nicht hinreichend belegt und die Studien beschränken sich auf männliche Stichproben, sodass die Anwendbarkeit bei Frauen nicht gewährleistet ist.

Auf der Grundlage der »Yale-Brown Obsessive Compulsive Scale« zur Erfassung von Zwangsstörungen wurde die »**Yale-Brown Obsessive Compulsive Scale – Compulsive Sexual Behavior**« (YBOCS-CSB, Morgenstern et al. 2004) entwickelt. Exzessives Sexualverhalten wird hier als Störung definiert, die durch sexuelle Fantasien und Verhaltensweisen gekennzeichnet ist, die in Frequenz und Intensität zunehmen und die andere persönliche,

zwischenmenschliche oder freizeitbezogene Interessen beeinträchtigen. Die Items beziehen sich auf sexuelle Kognitionen oder Handlungen, für die objektive Kriterien (z. B. Zeitbedarf) und subjektive Kriterien (z. B. wahrgenommene Kontrolle) erhoben werden. Obgleich erste Befunde die interne Konsistenz und Validität der YBOCS-CSB stützen, liegen jedoch noch keine hinreichenden Befunde zur Anwendbarkeit des Verfahrens in verschiedenen Zielpopulationen vor.

In Anlehnung an die diagnostischen Module für Substanzmissbrauch und -abhängigkeit des Strukturierten klinischen Interviews für DSM-IV (SKID; Wittchen et al. 1997) wurde das »**Diagnostic Interview for Sexual Compulsivity**« (DISC; Morgenstern et al. 2009) entwickelt. Exzessives Sexualverhalten ist im DISC als Störung definiert, die durch sexuelle Fantasien und Verhaltensweisen gekennzeichnet ist, die in Frequenz und Intensität zunehmen und die andere persönliche, zwischenmenschliche oder freizeitbezogene Interessen beeinträchtigen. Das DISC unterteilt sich in 6 Bereiche, welche
- die benötigte Zeit,
- problematische Verhaltensweisen,
- Missbrauchs- und Abhängigkeitskriterien,
- den Grad des Leidensdrucks oder der Beeinträchtigungen,
- das Erkrankungsalter und
- den Verlauf der wahrgenommenen Probleme

erfassen. Der DISC zeichnet sich durch seinen Ansatz aus, diagnostische Kriterien für exzessives Sexualverhalten zu etablieren, die an die Kriterien der Substanzabhängigkeit angelehnt sind. Obgleich erste Belege für die Güte des Verfahrens vorliegen, sind jedoch sowohl Reliabilität als auch Validität für verschiedene Zielpopulationen noch nicht ausreichend nachgewiesen.

Screening-Fragen
Als Ergänzung zu den beschriebenen Skalen und Checklisten können in der Praxis die von Kafka vorgeschlagenen 4 Fragen zum Screening exzessiven Sexualverhaltens nützlich sein (Briken u. Basdekis-Jozsa 2010, Kafka 2000, Kobs et al. 2011):
- Hatten Sie jemals wiederkehrende Schwierigkeiten, Ihr sexuelles Verhalten zu kontrollieren?

- Hatte Ihr sexuelles Verhalten negative Konsequenzen (juristische, in der Partnerschaft, im Beruf, medizinische, z. B. sexuell übertragbare Krankheiten)?
- Gab es Versuche, das Verhalten zu verheimlichen und/oder Schamgefühle?
- Hatten Sie jemals das Gefühl, zu viel Zeit mit sexuellen Aktivitäten zu verbringen?

5.4.8 Zusammenfassung

Insgesamt wird deutlich, dass die intensive und kontroverse Diskussion über die nosologische Zuordnung exzessiven Sexualverhaltens, die einen Großteil der Literatur einnimmt, auf der Grundlage einer bis dato in vieler Hinsicht unbefriedigenden Datengrundlage geführt wird. Daher erscheint der Vorschlag der DSM-5-Kommission zur Einführung einer polythetischen operationalen Definition, die eine Diagnosestellung nur bei dem gleichzeitigen Vorliegen einer (relativ hoch angesetzten) Mindestzahl von A-Kriterien plus dem Vorhandensein von Leidensdruck oder negativen Konsequenzen erlaubt, durchaus sinnvoll. Die aus eher niedrig angesetzten quantitativen (Zeitrahmen von mindestens 6 Monaten, exzessiver Zeitbedarf) und verschiedenen qualitativen Merkmalen zusammengesetzten A-Kriterien können darüber hinaus als gute Grundlage zukünftiger Forschung und damit auch für mögliche Korrekturen bzw. Modifikationen der Kriterien oder des Gesamtkonzepts gelten.

Kritisch zu werten sind dagegen der gewählte Terminus »hypersexuelle Störung« und die damit implizierte nosologische Zuordnung zu einem Modell dysregulierter sexueller Appetenz, die keine Klassifizierung eines bestimmten Musters exzessiven Sexualverhaltens als Verhaltenssucht oder OCD erlaubt. Eine solche Festlegung erscheint angesichts der hier referierten Datenlage, etwa zur Neurobiologie oder zu den Subtypen und Komorbiditäten exzessiven Sexualverhaltens, weder klar begründbar noch notwendig. Ein neutralerer Terminus wie z. B. »dysreguliertes Sexualverhalten, exzessiver Typus« wäre hier offener, würde der Grundlogik des DSM besser entsprechen und auch der großen Heterogenität exzessiven Sexualverhaltens besser Rechnung tragen. So könnte auch das mit dem Begriff »Hypersexualität« unweigerlich verbundene Problem vermieden werden, dass bei der Mehrzahl der Betroffenen das exzessive Sexverhalten nicht auf einen »übersteigerten Sexualtrieb« zurückzuführen ist, sondern einer anderen pathogenetischen und Prozessdynamik folgt. Von den insgesamt 4 diskutierten Erklärungsmodellen scheint nach gegenwärtigem Kenntnisstand lediglich eine Zuordnung zum Suchtmodell und zum Modell dysregulierter sexueller Appetenz sinnvoll. Ein überwiegend argumentativ geführter kompetitiver Konkurrenzkampf der Modelle dürfte generell und insbesondere im Hinblick auf die Entwicklung effizienter Therapiekonzepte allerdings wenig zielführend sein und sollte durch multidisziplinäre, ergebnisoffene Forschungsanstrengungen ersetzt werden, an denen neben Suchtforschung und Sexualwissenschaft weitere Bereiche beteiligt sein sollten. Darüber hinaus erscheinen Vorschläge konstruktiv, die Erklärungsmodelle nicht antagonistisch, sondern überlappend oder im Sinne eines dynamischen Kontinuums (Briken et al. 2005) zu sehen, das beim einzelnen Patienten Auslenkungen in die Richtungen von Sucht-, OCD- oder dysregulierter Appetenz aufweisen kann (Hall 2011, Kobs et al. 2011, Levine 2010).

Im Bereich der Diagnostik führte das wachsende Interesse an exzessivem Sexualverhalten auch zu einer Zunahme an Instrumenten zur Erfassung und Beurteilung dieser Verhaltensmuster. Obgleich einige Instrumente über einen hinreichenden Nachweis ihrer Testgüte verfügen, sind die heute verfügbaren Verfahren fast ohne Ausnahme jeweils einem bestimmten Erklärungsmodell verpflichtet und können so zu Skotomisierungen führen. Eine polythetisch-operationale Definition exzessiven Sexualverhaltens könnte somit auch in diesem Kontext ein Anstoß für weiterführende Forschung und die Entwicklung besserer diagnostischer Verfahren sein.

5.5 Therapie

Kontrollierte bzw. randomisierte Therapiestudien bei exzessivem Sexualverhalten liegen mit Ausnahme einer pharmakotherapeutischen Untersuchung (Wainberg et al. 2006) bislang nicht vor.

Entsprechend der Komplexität und Heterogenität exzessiven Sexualverhaltens empfehlen die meisten erfahrenen Kliniker einen multimodalen Ansatz, der Elemente von kognitiver Verhaltenstherapie (KVT), Rückfallvermeidungstherapie, psychodynamisch orientierter Verfahren sowie pharmakotherapeutischer Optionen beinhaltet (Briken et al. 2007, Kaplan u. Krueger 2010, Kobs et al. 2011). Die meisten dieser Therapiestrategien stammen entweder aus der Behandlung von Paraphilien bzw. Sexualdelinquenz oder aus der Suchttherapie und wurden auf Patienten mit exzessivem Sexualverhalten angewendet, ohne dass bislang entsprechende empirische Studien dazu vorliegen. Die Therapieprogramme bestehen in der Regel aus einer individualisierten Kombination von Strategien zur Kontrolle bzw. Regulation des hypersexuellen Verhaltens und der Bearbeitung von tiefer verwurzelten intrapsychischen oder dyadischen Faktoren, die das Verhalten verursacht haben oder aktuell aufrecht erhalten.

Exzessives Sexualverhalten wird häufig im Zusammenhang gesehen mit Defiziten im Bereich sexueller Intimität und in einem übergreifenderen Sinn als Beziehungs- oder Bindungsstörung (Coleman 1995, Ward et al. 1996, Cooper u. Marcus 2003). Therapeutische Ansätze zielen dementsprechend auf dyadische Faktoren und Kompetenzen und Intimitätsskills. In Partnerschaften, die durch die Aufdeckung von verheimlichten exzessiven sexuellen Verhaltensweisen häufig massiv belastet sind, geht es nach einer Studie von Schneider und Schneider (1996) primär um die Wiederherstellung von Vertrauen, den Mangel an Intimität und das Setzen und Akzeptieren von Grenzen. Kontrollierte Studien zu diesen therapeutischen Ansätzen liegen bislang allerdings ebenfalls nicht vor.

Verschiedentlich sind in der Literatur mehrstufige Therapieprogramme beschrieben worden, die diese verschiedenen Komponenten integrieren. Briken u. Basdekis-Jozsa (2010) differenzieren Therapieziele ersten, zweiten und dritten Grades, die von einer ausführlichen individualisierten Diagnostik über Beziehungsaufbau und initialer Verhaltenskontrolle über Rückfallvermeidungstechniken bis zu einem Fokus auf den Affekten reichen, die dem Sexualverhalten zugrunde liegen oder es aufrecht erhalten. In vergleichbarer Weise beschreiben Kobs et al. (2011) das diagnostische und therapeutische Vorgehen in einer Spezialsprechstunde, das ebenfalls von einer sorgfältigen, multidimensionalen Diagnostik ausgeht, die individuellen Bedeutungsgehalte des exzessiven Sexualverhaltens fokussiert und sich dann in vielen Fällen den beiden Kernthemen Intimitätsdefizite und fehlender Zugang zu den eigenen Gefühlen zuwendet.

Die ursprünglich von den Anonymen Alkoholikern entwickelten 12-Schritte-Programme wurden von verschiedenen Selbsthilfeorganisationen auch für Patienten mit exzessivem Sexualverhalten adaptiert und werden in vielen Ländern angeboten. Vor allem durch den Halt und Struktur gebenden Gruppenrahmen und ihren Fokus auf Aufrichtigkeit, Kontrolle und Abstinenz können sie für einige Patienten – zumindest als komplementäres Angebot – eine Hilfe sein. Andere Patienten stören sich genau an diesen Kernmerkmalen und an dem nicht selten rigiden ideologisch-spirituellen oder moralischen Überbau und lehnen diese Konzepte ab.

- **Behandlung von Komorbiditäten**

Die Einbeziehung und Therapie der in den Abschnitten zur Symptomatologie und Diagnostik aufgeführten Komorbiditäten (▶ Abschn. 5.4.5) exzessiven Sexualverhaltens sind nach übereinstimmender Expertenmeinung wichtige Behandlungsziele (Kaplan u. Krueger 2010). Hier sind je nach individueller Konstellation (affektive Störung, Angststörung, weitere Verhaltens- bzw. stoffgebundene Sucht) entsprechende Therapiestrategien zusammenzustellen.

- **Pharmakologische Behandlungsoptionen**

Abgeleitet aus den Erfahrungen in der Therapie von Sexualstraftätern, werden auch für die Behandlung von exzessivem Sexualverhalten verschiedene pharmakotherapeutische Optionen – in der Regel kombiniert mit psychotherapeutischen Interventionen – angewendet (Briken et al. 2005, Briken u. Basdekis-Jozsa 2010, Kaplan u. Krueger 2010). Das Rationale besteht in der Regel darin, die dem Patienten nicht mögliche Kontrolle über sein Verhalten durch die Substanzen zu verbessern oder permanent andrängende sexuelle Fantasien oder Handlungsimpulse abzudämpfen. Das übliche Therapieschema beginnt mit SSRI, die affektmodulierend und steuerungsverbessernd (insbesondere hinsichtlich der Fantasieproduktion) wirken sollen, geht dann über den Einsatz von Mood-Stabilizern bzw. Antiepileptika bis hin zu Antiandrogenen (Cyproceronacetat, LHRH-Analoga), wenn eine eindeutige Fremd- oder Selbstgefährdung vorliegt. Bis auf 2 Studien bei nichtparaphiler Hypersexualität (Wainberg et al. 2006, Safarinejad 2009), die nur eingeschränkte Rückschlüsse zulassen, ist man hier auf die Erfahrungen aus der Behandlung von Paraphilien und Sexualdelinquenz angewiesen, für die verschiedene Übersichtsarbeiten vorliegen (Krueger u. Kaplan 2002, Briken et al. 2003). Bei Patienten mit komorbider ADHS kann eine Augmentation mit Psychostimulanzien eine sinnvolle Option sein Kafka u. Hennen 1999). Darüber hinaus ist in Kasuistiken auch der Einsatz von Opiatantagonisten beschrieben (Übersicht bei Kaplan u. Krueger 2010).

Insgesamt beruht das therapeutische Vorgehen bei Patienten mit exzessivem Sexualverhalten bisher auf einer klinisch-eklektischen Kombination verschiedener psychotherapeutischer Strategien und der optionalen Gabe von Medikamenten. Die psychotherapeutischen Strategien sind dabei überwiegend der Arbeit mit Paraphilien bzw. Sexualdelinquenz oder auch der Suchttherapie entlehnt und haben neben der Verbesserung von Kontrolle und Verhaltenssteuerung Schwerpunkte in der Affektwahrnehmung und -regulation sowie in der Verbesserung von Beziehungsfähigkeit und Intimitätsdefiziten. Kontrollierte Studien sind hier genauso dringend erforderlich wie eine Verbesserung der Versorgungssituation.

5.6   Resümee: Pro und Kontra Verhaltenssucht

Zunächst muss die Frage aufgeworfen werden, ob exzessives Störungsverhalten als eigene Störungskategorie gewertet werden soll. Hinsichtlich der Berechtigung der Kategorisierung exzessiven sexuellen Verhaltens als distinkte Störung und der Tauglichkeit der propagierten Kriterien kann man nach Levine (2010) 3 Fragen aufwerfen:
- Sind die Kriterien ausreichend für eine eigenständige Störung?
- Markieren diese Kriterien eine klare Differenz zwischen den einschlägigen Verhaltensparametern und sexueller Normalität?
- Markieren diese Kriterien eine eindeutige Unterscheidung zwischen einer hypersexuellen Störung oder Sexsucht und anderen etablierten sexuellen Störungen?

Insgesamt scheint sich, wie aufgezeigt, eine große Heterogenität von Symptomen, Verhaltensmustern und Persönlichkeitsmerkmalen zu zeigen, die sowohl die exklusive Zuordnung als Suchtphänomen wie auch die diagnostische Gruppierung als eigenständiges Phänomen in der nosologischen wie auch diagnostischen Sensitivität eingeschränkt valide erscheinen lässt.

Abschließend soll eine Gegenüberstellung wesentlicher Pro- und Kontraargumente für eine Zuordnung exzessiven Sexualverhaltens zum Suchtmodell gegeben werden.

- **Pro und Kontra: Zuordnung zum Suchtmodell**
- ■ **Pro-Argumente**
- Begriff bereits weithin etabliert und akzeptiert (v. a. in Öffentlichkeit/Populärliteratur und Selbsthilfe; Carnes 1983, 1991)
- Sexsucht beschreibt das Selbsterleben eines signifikanten Anteils der Betroffenen und wird von diesen auch selbst verwendet (Goodman 2001, Hall 2011)
- Hohe Komorbiditätsrate zu den Suchtstörungen (Kafka 2001, 2010a, Kafka u. Prentky 1994, 1998, Kaplan u. Krueger 2010, Stavro et al. 2013)
- Modell spiegelt sich in therapeutischen wie auch in gängigen Selbsthilfekonzepten als theoretische Grundlage wieder (Kaplan u. Krueger 2010, Roth 2000, 2007, 2009)
- Sucht- oder suchtähnliche Merkmale und Prozesse finden sich bei einem (je nach Stichprobe/Studie unterschiedlichen) Anteil der Betroffenen auf verschiedenen Ebenen:
  - Verhaltensebene – Zeit- und Energiebedarf für exzessives Verhalten; Vernachlässigung anderer Lebensbereiche; vergebliche Versuche der Kontrolle/Reduzierung; Aufrechterhaltung trotz negativer Konsequenzen;

Tendenz zur Steigerung/Ausweitung des Verhaltens; entzugsähnliche Symptome (Goodman 1992, 1998, 2001, 2008)
— Neurobiologie/Pathophysiolgie – gemeinsames Substrat süchtigen Verhaltens (suchtspezifischer dynamischer Prozess mit zunehmender Autonomisierung; »hijacking of the brain«; Böning u. Grüsser – Sinopoli 2009, Mörsen et al. 2011, Roth 2007, 2009, Leshner 2001)
— Gemeinsame ätiologische/Risikofaktoren
— Begrifflichkeit ist neutraler, nicht normativ wie der Begriff Hypersexualität, der auf der Annahme besteht, dass das Verhalten primär sexuell motiviert ist und auf »übersteigerter« sexueller Appetenz beruht, was bei signifikantem Prozentsatz der Betroffenen nicht der Fall ist (Hall 2011, Levine 2010)
— Normative Probleme/Probleme der Schwellenwertbestimmung (Wie viel Sex ist zu viel Sex? Welche Art/Funktion von Sex ist pathologisch?) werden vermieden (Hall 2011, Levine 2010, Långström u. Hansen 2006)

■ ■ **Kontra-Argumente**
— Signifikanter Anteil der Betroffenen zeigt keine Sucht- oder suchtähnlichen Verhaltensweisen (Levine 2010, Kafka 1997, 2010a, Kaplan u. Krueger 2010)
— Gegenüber einer Suchterkrankung ist die Präsenz von vergleichbaren Entzugssymptomen oder Toleranzentwicklung fraglich (Hall 2011, Kafka 2000, 2010a, Moser 2011)
— Es besteht die Gefahr der übermäßigen Ausweitung eines pauschal verwendeten Suchtbegriffs (► Kap. 12)
— Der Begriff der dysregulierten Sexualität beschreibt exzessives Verhalten als Störung/Dysregulation der Sexualität und entspricht damit dem Kern des Phänomens und dem Erleben der meisten Betroffenen (Bancroft 1999, 2009, Bancroft et al. 2009, Bancroft u. Vukadinovic, Kafka 2010a)
— Nähe zu den Paraphilien wird durch das Modell nicht abgebildet (Kafka 2000, 2010a, b, Kaplan u. Krueger 2010)
— Die für das Phänomen charakteristischen Konditionierungsprozesse zwischen negativen

Emotionen und der Suche nach sexuellen Reizen/sexueller Erregung, die das Modell dysregulierter Sexualität abbildet, werden ebenso wenig berücksichtigt, wie die weiterhin sehr ausgeprägte Konditionierung als Stressregulationsphänomen (Bancroft 1999, 2009, Bancroft et al. 2009, Bancroft u. Vukadinovic, Hall 2011, Kafka 2010a, b, Kafka u. Krueger 2011, Kobs et al. 2011)

● **Fazit**
Auf Grundlage der gegenwärtig vorhandenen Datenbasis zum exzessiven Sexualverhalten lässt sich keine eindeutige Entscheidung pro oder kontra Zuordnung zum Suchtmodell treffen (Kor et al. 2013). Sowohl in klinischen wie in Bevölkerungsstichproben zeigen einige, aber nicht alle der Betroffenen Suchtaspekte. Die Gruppe, bei denen Suchtaspekte vorhanden sind, scheint allerdings einen besonderen Schweregrad der Symptomatik, einen hohen Leidensdruck und einen ungünstigen Verlauf aufzuweisen (Levine 2010) und sollte besonders im klinischen Fokus stehen. Nicht zuletzt angesichts der Entscheidung, eine mit exzessivem Sexualverhalten verbundene psychische Störung nicht als diagnostische Kategorie in das DSM-5 aufzunehmen, sind erhebliche Forschungsanstrengungen notwendig, um mehr empirische Evidenz über diese Phänomene zu generieren, die in der klinischen Praxis eine zunehmende Bedeutung gewinnen.

Literatur

APA (1987) American Psychiatric Association. Diagnostic and statistical manual of mental disorders. Revision III-R. APA, Washington DC
APA (1994) American Psychiatric Association. Diagnostic and statistical manual of mental disorders, 4th edn. APA, Washington DC
APA (2000) American Psychiatric Association. Diagnostic and statistical manual of mental disorders, 4th edn. – text revision. APA, Washington DC
APA (2013) American Psychiatric Association Diagnostic and statistical manual of mental disorders, 5th edn. APA, Washington DC
Anthony DT, Hollander E (1993) Sexual compulsions. In Hollander E (ed) Obsessive-compulsive related disorders. American Psychiatric Press, Washington DC, pp 139–150

Arnow BA, Desmond JE, Banner LL et al. (2002). Brain activation and sexual arousal in healthy, heterosexual males. Brain 125: 1014–1023

Bancroft J (1999) Central inhibition of sexual response in the male: a theoretical perspective. Neurosci Biobehav Rev 23: 763–784

Bancroft J (2009) Human sexuality and its problems, 3rd edn. Elsevier, Oxford

Bancroft J, Graham C, Janssen E (2009) The dual control model: current status and future directions. J Sex Res 46: 121–142

Bancroft J, Vukadinovic Z (2004) Sexual addiction, sexual compulsivity, sexual impulsivity or what? Toward a theoretical model. J Sex Res 41: 225–234

Barth RJ Kinder BN (1987) The mislabeling of sexual impulsivity. J Sex Marital Ther 13: 15–23

Bechara A (2005) Decision making, impulse control and the loss of willpower to resist drugs: a neurocognitive perspective. Nature Neurosci 8: 1458–1463

Black DW, Kehrberg LD, Flumerfelt DL, Schlosser SS (1997) Characteristics of 36 subjects reporting compulsive sexual behavior. Am J Psychiatry 154: 243–249

Böning J, Grüsser-Sinopoli M (2009) Neurobiologie der Glücksspielsucht. In: Batthyany D, Pritz A (Hrsg) Rausch ohne Drogen. Springer, Wien

Bradford JMW (1999) The paraphilias, obsessive compulsive spectrum disorder, and the treatment of sexually deviant behavior. Psychiatric Quarterly 70: 209–219

Brand M, Laier C, Pawlikowski M et al. (2010) Watching pornographic pictures on the Internet: Role of sexual arousal ratings and psychological-psychiatric symptoms for using Internet sex sites excessively. Cyberpsychol Behav Soc Net doi:10.1089/cyber.2010.0222

Briken P, Basdekis-Jozsa R (2010) Sexuelle Sucht? Wenn sexuelles Verhalten außer Kontrolle gerät. Bundesgesundheitsblatt 53: 313–318

Briken P, Habermann N, Berner W, Hill A (2007) Diagnosis and treatment of sexual addiction: a survey among German sex therapists. Sex Addiction Compulsivity 14: 131–143

Briken P, Hill A, Berner W (2003) Pharmacotherapy of paraphilias with long-acting agonists of luteinizing hormone-releasing hormone: a systematic review. J Clin Psychiatry 64: 890–897

Briken P, Hill A, Berner W (2005) Sexuelle Sucht: Diagnostik, Ätiologie, Behandlung. Z Sexualforschung 18: 185–197

Carnes P (1983) Out of the shadows. Comp Care, Minneapolis

Carnes P (1991) Don't call it love: recovery from sexual addiction. Bantham, New York

Carnes P, Delmonico DL (1996) Childhood abuse and multiple addictions: Research findings in a sample of self-identified sexual addicts. Sex Addiction Compulsivity 3: 258–268

Carnes PJ, Murray RE, Charpentier L (2004) Addiction interaction disorder. In: Coombs RH (ed) Handbook of addictive disorders. Wiley, Hoboken

Cavedini P, Riboldi G, Keller R et al. (2002) Frontal lobe dysfunction in pathological gambling patients. Biol Psychiatry 51: 334–341

Coleman E (1990) The obsessive-compulsive model for describing compulsive sexual behavior. Am J Prev Psychiatry Neurology 2: 9–14

Coleman E (1992) Is your patient suffering from compulsive sexual behaviour? Psychiatric Ann 22: 320–325

Coleman E (1995) Treatment of compulsive sexual behavior. In: Rosen RC, Leiblum SR (eds) Case studies in sex therapy. Guilford, New York, pp 333–349

Coleman E, Miner M, Ohlerking F, Raymond N (2001) Compulsive Sexual Behavior Inventory: a preliminary study of reliability and validity. J Sex Marital Ther 27: 325–332

Coleman E, Raymond N, McBean A (2003) Assessment and treatment of compulsive sexual behavior. Minn Med 86: 42–47

Cooper A (1998) Sexuality and the internet: Surfing into the new millennium. CyberPsychol Behav 1: 181–187

Cooper A, Marcus ID (2003) Men who are not in control of their sexual behavior. In: Levine SB, Risen CB, Althof SE (eds) Handbook of clinical sexuality for the mental health professional. Brunner/Routledge, New York

Cooper A, Scherer C, Boies SC, Gordon BL (1999) Sexuality on the internet: from sexual exploration to pathological expression. Pathological Psychology 30: 154–164

Cordasco CF (1993) Sex addiction. North Carolina Medical Society 54: 457–460

Crawford LL, Holloway KS, Domjan M (1993) The nature of sexual reinforcement. J Exp Anal Behav 60: 55–66

Delmonico DL, Bubenzer DL, West JD (1998) Assessing sexual addiction with the Sexual Dependency Inventory – Revised. Sex Addiction Compulsivity 5: 179–187

Delmonico DL, Miller JA (2003) The Internet Sex Screening Test: a comparison of sexual compulsives versus non-sexual compulsives. Sex Relationship Ther 18: 261–276

Everitt BJ, Belin D, Economidou D et al. (2008) Neural mechanisms underlying the vulnerability to develop compulsive drug-seeking habits and addiction. Philos Trans R Soc Lond B Biol Sci 363: 3125–3135

Everitt BJ, Dickinson A, Robbins TW (2001) The neuropsychological basis of addictive behaviour. Brain Res Brain Res Rev 36: 129–138

Everitt BJ, Fray P, Kostarczyk E et al. (1987) Studies of instrumental behavior with sexual reinforcement in male rats (Rattus norvegicus): I. Control by brief visual stimuli paired with a receptive female. J Comp Psychol 101: 395–406

Fiorino DF, Kolb BS (2003) Sexual experience leads to long-lasting morphological changes in male rat prefrontal cortex, parietal cortex, and Nucleus accumbens neurons. Society for Neuroscience New Orleans, LA. 2003 Abstract, Viewer and Itinerary Planner, Washington DC

Fiorino DF, Phillips AG (1999) Facilitation of sexual behavior and enhanced dopamine efflux in the nucleus accumbens of male rats after d-amphetamineinduced behavioral sensitization. J Neurosci 19: 456–463 rohmader KS, Wiskerke J, Wise RA et al. (2010) Methamphetamine acts on subpopulations of neurons regulating sexual behavior in male rats. Neurosci 166: 771–784

Gabriel E (1962) Die Süchtigkeit: Psychopathologie der Suchten. Neuland, Hamburg

Garcia FD, Thibaut F (2010) Sexual addictions. Am J Drug Alcohol Abuse 36: 254–260

Giese H (1962) Leitsymptome sexueller Perversionen. In: Psychopathologie der Sexualität. Enke, Stuttgart

Girault JA, Valjent E, Caboche J, Herve D (2007) ERK2: a logical AND gate critical for drug-induced plasticity? Curr Opin Pharmacol 7: 77–85

Gold SN, Heffner CL (1998) Sexual addiction: many conceptions, minimal data. Clin Psychol Rev 18: 367–381

Goodman A (1992) Sexual addiction: designation and treatment. J Sex Marital Ther 18: 303–314

Goodman A (1998) Sexual addiction: an integrated approach. International University Press, Madison

Goodman A (2001) What's in a name? Terminology for designating a syndrome of driven sexual behavior. Sex Addiction Compulsivity 8: 191–213

Goodman A (2008) Neurobiology of addiction: an integrative review. Biochem Pharmacol 75: 266–322

Grüsser SM, Thalemann CN (2006) Verhaltenssucht. Diagnostik, Therapie, Forschung. Hogrefe, Bern

Hall P (2011) A biopsychosocial view of sex addiction. Sex Relationship Ther 26: 217–228

Hartmann U (2013) Gibt es Sexsucht? Exzessives Sexualverhalten als Problem. Psychotherapie im Dialog 14 (2): 78–85

Hartmann U, Becker AJ, Ückert S, Stief CG (2006) Sexualstörungen – Sexuelle Funktionsstörungen. In: Förstl H, Hautzinger M, Roth G (Hrsg) Neurobiologie psychischer Störungen. Springer, Berlin

Hedges VL, Chakravarty S, Nestler EJ, Meisel RL (2009) Delta FosB overexpression in the nucleus accumbens enhances sexual reward in female Syrian hamsters. Genes Brain Behav 8: 442–449

Kafka MP (1997) Hypersexual desire in males: an operational definition and clinical implications for males with paraphilias and paraphilia-related disorders. Arch Sex Behav 26: 505–524

Kafka MP (2000) The paraphilia-related disorders: Non-paraphilic hypersexuality and sexual compulsivity/addiction. In: Leiblum SR, Rosen RC (eds) Principles and Practice of Sex Therapy, 3rd edn. Guilford, New York

Kafka MP (2010a) Hypersexual disorder: a proposed diagnosis for DSM-V. Arch Sex Behav 39: 377–400

Kafka MP (2010b) Commentary. »What is sexual addiction?« A response to Stephen Levine. J Sex Marital Ther 36: 276–281

Kafka MP, Hennen J (1999) The paraphilia-related disorders: an empirical investigation of nonparaphilic hypersexuality disorders. Sex Addiction Compulsivity 8: 227–239

Kafka MP, Hennen J (2000) Psychostimulant augmentation during treatment with selective serotonin reuptake inhibitors in men with paraphilias and paraphilia-related disorders: a case-series. J Clin Psychiatry 61: 664–670

Kafka MP, Hennen J (2002) A DSM-IV Axis I comorbidity study of males (N = 120) with paraphilias and paraphilia-related disorders. Sexual Abuse: J Res Treatment 14: 349–366

Kafka MP, Krueger RB (2011) Response to Moser's (2010) critique of hypersexual disorder. Arch Sex Behav 40: 231–232

Kafka MP, Prentky RA (1994) Preliminary observations of DSM-III-R Axis I comorbidity in men with paraphilias and paraphilia-related disorders. J Clin Psychiatry 55: 481–487

Kafka MP, Prentky RA (1998) Attention deficit hyperactivity disorder in males with paraphilias and paraphilia-related disorders: a comorbidity study. J Clin Psychiatry 59: 388–396

Kalichman SC, Johnson JR, Adair V et al. (1994) Sexual sensation seeking: Scale development and predicting AIDS-risk behavior among homosexually active men. J Pers Assess 62: 385–397

Kalichman SC, Rompa D (1995) Sexual sensation seeking and sexual compulsivity scales: Reliability, validity and HIV risk behavior. J Personality Assessment 65: 586–601

Kalichman SC, Rompa D (2001) The Sexual Compulsivity Scale: further development and use with HIV-positive persons. J Pers Assess 76: 379–395

Kaplan MS, Krueger RB (2010) Diagnosis, assessment, and treatment of hypersexuality. J Sex Res 47: 181–198

Kingston DA, Firestone P (2008) Problematic hypersexuality: a review of conceptualization and diagnosis. Sex Addiction Compulsivity 15: 284–310

Kinsey AC, Pomeroy WB, Martin CE (1948) Sexual behavior in the human male. Saunders, Oxford

Kobs J, Spenhoff M, Hartmann U (2011) Sexsucht – Diagnose, Differentialdiagnose, Therapieansätze und ein Fallbeispiel. Sexuologie 18: 72–80

Kor A, Fogel YA, Reid RC, Potenza MN (2013) Should hypersexual disorder be classified as an addiction? Sex Addiction Compulsivity 20: 27–47

Krafft-Ebbing R (1886/1965). Psychopathia Sexualis. Paperback Library, New York

Krueger RB, Kaplan MS (2002) Behavioral and psychopharmacological treatment of the paraphilic and hypersexual disorders. J Psychiatric Practice 8: 21–32

Kuzma JM, Black DW (2008) Epidemiology, prevalence, and natural history of compulsive sexual behavior. Psychiatr Clin North Am 31: 603–611

Långström N, Hansen RK (2006) High rates of sexual behavior in the general population: correlates and predictors. Arch Sex Behav 35: 37–52

Leshner A (2001) Addiction is a brain disease. ▶ http://www.csam-asam.org/sites/default/files/pdf/misc/brain_disease.pdf. Zugegriffen 18. Juni 2014

Levine SB (2010) What is sexual addiction? J Sex Marital Ther 36: 261–275

Martinez I, Paredes RG (2001) Only self-paced mating is rewarding in rats of both sexes. Hormon Behav 40: 510–517

Meisel RL, Camp DM, Robinson TE (1993). A microdialysis study of ventral striatal dopamine during sexual behavior
in female Syrian hamsters. Behav Brain Res 55: 151–157

Meisel RL, Mullins AJ (2006) Sexual experience in female
rodents: cellular mechanisms and functional consequences. Brain Res 1126: 56–65

Mermelstein PG, Becker JB (1995) Increased extracellular
dopamine in the nucleus accumbens and striatum of
the female rat during paced copulatory behavior. Behav
Neurosci 109: 354–365

Miner MH, Raymond N, Mueller BA et al. (2009) Preliminary
investigation of the impulsive and neuroanatomical
characteristics of compulsive sexual behavior. Psychiatry Res 174: 146–151

Morgenstern J, Muench F, O'Leary A et al. (2009) Assessing
non-paraphilic compulsive sexual behavior and psychiatric co-morbidities in a community sample of gay
and bisexual men, unpublished manuscript, Columbia
University, New York

Morgenstern J, Parsons J, Muench F et al. (2004) Understanding and treating compulsive sexual behavior. Paper
presented at the American Psychiatric Association
Annual Conference, New York

Mörsen Ch P, Heinz A, Bühler M, Mann K (2011) Glücksspiel im
Gehirn: Neurobiologische Grundlagen pathologischen
Glücksspielens. Sucht 57: 259–273

Moser C (2011) Hypersexual Disorder: Just more muddled
thinking. Arch Sex Behav 40: 227–229

Orford J (1978) Hypersexuality: implications for a theory
of dependence. Br J Addict Alcohol Other Drugs 73:
299–310

Park K, Seo JJ, Kang HK et al. (2001) A new potential of blood
oxygenation level dependent (BOLD) functional MRI for
evaluating cerebral centers of penile erection. Int J Imp
Res 13: 73–81

Pierce RC, Vanderschuren LJ (2010) Kicking the habit: the
neural basis of ingrained behaviors in cocaine addiction. Neurosci Biobehav Rev 35 (2): 212–219

Pitchers KK, Balfour ME, Lehman MN et al. (2010a) Neuro-
plasticity in the mesolimbic system induced by natural
reward and subsequent reward abstinence. Biol Psychiatry 67: 872–879

Pitchers KK, Frohmader KS, Vialou V et al. (2010b) DeltaFosB
in the nucleus accumbens is critical for reinforcing
effects of sexual reward. Genes Brain Behav 9: 831–840

Potenza MN (2006) Should addictive disorders include non-
substance-related conditions? Addiction 101 (Suppl 1):
142–151

Raymond NC, Coleman E, Miner MH (2003) Psychiatric
comorbidity and compulsive/ impulsive traits in compulsive sexual behavior. Comprehensive Psychiatry 44:
370–380

Raymond NC, Lloyd MD, Miner MH, Kim SW (2007) Preliminary report on the development and validation of
the Sexual Symptom Assessment Scale. Sex Addiction
Compulsivity 14: 119–129

Rees PM, Fowler CJ, Maas CP (2007) Sexual function in men
and women with neurological disorders. Lancet 369:
512–525

Reid RC, Carpenter BN (2009) Exploring relationships of
psychopathology in hypersexual patients using the
MMPI-2. J Sex Marital Ther 35: 294–310

Reid RC, Carpenter BN, Spackman M, Willes DL (2008) Alexithymia, emotional instability, and vulnerability to stress
proneness in patients seeking help for hypersexual
behaviour. J Sex Marital Ther 34: 133–149

Reid RC, Garos S, Carpenter BN (2011) Reliability, validity,
and psychometric development of the Hypersexual
Behavior Inventory in an outpatient sample of men. Sex
Addiction Compulsivity 18: 30–51

Reid RC, Harper JM, Anderson EH (2009) Coping strategies
used by hypersexual patients to defend against the
painful effects of shame. Clin Psychol Psychother 16:
125–138

Robinson TE, Berridge KC (1993) The neural basis of drug
craving: an incentivesensitization theory of addiction.
Brain Res Brain Res Rev 18: 247–291

Robinson TE, Berridge KC (2008) Review. The incentive sensitization theory of addiction: some current issues. Philos
Trans R Soc Lond B Biol Sci 363: 3137–3146

RobinsonTE, Kolb B (2004) Structural plasticity associated
with exposure to drugs of abuse. Neuropharmacol 47
(Suppl 1): 33–46

Roth K (2000) Sexsucht – Therapie und Praxis. In: Poppelreu-
ter S, Gross W (Hrsg) Nicht nur Drogen machen süchtig.
Entstehung und Behandlung von stoffungebundenen
Süchten. Beltz, Weinheim

Roth K (2007) Sexsucht. Krankheit und Trauma im Verborge-
nen. Links, Berlin

Roth K (2009) Sexsucht – Störung im Spannungsfeld von
Sex, Sucht und Trauma. In: Batthyany D, Pritz A (Hrsg)
Rausch ohne Drogen. Springer, Wien

Safarinejad MR (2009) Treatment of nonparaphilic hypersexuality in men with a long-acting analog of gonadotro-
pin-releasing hormone. J Sex Med 6: 1151–1164

Schneider JP, Schneider BH (1996) Couple recovery from
sexual addiction/coaddiction: research of a survey of 88
marriages. Sex Addiction Compulsivity 3: 111–126

Schorsch E (1971) Sexualstraftäter. Enke, Stuttgart

Schorsch E (1973) Psychopathologie der Sexualität? In: Giese
H, Schorsch E (Hrsg) Zur Psychopathologie der Sexualität. Enke/dtv, Stuttgart

Stavro K, Rizkallah E, Dinh-Williams L et al. (2013) Hypersexuality among a substance use disorder population. Sex
Addiction Compulsivity 20: 210–216

Tzschentke TM (2007) Measuring reward with the condi-
tioned place preference (CPP) paradigm: update of the
last decade. Addict Biol 12: 227–462

Volkow ND, Fowler JS (2000) Addiction, a disease of compul-
sion and drive: Involvement of the orbitofrontal cortex.
Cerebral Cortex 10: 318–325

Wainberg ML, Muench F, Morgenstern J et al. (2006). A
double-blind study of citalopram versus placebo in the

treatment of compulsive sexual behaviors in gay and bisexual men. J Clin Psychiatry 67: 1968–1973

Ward T, Hudson SM, Marshall WL (1996) Attachment style in sex offenders: a preliminary study. J Sex Res 33: 17–26

Vines D (1997) Exploring the applicability of criteria for substance dependence to sexual addiction. Sex Addiction Compulsivity 4: 195–220

Winters J (2010) Hypersexual Disorder: a more cautious approach. Arch Sex Behav 39: 594–596

Wise TN, Schmidt CW (1997) Paraphilias. In: Widinger TA, Frances AJ, Pincus HA et al. (eds) DSM-IV sourcebook, vol 2. APA, Washington, DC

Wittchen HU, Zaudig M, Fydrich T (1997) Strukturiertes Klinisches Interview für DSM-IV. Hogrefe, Göttingen

WHO (1993) World Health Organization. Internationale Klassifikation psychischer Störungen. ICD-10 Kapitel V (F). Huber, Bern

Suchtaspekte bei Adipositas

F. Kiefer, M. Grosshans

6

Fallbeispiel
Eine 27-jährige Patientin berichtet von der Entwicklung ihres Körpergewichtes und ihres Essverhaltens. Bereits in der Pubertät sei sie mit ihrer Figur nicht zufrieden gewesen, sportliches Engagement habe sich jedoch nicht dauerhaft auf ihr Körpergewicht ausgewirkt. Dieses habe sich im Gegenteil weiter gesteigert. Zunehmend sei sie dann von anderen Mitschülern wegen ihres Übergewichts gehänselt worden, sie fühlte sich nicht mehr akzeptiert und von Gleichaltrigen ausgestoßen. Als Reaktion habe sie sich sozial zunehmend zurückgezogen und ihre Frustration und Einsamkeit mit exzessiver Nahrungsaufnahme, insbesondere von stark zucker- und fetthaltigen Süßigkeiten zu bekämpfen versucht, auf die sie inzwischen täglich mehrfach großes Verlangen entwickeln würde. Beim Essen von Süßigkeiten fühle sie sich gut, entspannt und empfinde ihre Einsamkeit als nicht so gravierend, jedoch halte dieser Zustand jeweils nur für wenige Stunden an. Dann fühle sie sich wieder gereizt, innerlich unruhig, unzufrieden, deprimiert und habe massiven Hunger auf kalorienreiche Nahrung. In den folgenden Jahren nahm sie durch dieses Verhalten kontinuierlich an Gewicht zu und entwickelte eine massive Adipositas mit einem BMI von aktuell 43. Zahlreiche eigenständig durchgeführte Diäten führten zwar zu Phasen eingeschränkter Nahrungsaufnahme, mündeten aber spätestens nach Monaten in den Rückfall in alte Nahrungskonsummuster und dem Erlangen des vorherigen Körpergewichtes. Die in Apotheken frei verkäuflichen Diätprodukte hätte sie alle ausprobiert, einen dauerhaften Effekt konnte keine der verfügbaren Präparate erwirken. Eine stationäre 12-wöchige Therapie in einer Diätklinik konnte zwar das Körpergewicht um fast 10 kg senken, nach der Entlassung konnte sie aber die in der Klinik angewandten Techniken und den regelmäßigen Sport nicht aufrecht erhalten und nahm erneut an Gewicht zu. Inzwischen sei sie völlig verzweifelt über ihre Situation und möchte sich operativ den Magen verkleinern lassen.

6.1   Einführung

Die Zunahme der Adipositas in westlichen Industrienationen erreichte in den vergangenen Jahren pandemische Ausmaße (Swinburn et al. 2011). In Deutschland ist derzeit jeder zweite Erwachsene übergewichtig – Body Mass Index (BMI) >25–30 kg/m^2 – und bis zu 20 % der Bevölkerung gelten als adipös (BMI > 30 kg/m^2; Prugger u. Keil 2007). Von den Kindern und Jugendlichen zwischen 3 und 17 Jahren sind in Deutschland 15 % übergewichtig und 6,3 % leiden an Adipositas, was ca. 1,9 Mio. übergewichtigen und ca. 800.000 adipösen Kindern und Jugendlichen entspricht. Vergleicht man aktuelle Ergebnisse mit Referenzpopulationen aus den 1980er Jahren, so hat sich in der Gruppe der Kinder und Jugendlichen der Anteil der Übergewichtigen und Adipösen um 50 % erhöht (Kurth u. Schaffrath Rosario, 2007).

Zentraler Faktor für die Entstehung einer Adipositas ist die gestörte Regulation der Energiebalance. Die Vorstellung, dass Körpergewicht hauptsächlich durch die homöostatische Bilanzierung der Kalorienein- und -ausfuhr sowie einer rein metabolisch gesteuerte Rückkopplung des Appetits reguliert wird, wurde in den vergangenen Jahren zunehmend in Frage gestellt und zugunsten einer komplexeren Betrachtung, die neben individuellen biologischen Vulnerabilitätsfaktoren und homöostatischen Mechanismen auch umgebungsabhängige Faktoren mit Einfluss insbesondere auf motivationale Prozesse einbezieht, aufgegeben.

Studienergebnisse insbesondere aus der neurowissenschaftlichen Forschung zeigen, dass Aspekten des »belohnungsassoziierten Lernens«, die bei Suchterkrankungen von zentraler pathophysiologischer Bedeutung sind, auch in der Entstehung der Adipositas eine wichtige Bedeutung zukommt (Volkow et al. 2012). In wie weit auf Basis dieser Erkenntnisse das Krankheitsbild der Adipositas in Teilen im Kontext einer »Suchterkrankung« diagnostisch eingeordnet werden kann, ist aktuell Gegenstand kontroverser Diskussion (Albayrak et al. 2012, Ziauddeen et al. 2012).

Sollten sich die Hinweise auf gemeinsame Mechanismen in der Entstehung und Aufrechterhaltung adipositasassoziierten Essverhaltens und Sucht erhärten, so ließen sich daraus nicht nur therapeutische Konsequenzen im Sinne einer Nutzung der in der Suchttherapie gewonnenen Erkenntnisse zur effizienten Behandlung gewinnen, sondern es wäre auch eine Diskussion über die Integration der Adipositas in psychiatrische Klassifikationssysteme notwendig, wie es tatsächlich gegenwärtig in

Vorbereitung des DSM-5 diskutiert wird (Volkow u. O'Brien 2007, Moreno u. Tandon 2011).

6.2   Prävalenzen, Kosten und Krankheitslast

Zwischen 1976 und 1980 lag der Anteil von Übergewichtigen bei Kindern zwischen 6 und 17 Jahren bei 5,7 %. Rund 25 Jahre später hat sich die Zahl verdreifacht, zwischen 2005 und 2006 betrug die Zahl der übergewichtigen Jungen 17,2 % und 15,9 % für Mädchen (Al Marzooqi u. Nagy 2011). In einigen Regionen der USA hat sich die Prävalenz der Adipositas auf 31,8 % für Jungen und 30,8 % für Mädchen gesteigert (Hedley et al. 2004). Wenn Adipositas als unabhängiger Risikofaktor berechnet wird, so steht sie in Deutschland an 4. Stelle aller Erkrankungen, die zur Gesamtmortalität beitragen.

Für das Jahr 2002 wurden vom Department of Medical Sociology and Health Economics, Hamburg, für Deutschland 36.653 adipositas- oder übergewichtsassoziierte Sterbefälle mit 428.093 YPLL (»years of potential life lost«, entsprechend der Zeit, die eine Person statistisch gesehen noch gelebt hätte) und 367.772 QALYs (»quality adjusted life years«) berechnet. Adipositas verursachte 4,854 Milliarden Euro an direkten Kosten, was 2,1 % der Gesamtausgaben des Gesundheitswesens in Deutschland im Jahr 2002 ausmachte, sowie 5,019 Milliarden Euro an indirekten Kosten (Konnopka et al. 2011). Aktuelle Berechnungen für die USA gehen für das Jahr 2030 von 65 Mio. Neuerkrankungen an Adipositas und darüber hinaus von ca. 500.000 adipositasassoziierten Krebserkrankungen aus (Wang et al. 2011).

Adipositas ist assoziiert mit einer niedrigeren Lebensqualität, einer signifikant höheren Mortalität, höheren Hospitalisierungsraten und höheren jährlichen und kumulativen medizinischen Kosten (de Zwaan et al. 2009, Daviglus et al. 2003, Daviglus et al. 2004, Yan et al. 2006). Mit dem Ansteigen des durchschnittlichen BMI sind nicht nur massive Kostensteigerungen in den westlichen Gesundheitssystemen verbunden, sondern auch ein Cluster unterschiedlicher Begleit- und Folgeerkrankungen, die schwer zu behandeln und kostenintensiv sind (Barkin et al. 2010). Im Bereich der psychiatrischen Komorbidität sind insbesondere Depression, Angststörungen (Goldbacher et al. 2012, de Zwaan 2011b) sowie das adulte ADHS (Aufmerksamkeitsdefizit-/Hyperaktivitätsstörung; de Zwaan et al. 2011a) mit Adipositas assoziiert, wobei insbesondere für depressive Störungen ein ungünstiger Einfluss auf den Therapieverlauf nachgewiesen wurde (Legenbauer et al. 2009).

6.3   Phänomenologie

Patienten mit Abhängigkeitserkrankungen und Adipositas zeigen auf phänomenologischer Ebene Ähnlichkeiten. Zunächst sind viele Nahrungsmittel ebenso wie Suchtstoffe als Verhaltensverstärker (»Belohnung«) einsetzbar. Das mit der Substanzeinnahme gepaarte Verhalten wird zukünftig überzufällig häufig ausgeführt; die Motivation, dieses Verhalten zu zeigen, steigt. Darüber hinaus kommt es im Rahmen klassischer Konditionierungsmechanismen hier wie dort zu einer Verknüpfung der Verstärkerwirkung mit Umgebungsreizen, also unkonditionierten Stimuli. Adipöse wie Drogenabhängige führen ihr süchtiges Verhalten trotz negativer gesundheitlicher Folgen fort. Nach Phasen von normalisierter Nahrungszufuhr, z. B. während Diäten mit Gewichtsverlusten, erfolgt häufig ein Rückfall in alte Verhaltensmuster mit erneuter Gewichtszunahme (»rebound«, »deprivation effect«). Adipöse zeigen oft ein impulshaftes Konsumverhalten mit Kontrollverlust (»binge eating disorder«), wie es auch bei abhängigen Menschen beobachtbar ist (»binge drinking«). Zudem zeigen Untersuchungen, dass viele adipöse ebenso wie drogenabhängige Menschen eine verminderte Sensitivität für physiologische Belohnungsstimuli zeigen (»reward deficiency syndrome«), was mit einer konstitutionellen oder adaptativ verminderten D2-Rezeptordichte in Verbindung gebracht wird (Ziauddeen et al. 2012).

Bei allen phänomenologischen Gemeinsamkeiten existieren jedoch relevante Unterschiede: Die Belohnungsfunktion von Nahrung, auch beim adipösen Menschen, ist abhängig vom Hungerzustand, der wiederum durch homöostatische Mechanismen beeinflusst wird. Während beim süchtigen Patienten die Substanzeinnahme in der

Regel durch aversive körperliche, psychische oder soziale Konsequenzen begrenzt wird, tritt bei der Nahrungsaufnahme die Sättigung als limitierender Faktor auf. Dennoch bleibt bei der Nahrungsaufnahme immer die doppelte Funktion beachtenswert: einmal als Teil des Energiehaushaltes, zum anderen als Verstärker. Drogen hingegen haben einen von der Energiehomöostase abgekoppelten und eher dosisabhängigen Verstärkereffekt.

6.4 Neurobiologie

Die Entstehung von Abhängigkeitserkrankungen beruht auf prozessualen Vorgängen, die dem physiologischen Lernen ähnlich sind und zu deren dauerhafter Persistenz beitragen. Entscheidend für die Pathogenese der Suchterkrankungen ist dabei das belohnungsassoziierte Lernen (Hyman et al. 2006, von der Goltz u. Kiefer 2010). Hierbei werden durch die positiven Auswirkungen von Substanzen auf die mesolimbischen Verstärkersysteme (»Belohnungssystem«) Lernprozesse angeregt, die eine zukünftige Hinwendung auf Reize und die damit verbundene Belohnung in Gang setzen. Diese Belohnung wurde lange Zeit in direkter Verbindung mit der dopaminergen Transmission auf den Nucleus accumbens aufgefasst. Heute geht man davon aus, dass Dopamin eher als ein aufmerksamkeitslenkendes Signal fungiert (Day et al. 2007). Ebenso wie klassische Suchtstoffe eine mesolimbische Dopaminausschüttung bewirken, konnte dies auch bei übermäßiger, vor allem hochkalorischer Nahrungsaufnahme nachgewiesen werden (z. B. Hernandez u. Hoebel 1988).

Ebenfalls zeigen Befunde den Einfluss von appetitregulierenden Peptiden auf hypothalamische Neurone (Fulton et al. 2000, Grosshans et al. 2012) und Regelkreisläufe des Nucleus arcuatus (Pinto et al. 2004), woraus sich langfristige ernährungsgesteuerte Veränderungen neuronaler Plastizität schlussfolgern lassen.

Hinweise, dass die bei Drogenabhängigen gezeigte Wirkung dopaminerger Transmission auf mesolimbische Strukturen bei geminderter frontaler Kontrolle und die damit folgende Aufmerksamkeitsfokussierung auf selektive Reize bei adipösen Patienten übereinstimmen (Loeber et al. 2012),

könnte für die Behandlung von Adipösen die Bedeutung von Behandlungsoptionen, wie z. B. Reizexpositionstherapien, in Anlehnung an die Behandlung von Angst- oder Suchtpatienten untermauern.

6.4.1 Bildgebung

Sowohl im Tier- (Hernandez u. Hoebel 1988) als auch im Humanmodell (Small et al. 2003) konnte eine erhöhte zentrale Dopaminkonzentration nach Nahrungsaufnahme nachgewiesen werden. Veränderungen der Hirn-Dopamin-Konzentration beeinflussen die Energieaufnahme: Dopaminagonisten reduzieren Hunger und Energieaufnahme (Leddy et al. 2004), Dopaminantagonisten erhöhen diese und führen zu Gewichtszunahme (Wellman 2005).

Bereits vor 10 Jahren gab es Hinweise, dass das mesolimbische Belohnungssystem durch Nahrung ebenso wie durch direkte Dopaminagonisten über dopaminerge Bahnungen zum Nucleus accumbens angeregt wird (Di Chiara et al. 1999). Dopaminerge Projektionen sind hinsichtlich ihrer Beteiligung an Suchterkrankungen zentraler Gegenstand der modernen Suchtforschung. Beispielsweise aktiviert das Essen von Schokolade das Mittelhirn, wo dopaminerge Neurone lokalisiert sind, sowie das Striatum als Empfänger dopaminerger Projektionen (Small et al. 2001). Wang und Volkow konnten in einer PET(Positronen-Emissionstomografie)-Studie demonstrieren, dass die striatale D2-Rezeptordichte adipöser und drogenabhängiger Patienten eine geringere Dichte haben als normalgewichtige Patienten (Wang et al. 2001).

Von Bedeutung ist in diesem Zusammenhang, dass die striatale D2-Rezeptordichte eine negative Korrelation mit dem BMI aufweist (Wang et al. 2001). Volkow mutmaßt daher, dass die Belohnungseigenschaft von Nahrung im Vergleich zu Normalgewichtigen erhöht ist (Volkow et al. 2012). Rothermund et al. konnten in einer fMRT(funktionellen Magnetresonanztomografie)-Studie zeigen, dass bereits durch visuelle Präsentation hochkalorischer Nahrungsreize eine Aktivierung des Striatum bei adipösen Menschen ausgelöst wird (Rothermund et al. 2007). Grosshans et al. zeigen darüber hinaus eine Korrelation von BMI und mesolimbischer

Reiz-Reaktivität nach Präsentation von Nahrungs-mittelstimuli (Grosshans et al. 2012).

Neben der Dopamin-D2-Rezeptordichte erscheint auch die Anzahl von Dopamintransportern für diesen Effekt von Bedeutung. Polymorphismen von Dopaminrezeptor- und Transportergenen, deren Beteiligung an Suchterkrankungen bereits seit längerem bekannt ist, haben einen wesentlichen Einfluss auf den Grad des Belohnungseffektes, den unterschiedliche Individuen bei Nahrungsaufnahme wahrnehmen. So konnte beispielsweise u. a. das Taq1-A1-Allel mit einer 30- bis 40 %igen Reduktion in der D2-Rezeptordichte und einem schwächeren Dopaminsignal assoziiert werden (Ritchie u. Noble 2003). Aktuelle fMRT-Daten, die den Einfluss von nahrungsassoziierten Bildern auf die dopaminerge Aktivität im Striatum untersuchten, berücksichtigen darüber hinaus den Taq1-A1-Allel-Polymorphismus. Die Autoren schlussfolgern aus den Ergebnissen, dass eine übermäßige Nahrungsaufnahme eine Kompensation für ein hypofunktionelles dorsales Striatum darstellt, vor allem für Individuen mit dem Taq1-A1-Allel-Polymorphismus (Stice et al. 2008).

6.4.2 Neuroendokrinologie

Befunde deuten darauf hin, dass das homöostatische System der Nahrungsaufnahme mit Fortschreiten der Adipositas unempfänglich wird für Signale der Sattheit und von Einflüssen aus dem Motivationssystem des Gehirns beeinflusst werden kann (Flier 2004, Fulton et al. 2000)

Zu Mediatoren, die homöostatisches System und Motivationssystem verbinden, zählen eine ganze Reihe von Hormonen, denen bisher vor allem Eigenschaften der homöostatischen Regelkontrolle zugewiesen wurden, wie Leptin, Grehlin, Insulin, Orexin oder Neuropeptid Y. Neuere Studien zeigen, dass diese Hormone über Rezeptoren am ventralen Tegmentum des Mittelhirns (VTA) dopaminerge Neurone aktivieren, die in den Nucleus accumbens (NAc) projizieren.

Leptin ist ein sehr gut untersuchtes Peptidhormon, das in den weißen Fettzellen gebildet wird und viele Daten weisen darauf hin, dass es vor allem über den Hypothalamus in die Regulation von Appetit und den Energiehaushalt eingreift (Elmquist et al. 1999). Einige Studien zeigen auf, dass Leptin einen Einfluss auf belohnungsassoziiertes Verhalten ausübt und dass dies mit dem Effekt von Leptin auf das motivationale Dopaminsystem assoziiert ist. Leptin reduziert die Transmissionsrate dopaminerger Neurone um 40 % (Hommel et al. 2006); intrakranielle Leptininfusionen reduzieren extrazelluläres Dopamin im NAc (Krügel et al. 2003). In präklinischen Versuchen mit Ratten führte die Verabreichung von Leptin zu einer erhöhten intrakranialen Selbststimulation (Fulton et al. 2000). Klinische Daten zeigen, dass der Plasmaspiegel von Leptin positiv mit Suchtdruck bei Suchterkrankungen (Kiefer et al. 2001, von der Goltz et al. 2010, Al'Absi et al. 2011) und mit der mesolimbischen Reizreaktivität auf Nahrungsmittelstimuli bei Adipösen (Grosshans et al. 2012) assoziiert ist.

6.4.3 Genetik

Die Entstehung von Adipositas resultiert nicht alleine aus Einflüssen von Umweltfaktoren, sondern aus einer genetischen Disposition und Vulnerabilität. In den letzten Jahren wurden erhebliche Anstrengungen unternommen, um entsprechende Kandidatengene zu identifizieren (Hebebrand et al. 2012). Die erste Genvariante, die mit Adipositas durch genomweite Untersuchungen in Verbindung gebracht werden konnte, waren Veränderungen nahe dem »Insulin induced gene2« (INSIG2), das vor allem in Adipozyten vorkommt und die Transkription von Genen der Fettsynthese und Adipogenese reguliert (Herbert et al. 2006). Des Weiteren sind verschiedene Varianten des FTO(Körperfett und adipositasassoziiertes)-Gens und des PFKP(Phosphofruktokinase)-Gens mit BMI und Hüftumfang assoziiert (Scuteri et al. 2007).

Auch Varianten des Gens, das den Melonocortin-4-Rezeptor (MC4R, ist an der Kontrolle des Appetits beteiligt) kodiert, beeinflussen Körperfettanteil, Gewicht und das Adipositasrisiko (Loos et al. 2008).

In der Suchtforschung ist seit langem bekannt, dass Allel-Varianten des D2-Dopamin-Rezeptor-Gens (DRD2) den Wirkungsgrad intrinsischen Dopamins vermindern und dadurch zu höheren

Belohnungseffekten durch dopaminerge Agenzien führen, was zur Entstehung von Abhängigkeitserkrankungen beitragen könnte (Blum et al. 1990). Das Taq1-A1-Allel ist mit einer 30- bis 40 %igen Reduktion der Dichte von Dopamin-D2-Rezeptoren assoziiert (Ritchie u. Noble 2003). Aktuelle Befunde zur Verstärkerwirkung von Nahrungsaufnahme in Verbindung mit dem Taq1-A1-Allel bei Adipösen und Normalgewichtigen zeigen, dass die Verstärkerwirkung und Nahrungsaufnahme in adipösen Versuchspersonen signifikant höher lag, vor allem bei denen mit dem Taq1-A1-Allel (Epstein et al. 2007). Dies steht im Einklang mit früheren Befunden, die die Präsenz DRD2-A1-Allels nicht nur für die Entwicklung von Adipositas, sondern auch mit einem erhöhten Risiko zur Entstehung von Abhängigkeitserkrankungen aufzeigten (Blum et al. 1996). In einer aktuellen genomweiten Studie (GWAS) wurde in über 120.000 Probanden die Assoziation des BMI mit ca. 2,8 Mio. genetischen Varianten (SPN, »single nucleotide polymorphism«) untersucht, hierbei konnten mehrere bereits bekannte Kandidatengene bestätigt, aber auch neue Regionen des Genoms identifiziert werden, die bei zukünftigen Untersuchungen zur Adipositas einbezogen werden sollten (Speliotes et al. 2010).

6.5   Konsequenzen für die Therapie

Die stetig wachsende medizinische- und gesundheitspolitische Relevanz von Adipositas berücksichtigend, wurde in den letzten 30 Jahren intensiv nach wirkungsvollen Vorsorge- und Therapiemodellen gesucht. Bisher hat sich die medizinische Forschung jedoch primär auf Prävention und Therapien fokussiert, die eine selbstmotivierte und ausgewogene Lebensweise mit der Bekämpfung kardiovaskulärer Risikofaktoren in Kombination mit einer ernährungs- und bewegungsinduzierten Gewichtsabnahme verbindet, beschränkt. Sowohl bei Kindern (Dorsey et al. 2005) als auch bei Erwachsenen (Luepker et al. 1996) haben solche Ansätze, ambulante oder stationäre kontrollierte diätetische Maßnahmen in Kombination mit Bewegungstraining, allerdings hinsichtlich einer langfristigen Reduzierung des Körpergewichts nur eingeschränkte Effekte gezeigt oder waren gänzlich unwirksam.

Darüber hinaus hat es in den letzten Jahrzehnten wiederholt Versuche gegeben, Übergewicht mit pharmakologischen Therapien zu behandeln. Amphetaminhaltige Appetitzügler zeigten zwar signifikante Effekte hinsichtlich einer Reduktion des Körpergewichts, führten aber auch häufig zu einer entsprechenden Abhängigkeit und wurden daher in Deutschland vom Markt genommen. 2007 wurde ein Cannabinoid-Rezeptor(CB-1-Rezeptor)-Antagonist nach vielversprechenden Ergebnissen in den Zulassungsstudien in Europa zur Behandlung von Adipositas eingeführt, musste jedoch nach 2 Jahren wegen signifikanter unerwünschter Wirkungen (Suizidalität) wieder vom Markt genommen werden (Samat et al. 2008; Topol et al. 2010). Aktuell ist in Deutschland Orlistat, ein Lipaseinhibitor, der zu einer verminderten Fettresorption führt, zur Behandlung von Adipositas zugelassen: bei allerdings nur mäßigem Therapieerfolg bei oft intolerablen, gastrointestinalen Nebenwirkungen (Li u. Cheung, 2011). Die bisher einzige zugelassene und etablierte Therapie mit signifikant hohen und langfristigen Gewichtsreduzierungen sind operative Verfahren (Magard et al. 2005). Hierzu zählen Magenband, »gastric sleeve« und der Roux-en-Y-Bypass. Bei adipösen Patienten besteht jedoch ein erhebliches peri- und postoperatives Risiko (Fernández Meré u. Alvarez Blanco 2004); zudem würden die Kosten einer breiteren Anwendung die Möglichkeiten der öffentlichen Gesundheitssysteme bei weitem übersteigen (Barkin et al. 2010). Wegen des begrenzten Effekts konservativer Therapiemaßnahmen und der stark erhöhten psychischen und somatischen Komorbidität der Adipositas nehmen bariatrisch-chirurgische Interventionen inzwischen eine wichtige Stellung in der Behandlung der morbiden Adipositas ein (de Zwaan 2012).

6.6   Fazit

Die Tatsache, dass zwischen bestimmten Aspekten der Adipositas und Suchterkrankungen Gemeinsamkeiten auf phänomenologischer und neurobiologischer Ebene bestehen, unterstreicht die Notwendigkeit einer näheren Betrachtung aus einem neuen medizinischen Blickwinkel. Im Spiegel einer seit Jahrzenten ansteigenden Inzidenz der Adiposi-

tas und der damit verbundenen Begleiterkrankungen sowie einer Vervielfachung der entsprechenden
Behandlungskosten, erscheint der Ansatz lohnens-
wert, die Erkenntnisse und Erfahrungen der Suchtforschung und Psychiatrie zumindest im Sinne
einer Hypothesenüberprüfung auf dieses Krankheitsbild anzuwenden. Die Kreuzwirksamkeit verschiedener Pharmaka und die Anwendung bereits
bewährter psychotherapeutischer Verfahren, die
vor allem auf das motivationale System wirken oder
durch Reizexposition das Suchtgedächtnis beeinflussen, könnten hierfür ein erster Schritt sein. Das
wachsende Interesse an überlappenden Regelkreis-
läufen und genetischen Dispositionen der bisher
als eigenständige Entitäten betrachteten Krankheitsbilder spiegelt sich einerseits in der Diskussion
wider, die Adipositas, neben anderen Essstörungen,
in der Revision des DSM zu berücksichtigen, andererseits in der zunehmenden Intensität, mit der bisher klassische Suchtforschung sich dem Phänomen
Adipositas widmet.

Literatur

Al'Absi M, Hooker S, Fujiwara K et al. (2011) Circulating leptin levels are associated with increased craving to smoke in abstinent smokers. Pharmacol Biochem Behav 97: 509–513

Albayrak Ö, Wölfle S, Hebebrand J (2012) Does food addiction exist? A phenomenological discussion based on the Psychiatric Classification of Substance-Related Disorders and Addiction. Obesity Facts 5: 165–179

Al Marzooqi MA, Nagy MC (2011) Childhood Obesity Intervention Programs: a systematic review. Life Sci J 8: 46

Barkin SL, Heerman WJ, Warren MD, Rennhoff C (2010) Millennials and the world of work: the impact of obesity on health and productivity. J Bus Psychol 25: 239–245

Blum K, Noble EP, Sheridan PJ et al. (1990) Allelic association of human D2 receptor gene in alcoholism. JAMA 263: 2055–2060

Blum K, Braverman ER, Wood RC et al. (1996) Increased prevalence of the Taq I A1 allele of the dopamine receptor gene (DRD2) in obesity with comorbid substance use disorder: a preliminary report. Pharmacogenetics 6: 297–305

Charney E, Goodman HC, McBride M et al. (1976) Childhood antecedents of adult obesity. Do chubby infants become obese adults? N Engl J Med 295: 6–9

Daviglus ML, Liu K, Yan LL (2003) Body mass index in middle age and health related quality of life in older age: the

Chicago Heart Association Detection Project in Industry Study. Arch Intern Med 163: 2448–2455

Daviglus ML, Liu K, Yan LL (2004) Relation of body mass index in young adulthood and middle age to Medicare expenditures in older age. JAMA 292: 2743–2749

Day JJ, Roitman MF, Wightman RM et al. (2007) Associative learning mediates dynamic shifts in dopamine signaling in the nucleus accumbens. Nat Neurosci 10: 1020–1028

De Zwaan M (2010) Obesity: is it an eating disorder? Psychother Psychosom Med Psychol 60: e1–2

De Zwaan M (2012) Was wenn operative Eingriffe die Psychopathologie langfristig besser beeinflussen könnten als evidenzbasierte Psychotherapie? Pro und Contra bariatrische Chirurgie in der Adipositasbehandlung. Verhaltenstherapie 22: 199–203

De Zwaan M, Petersen I, Kaerber M, Burgmer R et al. (2009) Obesity and quality of life: a controlled study of normal-weight and obese individuals. Psychosomatics 50: 474–482

De Zwaan M, Gruss B, Müller A et al. (2011a) Association between obesity and adult attention-deficit/hyperactivity disorder in a German community-based sample. Obes Facts 4 (3): 204–211

De Zwaan M, Enderle J, Wagner S et al. (2011b) Anxiety and depression in bariatric surgery patients: a prospective, follow-up study using structured clinical interviews. J Affect Disord 133 (1–2): 61–68

Di Chiara GT, Bassareo V, Pontieri F (1999) Drug addiction as a disorder of associative learning. Role of nucleus accumbens shell/extended amygdala dopamine. Ann N Y Acad Sci 29: 461–485

Dorsey KB, Wells, C, Krumholz HM, Concato JC (2005) Diagnosis, evaluation, and treatment of childhood obesity in pediatric practice. Arch Pediatr Adolesc Med 59: 632–638

Elmquist JK, Elias CF, Saper CB (1999) From lesions to leptin: hypothalamic control of food intake and body weight. Neuron 22: 221–232

Epstein LH, Temple JL, Neaderhiser BJ et al. (2007) Food reinforcement, the dopamine D2 receptor genotype, and energy intake in obese and nonobese humans. Behav Neurosci 121: 877–886

Fernández Meré LA, Alvarez Blanco M (2004) Obesity and bariatric surgery: anesthesia implications. Nutr Hosp 19: 34–44

Flier JS (2004) Obesity wars: molecular progress confronts an expanding epidemic. Cell 116: 337–350

Fulton S, Woodside B, Shizgai P (2000) Modulation on brain reward circuitry by leptin. Science 287: 125–128

Goldbacher EM, Grunwald HE, Lagrotte CA et al. (2012) Factor structure of the emotional eating scale in overweight and obese adults seeking treatment. Appetite 59 (2): 610–615

Grosshans M, Löber S, Kiefer F (2010) Towards a better understanding of obesity: Implications from addiction research. Addiction Biology 16: 189–198.

Grosshans M, Vollmert C, Vollstädt-Klein S et al. (2012) Association of leptin with food cue-induced activation in human reward pathways. Arch Gen Psychiatry 69 (5): 529–537

Hebebrand J, Bammann K, Hinney A (2012) Genetic determinants of obesity [Genetische Marker der Adipositas]. Current issues. Bundesgesundheitsblatt Gesundheitsforschung Gesundheitsschutz 53: 674–680

Hedley AA, Ogden CL, Johnson CL et al. (2004) Prevalence of overweight and obesity among US children, adolescents, and adults, 1999–2002. JAMA 29: 2847–2850

Herbert A, Gerry NP, McQueen MB et al. (2006) A common genetic variant is associated with adult and childhood obesity. Science 312: 279–283

Hernandez L, Hoebel BG (1988) Feeding and hypothalamic stimulation increase dopamine turnover in the accumbens. Physiol Behav 44: 599–606

Hommel JD, Trinko R, Sears RM et al. (2006) Leptin receptor signaling in midbrain dopamine neurons regulates feeding. Neuron 51: 801–810

Hyman SE, Malenka RC, Nestler EJ (2006) Neuronal mechanisms of addiction: the role of reward-related learning and memory. Ann Rev Neurosci 29: 565–598.

Kiefer F, Jahn H, Schick M, Wiedemann K (2001) Leptin as a possible modulator of craving for alcohol. Arch Gen Psychiatry 58: 509–510

Konnopka A, Bodemann M, Konig HH (2011) Health burden and costs of obesity and overweight in Germany. Research Support, Non-U.S. Gov't. Eur J Health Econ 12: 345–352

Krügel U, Schraft T, Kittner H et al. (2003) Basal and feeding-evoked dopamine-release in the rat nucleus accumbens is depressed by leptin. Eur J Pharmacol. 482: 185–187

Kurth BM, Schaffrath Rosario A (2007) The prevalence of overweight and obese children and adolescents living in Germany. Results of the German Health Interview and Examination Survey for Children and Adolescents. Bundesgesundheitsblatt 50: 736–743

Leddy JJ, Epstein LH, Jaroni JL et al. (2004) The influence of methylphenidate on eating in obese men. Obesity Research 12: 224–232

Legenbauer T, De Zwaan M, Benecke A (2009) Depression and anxiety: their predictive function for weight loss in obese individuals. Obes Facts 2: 227–2234

Li MF, Cheung BM (2011) Rise and fall of anti-obesity drugs. World J Diabetes 2: 19–23

Loeber S, Grosshans M, Korucuoglu O et al. (2012) Impairment of inhibitory control in response to food-associated cues and attentional bias of obese patients and normal-weight controls. Int J Obesity 36: 1334–1339

Loos RJ, Lindgren CM, Li S, Wheeler E et al. (2008) Common variants near MC4R are associated with fat mass, weight and risk of obesity. Nat Genet 40: 768–775

Luepker RV, Murray DM, Jacobs DR et al. (1996) Community education for cardiovascular disease prevention: risk factor changes in the Minnesota Heart Health Program. Am J Public Health 84: 1383–1393

Magard MA, Shugarman LR, Suttorp M et al. (2005) Meta-analysis: surgical treatment of obesity. Ann Intern Med 142: 547–559

Moreno C, Tandon R (2011) Should overeating and obesity be classified as an addictive disorder in DSM-5? Curr Pharm Des 17: 1128–1131

Mutschler J, Kiefer F (2010) The natriuretic peptide system as a possible therapeutic target for stress-induced obesity. Medical Hypotheses 76: 388–390

Pinto S, Roseberry AG, Liu H et al. (2004) Rapid rewriting of arcuat nucleus feeding circuits by leptin. Science 304: 110–115

Prugger C, Keil U (2007) Development of obesity in Germany – prevalences, determinants and perspectives. Dtsch Med Wochenschrift 132: 892–897

Ritchie T, Noble EP (2003) Association of seven polymorphisms of the D2 dopamine receptor gene with brain receptor-binding characteristics. Neurochem Res 28 (1): 73–82

Rothemund Y, Preuschhof C, Bohner G et al. (2007) Differential activation of the dorsal striatum by high-calorie visual food stimuli in obese individuals. Neuroimage 37: 410–421

Samat A, Tomlinson B, Taheri S, Thomas GN (2008) Rimonabant for the treatment of obesity. Recent Pat Cardiovasc Drug Discov 3: 187–193

Scuteri A, Sanna S, Chen WM et al. (2007) Genome-wide association scan shows genetic variants in the FTO gene are associated with obesity-related traits. PLoS Genet 3: e115

Small DM, Zatorre RJ, Dagher A et al. (2001) Changes in brain activity related to eating chocolate: from pleasure to aversion. Brain 124: 1720–1733

Small DM, Jones-Gotman M, Dagher A (2003) Feeding-induced dopamine release in dorsal striatum correlates with meal pleasantness ratings in healthy human volunteers. Neuroimage 19: 1709–1715

Speliotes EK, Willer CJ, Berndt SI et al. (2010) Association analyses of 249,796 individuals reveal 18 new loci associated with body mass index. Nat Genet 42: 937–948

Stice E, Spoor S, Bohon C, Small DM (2008) Relation between obesity and blunted striatal response to food is moderated by TaqIA A1 Allele. Science 322: 449–452

Swinburn B, Gill T, Kumanyika S (2005) Obesity Prevention: a proposed framework for translating evidence into action. Obesity reviews 6: 22–33

Swinburn BA, Sacks G, Hall KD et al. (2011) The global obesity pandemic: shaped by global drivers and local environments. Lancet 378: 804–814

Topol EJ, Bousser MG, Fox KA et al. (2010) Rimonabant for prevention of cardiovascular events (CRESCENDO): a randomised, multicentre, placebo-controlled trial. Lancet. 14: 517–523

Volkow ND, O'Brien CP (2007) Issues for DSM-V: should obesity be included as a brain disorder? J Psychiatry 164: 708–710

Volkow ND, Wang GJ, Telang F et al. (2008) Low dopamine striatal D2 receptors are associated with prefrontal metabolism in obese subjects: Possible contributing factors. Neuroimage 42: 1537–1543

Volkow ND, Wang GJ, Fowler JS et al. (2012) Food and drug reward: Overlapping Circuits in Human Obesity and addiction. Curr Top Behav Neurosci 11: 1–24

Von der Goltz C, Kiefer F (2009) Learning and memory in the etiopathogenesis of addiction: future implications for therapy? Eur Arch Psychiatry Clin Neurosci 259: 183–187

Von der Goltz C, Koopmann A, Dinter C et al. (2010) Orexin and leptin are associated with nicotine craving: a potential link between smoking, appetite and reward. Psychoneuroendocrinology 35: 570–577

Wang GJ, Volkow ND, Logan J et al. (2001) Brain dopamine and obesity. Lancet 3: 354–357

Wang GJ, Volkow ND, Thanos PK, Fowler JS (2004) Similarity between obesity and drug addiction as assessed by neurofunctional imaging: a concept review J Addict Dis 23: 39–53

Wang YC, McPherson K, Marsh T et al. (2011) Health and economic burden of the projected obesity trends in the USA and the UK. Comment Research Support, Non-U.S. Gov't Research Support, U.S. Gov't, P.H.S. Lancet 378: 815–825

Wellman PJ (2005) Modulation of eating by central catecholamine systems. Current Drug Targets 6: 191–199

Yan LL, Daviglus ML, Liu K et al. (2006) Midlife body mass index and hospitalization and mortality in older age. JAMA 295: 190–198

Ziauddeen H, Farooqi IS, Fletcher PC (2012) Obesity and the brain: how convincing is the addiction model? Nat Rev Neurosci 14: 279–286

Neurobiologische und genetische Befunde bei pathologischem Glücksspiel

M. Fauth-Bühler, N. Romanczuk-Seiferth, K. Mann, A. Heinz

7.1   Bildgebende und elektrophysiologische Studien

Der Einsatz bildgebender Verfahren wie der Magnetresonanztomografie (MRT, auch unter dem Begriff der Kernspintomografie bekannt), Positronenemissionstomografie (PET) sowie elektrophysiologischer Methoden, zu denen u. a. die Elektroenzephalografie (EEG) zählt, ermöglicht die Untersuchung von Hirnstrukturen und -funktionen beim Menschen in vivo. Mit Hilfe dieser Untersuchungsmethoden konnte das Verständnis der Entstehung, des Verlaufs sowie der Folgen von substanzgebundenen Abhängigkeitserkrankungen, wie z. B. Alkoholabhängigkeit (Bühler u. Mann 2011), in den letzten Jahrhunderten stark verbessert werden. Obwohl, verglichen mit der Anzahl an Studien zu substanzgebunden Abhängigkeitserkrankungen, bislang nur relativ wenig Forschungsarbeiten zu den neurobiologischen Grundlagen pathologischen Glücksspielens veröffentlicht wurden, erlauben diese bereits erste wichtige Einblicke in mögliche Pathomechanismen pathologischen Glücksspielens (Mann et al. 2013). Im folgenden Kapitel werden aktuelle wissenschaftliche Befunde dargestellt und diskutiert, die Veränderungen neurobiologischer Prozesse bei pathologischem Glücksspielen untersucht haben. Dazu zählen vor allem die Reizreaktivität, Verarbeitung von Belohnung und Bestrafung sowie Impulsivität und Verhaltenshemmung. Außerdem werden die neuesten wissenschaftlichen Erkenntnisse zu strukturellen Veränderungen des Gehirns bei pathologischen Glücksspielern zusammenfassend dargestellt. Für den interessierten Leser sei an dieser Stelle auch auf weiterführende Übersichtsarbeiten zur Neurobiologie pathologischen Glücksspielens im deutschsprachigen (Mörsen et al. 2011, Wöfling et al. 2009) und englischsprachigen Raum (Clark u. Limbrick-Oldfield 2013, Limbrick-Oldfield et al. 2013, Potenza 2008, van Holst et al. 2010) hingewiesen.

7.1.1   Funktionelle Untersuchungen mittels Magnetresonanztomografie (fMRT)

■   Reizreaktivität
Ein starkes Verlangen zu spielen, stellt eines der Hauptsymptome pathologischen Glücksspielens

dar. Spielassoziierte Reize können dabei mit erhöhter Wahrscheinlichkeit das suchthafte Verhalten auslösen. In bildgebenden Studien wurden Veränderungen in der sog. Reizreaktivität (Cue-Reaktivität) bei Darbietung glücksspielbezogener Reize untersucht. Dabei zeigte sich in einer der ersten fMRT-Untersuchungen zu Veränderung der Reizreaktivität bei pathologischen Spielern (n = 10), dass diese im Vergleich zu gesunden Kontrollpersonen (n = 11) beim Betrachten von emotionalen und motivationalen glücksspielbezogenen Filmsequenzen eine geringere Aktivierung in orbitofrontalen Hirnarealen, im Gyrus cinguli, in den Basalganglien und in thalamischen Kernen aufwiesen (Potenza et al. 2003). In einer weiteren Studie bei der glücksspiel- und naturbezogene Videos zum Einsatz kamen, fanden die Autoren in der Gruppe der Glücksspieler (n = 10) im Vergleich zu den gesunden Kontrollen (n = 10) eine stärkere Aktivierung im dorsolateralen präfrontalen Kortex, dem inferioren frontalen Gyrus, dem medialen frontalen Gyrus, parahippokampalen Regionen und in okzipitalen Arealen (Crockford et al. 2005). Zu ähnlichen Ergebnissen kam eine neuere fMRT-Studie an 17 pathologischen Spielern und gesunden Kontrollprobanden (Goudriaan et al. 2010). Beim Betrachten glücksspielassoziierter gegenüber neuralen Bildern zeigte die Patientengruppe ebenfalls eine stärkere Aktivierung im dorsolateralen präfrontalen Kortex sowie parahippokampalen und okzipitotemporalen Regionen. Zusätzlich aktivierten die Spieler mehr in der Amygdala, einer Region, die bei emotionalen Lernprozessen eine Rolle spielt. Darüber hinaus fanden die Autoren einen Zusammenhang zwischen dem subjektiv empfundenen Verlangen zu spielen und der Aktivierung auf glücksspielbezogene vs. neutrale Bilder in der anterioren Insula, dem ventrolateralen präfrontalen Kortex und dem Nucleus caudatus. In einer kürzlich veröffentlichten Studie derselben Arbeitsgruppe, in der eine Reizreaktivitätsaufgabe mit einer Go-NoGo-Aufgabe kombiniert wurde, fanden die Forscher bei den pathologischen Spielern (n = 16) gegenüber den Kontrollprobanden (n = 15) auf glücksspielbezogene verglichen mit neutrale Reizen eine stärkere Aktivierung im dorsolateralen präfrontalen Kortex, dem anterioren Zingulum und dem ventralen Striatum (van Holst et al. 2012c).

Mit Ausnahme der ersten Reizreaktivitätsstudie (Potenza et al. 2003), in der eine verminderte Aktivierung in verschiedenen Hirnarealen pathologischer Spieler berichtet wurde, fanden darauffolgende fMRT-Studien übereinstimmend eine erhöhte Aktivierung des präfrontalen Kortex, parahippokampaler Regionen und des okzipitalen Kortex auf glücksspielbezogene Reize (Crockford et al. 2005, Goudriaan et al. 2010, van Holst et al. 2012c). Die Unterschiede in den Befunden können durch verschiedene methodische Aspekte bedingt sein. Durch die Verwendung von komplexem Filmmaterial (Potenza et al. 2003) wird die Interpretation der Ergebnisse erschwert, da Aktivierungsunterschiede dabei durch eine Vielzahl konfundierender Faktoren verursacht sein können. Auch sind Ergebnisse bei inhomogener Gruppenzusammensetzung (pathologische Spieler mit unterschiedlichen Komorbiditäten und verschiedenen problematischen Spielarten etc.) nur schwer interpretierbar, da die Unterschiede nicht eindeutig auf die untersuchte Erkrankung zurückgeführt werden können.

■ **Belohnungssensitivität**
Basierend auf Vorbefunden zu substanzgebundenen Süchten (Heinz et al. 2009), haben sich bildgebende Studien zunehmend intensiv mit Veränderungen in den Hirnfunktionen bei pathologischen Glücksspielern bei Verarbeitung von Belohnung und Bestrafung befasst.

In einer der ersten Studie zur Belohnungsverarbeitung von Reuter et al. (2005) konnte mittels einer Kartenrateaufgabe, bei der die Probanden jeweils 1 Euro gewinnen oder verlieren konnten, gezeigt werden, dass sich pathologische Spieler (n = 12) von gesunden Kontrollen (n = 12) durch eine vergleichsweise reduzierte Aktivierung im ventromedialen präfrontalen Kortex und ventralen Striatum beim Erhalt von monetären Gewinnen unterschieden. Außerdem war die ventral-striatale Aktivierung negativ mit der Schwere der Glücksspielproblematik korreliert. Übereinstimmende Befunde wurden in einer weiteren fMRT-Studie von de Ruiter et al. (2009) veröffentlicht. In dieser Untersuchung kam eine Umlernaufgabe (»probabilistic reversal learning task«) zum Einsatz, bei der die Probanden auf einen von 2 dargebotenen Stimuli reagieren sollten. Bei einer richtigen

Antwort erhielten sie unmittelbar Rückmeldung in Form monetärer Gewinne oder Verluste. Die pathologischen Glücksspieler (n = 19) zeigten eine geringere Aktivierung im ventromedialen präfrontalen Kortex auf monetäre Gewinne und Verluste, verglichen mit den gesunden Kontrollen (n = 19). In einer weiteren Studie wurde die Verarbeitung monetärer Belohnung von pathologischen Spielern (n = 12) und gelegentlichen Spielern (n = 12) mittels eines Blackjack-Spiels mit wechselndem Risiko untersucht (Miedl et al. 2010). Gruppenvergleiche zeigten Aktivierungsunterschiede im inferioren frontalen Kortex, Thalamus und superioren temporalen Regionen. Während die pathologischen Spieler eine Signalzunahme in diesen Hirnregionen in der hoch riskanten Bedingung und eine Signalabnahme in der wenig riskanten Bedingung zeigten, fand sich bei den gelegentlichen Glücksspielern genau das Gegenteil. Die Verarbeitung von monetären Gewinnen und Verlusten wurden auch mit Aufgaben untersucht, bei denen der Ausgang nicht zufällig, sondern leistungsabhängig war. Mittels eines Geldgewinnspiels (»Monetary Incentive Delay Task«, Knutson et al. 2001), bei dem die Teilnehmer (n = 14 pathologische Spieler und n = 14 gesunde Kontrollen) so schnell wie möglich eine Taste beim Erscheinen eines bestimmten Symbols drücken mussten, zeigten die pathologischen Glücksspieler eine reduzierte Aktivierung im ventromedialen präfrontalen Kortex, der Insula und dem ventralen Striatum während der Erwartung sowie dem Erhalt von Gewinnen und Verlusten (Balodis et al. 2012). Auch ließ sich zeigen, dass pathologische Glücksspieler (n = 18) im direkten Vergleich zu Alkoholpatienten (n = 15) und gesunden Kontrollen (n = 17) eine veränderte neuronale Verarbeitung von Verlusten zeigen, im Detail eine erhöhte Aktivität bei Verlustantizipation im ventralen Striatum sowie eine verminderte Aktivierung bei erfolgreicher Verlustvermeidung im ventralen Striatum und im medialen Präfrontalkortex (Romanczuk-Seiferth et al. 2014). Diese hirnfunktionellen Befunde waren im Kontrast zu älteren Studien zudem für den Einfluss möglicher hirnstruktureller Unterschiede zwischen den Gruppen kontrolliert worden.

Nicht nur die Verarbeitung geldbezogener Reize ist bei pathologischen Glücksspielern verändert, sondern auch die Aktivierung auf andere nichtspielbezogene Belohnungen. So konnten de Greck et al. (2010) in ihrer fMRT-Studie zum einen die Ergebnisse von Reuter et al. (2005) replizieren und zum anderen aufzeigen, dass die Aktivierung im Striatum und Putamen auch auf persönlich relevante Reize bei pathologischen Glücksspielern (n = 16) gegenüber einer gesunde Vergleichsgruppe (n = 12) vermindert ist.

Die beobachtete Hypofunktion zentraler Komponenten des Belohnungssystems (striatale Bereiche, präfrontale Areale) auf monetäre Gewinne und Verluste bei pathologischen Glücksspielern deutet auf eine Veränderung der Belohnungssensitivität hin. Eine verminderte Sensitivität für nichtsubstanzbezogene Verstärker lässt sich auch bei substanzgebundenen Abhängigkeitserkrankungen feststellen (z. B. Bühler et al. 2010, Wrase et al. 2007). Es wird angenommen, dass ein verminderter Anreizwert von nichtsubstanzbezogener Belohnung und Belohnungsreizen relativ zum Suchtmittel mit einer erhöhten Wahrscheinlichkeit der Substanzeinnahme einhergeht. Dementsprechend könnte bei pathologischen Glücksspielern das Spielen als Kompensationsversuch dieses neuralen Belohnungsdefizits verstanden werden, bei dem aufgrund der geringen Aktivierung weitergespielt wird. Allerdings bleibt durch den Einsatz von Längsschnittstudien zu klären, ob eine verminderte Belohnungs- und Bestrafungssensitivität eine Folge oder einen prädispositionierenden Faktor des pathologischen Glücksspielens darstellt.

- **Impulsivität**

Impulsivität hat viele Facetten. Zum einen wird hierbei der Aspekt der mangelnden Reaktionsinhibition oder Enthemmung motorischen Verhaltens untersucht. Es handelt sich hierbei um einen Zustand, in dem die übergeordneten Kontrollmechanismen, die automatische oder belohnungsgetriebene Reaktionen unterdrücken, den situativen Anforderungen nicht entsprechen und somit keine angemessene Hemmung des Verhaltens besteht. Eine weit verbreitete Aufgabe zur Erfassung impulsiven Verhaltens stellt der Stroop-Test (Stroop 1935) und seine Modifikationen dar, bei dem die Probanden die Farbe der dargebotenen Wörter benennen müssen. Handelt es sich dabei um Farbwörter, die nicht ihrer

Druckfarbe entsprechen, steigen Reaktionszeit und Fehlerzahl. Die neuronalen Korrelate dieser Aufgabe bei pathologischem Glücksspiel wurden von Potenza bereits 2003 untersucht. Dabei zeigte sich, dass die pathologischen Glücksspieler (n = 13) verglichen mit den Kontrollprobanden (n = 11) eine reduzierte Aktivierung im ventromedialen präfrontalen Kortex auf inkongruente gegenüber kongruenten Reize zeigten. In einer neueren Studie wurde der Einfluss glücksspielbezogenen und affektiven Bildmaterials auf die Hemmung motorischer Antworten mittels einer Go-NoGo-Aufgabe im fMRT untersucht (van Holst et al. 2012c). Dabei sollen die Probanden auf bestimmte Reize reagieren (Go), auf andere jedoch nicht (NoGo). In NoGo-Durchgängen (neutrales Bild) machten pathologische Glücksspieler weniger Fehler als die gesunde Vergleichsgruppe bei glücksspielbezogenen versus neutrale Go-Stimuli. Allerdings waren die Spieler auch langsamer in ihren Reaktionen. Auf hirnfunktioneller Ebene zeigte sich bei den Spielern eine geringere Aktivierung im dorsolateralen präfrontalen Kortex, anterioren Zingulum und ventralem Striatum auf NoGo-Stimuli während der Darbietung von glücksspielbezogenen versus neutralen Go-Reizen. Die Autoren folgerten aus den Ergebnissen, dass ein Spielkontext die Hemmung motorischer Reaktionen bei pathologischen Spielern erleichtert. Die Interpretation ist auf Basis der Daten allerdings nicht zweifelsfrei möglich. Alternativ könnte beispielsweise auch die Interferenz durch glücksspielbezogene Bilder in der gesunden Kontrollgruppe größer sein.

Nicht nur die Reaktionshemmung, sondern auch Veränderungen in der kognitiven Impulsivität, die sich auf impulsives Verhalten während der Entscheidungsfindung bezieht, wurde bei pathologischen Glücksspielern erforscht. In einer fMRT-Studie (Tanabe et al. 2007) wurde mittels einer modifizierten Version der Iowa Gambling Task Entscheidungsverhalten unter Risiko bei 14 substanzabhängigen Patienten, bei 16 substanzabhängigen Patienten, die zusätzlich Glücksspielprobleme aufwiesen, sowie 18 gesunden Kontrollpersonen untersucht. Bei riskanten Entscheidungen zeigte sich eine reduzierte Aktivierung bei Substanzabhängigen mit und ohne Spielprobleme im ventromedialen präfrontalen Kortex und weiteren frontalen Arealen.

Eine dritte Kategorie bilden Untersuchungen zum sog. Delay Discounting, die Impulsivität definiert als die Bevorzugung kleinerer Belohnungen, die unmittelbar erreichbar sind, gegenüber größeren Belohnungen, die erst nach längerer Zeit erreichbar sind. In einer kürzlich veröffentlichten fMRT-Studie (Miedl et al. 2012) wurden 16 pathologische Spieler und 16 gesunde Kontrollpersonen, die nach Alter, Geschlecht, Rauchstatus, Einkommen, Bildungsniveau und Händigkeit parallelisiert waren, mittels einer Delay- und Probability-Discounting-Aufgabe untersucht. Auf Verhaltenseben konnten vorangegangene Befunde repliziert werden: Pathologische Spieler zeigten eine stärkere Bevorzugung kleinerer, unmittelbarer Belohnung und eine Tendenz, unwahrscheinlichere Gewinne zu bevorzugen. Auf neuronaler Ebene zeigte sich, dass die Repräsentation von Belohnungen im Gehirn der Spieler bedingungsabhängig war. Die Korrelationen zwischen der neuronalen Aktivität im ventralen Striatum und orbitofrontalen Kortex und dem subjektiven Wert war für riskante Belohnungen vermindert und für zeitlich verzögerte Belohnungen erhöht.

Die fMRT-Studien zeigen bei pathologischen Spielern im Vergleich zu Kontrollprobanden eine reduzierte Aktivierung im ventromedialen präfrontalen Kortex (vmPFC) auf inkongruente Reize und bei riskanten Entscheidungen. Diese Ergebnisse deuten darauf hin, dass Spieler sich impulsiver als gesunde Kontrollpersonen verhalten und es ihnen schwerer fällt, unerwünschte motorische Verhaltensweisen und riskante Entscheidungen zu kontrollieren.

■ **Funktionelle Konnektivität**

In neusten Untersuchungen konnte auch die funktionelle Kopplung unterschiedlicher Hirnareale und deren Rolle für die Entstehung und Aufrechterhaltung pathologischen Glücksspiels beleuchtet werden: Analysen der funktionellen Konnektivität im Ruhezustand bei pathologischen Spielern (n = 19) im Vergleich zu Gesunden (n = 19; Koehler et al. 2013b) ergaben, dass zwischen diesen Arealen bei den pathologischen Spielern eine erhöhte funktionelle Konnektivität zwischen dem Präfrontalkortex und dem ventralen Striatum besteht, welche außerdem mit klinischen Parametern korrelierte. Gleichzeitig war eine verminderte Konnektivität

innerhalb des Präfrontalkortex zu beobachten. Ähnlich berichteten Tschernegg et al. (2013) eine vermehrte frontostriatale funktionelle Konnektivität unter Ruhebedingung mittels eines graphtheoretischen Ansatzes.

Auch Analysen der funktionellen Konnektivität während der Bearbeitung eines affektiven Go-NoGo-Paradigmas mittels sog. psychophysiologischer Interaktion (PPI) erbrachten Hinweise, dass problematische Spieler (n = 16) während Inhibitionsprozessen stärker als Gesunde (n = 15) von Kopplungen innerhalb des dorsal-exekutiven Systems im Gehirn profitieren. Eine relativ erhöhte funktionelle Kopplung des ventral-affektiven System und des dorsal-exekutiven Systems zeigten die pathologischen Spieler zudem bei Verarbeitung affektiver Reize während der Inhibitionsaufgabe (van Holst et al. 2012b).

■ **Zusammenfassung**

Die Befunde bisheriger Bildgebungsstudien deuten darauf hin, dass bei pathologischen Glücksspielern solche Hirnregionen, die der Entscheidungsfindung, der Hemmung unerwünschter Verhaltensweisen sowie der Belohnungsverarbeitung zugrunde liegen, in ihrer Funktion verändert und sehr wahrscheinlich an der Entstehung und Aufrechterhaltung der Erkrankung zentral beteiligt sind. Einschränkend muss bei der Interpretation der Befunde darauf hingewiesen werden, dass die meisten Studien auf sehr kleinen Stichproben pathologischer Spieler (n <20) basieren, diese fast ausschließlich Männer untersucht haben sowie mögliche hirnstrukturelle Unterschiede zwischen den Gruppen in den Analysen zumeist nicht berücksichtigt werden. Somit ist die Generalisierbarkeit der Erkenntnisse eingeschränkt. Wie bei den Untersuchungen zur Internetabhängigkeit erschweren zudem Begleiterkrankungen die Aussagekraft. Hier wären für zukünftige Studien Subgruppenvergleiche von pathologischen Glücksspielern mit und ohne Komorbiditäten wünschenswert. Vor allem substanzgebundene Abhängigkeitserkrankungen sowie affektive Störungen werden bei mehr als der Hälfte der pathologischen Glücksspieler diagnostiziert und es bedarf hierzu weiterer Forschung, um Veränderungen in den zugrunde liegenden neurobiologischen Prozessen besser zu verstehen.

7.1.2 Strukturelle Untersuchungen mittels Magnetresonanztomografie (sMRT)

Bildgebende Verfahren ermöglichen neben einer funktionellen Untersuchung des Gehirns auch die Betrachtung möglicher hirnstruktureller Veränderungen im Zusammenhang mit pathologischem Glücksspielen. Weit verbreitet sind volumetrische Methoden zur Erfassung der grauen Substanz wie die voxelbasierte Morphometrie (VBM). Zur Darstellung der weißen Substanz, d. h. von Faserverbindungen im Gehirn, wird beispielsweise die Diffusions-Tensor-Bildgebung (DTI) eingesetzt. Die hierbei erfasste sog. fraktionelle Anisotropie der Faserbahnen dient als Maß für die Integrität der weißen Substanz.

Nur wenige Studien haben sich bisher mit hirnstrukturellen Veränderungen bei pathologischem Glücksspielen befasst: van Holst et al. (2012a) berichteten geringere Volumina der grauen Substanz in verschiedenen Hirnregionen – wie etwa dem Gyrus frontalis superior, dem Thalamus, der Insula und im Putamen bei Patienten mit Alkoholmissbrauch (n = 36) im Vergleich zu Gesunden (n = 54). Sie fanden jedoch keine volumetrischen Unterschiede für Personen mit problematischem Spielverhalten (n = 40). Ebenfalls keine volumetrischen Unterschiede fanden Joutsa et al. (2011) bei männlichen Spielern (n = 12 vs. n = 12 Gesunde) in einer VBM-Analyse. Neuere Befunde weisen jedoch auf Unterschiede zwischen Personen mit pathologischem Glücksspiel und Gesunden in relevanten Hirnstrukturen hin, die zudem eine veränderte funktionelle Kopplung aufweisen: Koehler et al. (2013a) konnten zeigen, dass pathologische Glücksspieler (n = 20) ein im Vergleich zu Gesunden (n = 21) erhöhtes Volumen der grauen Substanz rechtsseitig im Präfrontalkortex sowie im ventralen Striatum aufweisen. Im Ruhezustand bestand zwischen diesen Arealen bei den pathologischen Spielern zudem eine erhöhte funktionelle Konnektivität (Koehler et al. 2013b).

Zudem konnten Rahman et al. (2014) höhere Werte des BIS (»behavioral inhibition system«), d. h. ein subjektives Maß für die Sensitivität gegenüber negativen Konsequenzen, positiv mit dem Volumen der linken Amygdala und des linken Hippocampus

bei pathologischen Spielern (n = 32 vs. n = 47 Gesunde) in Verbindung bringen.

Hinsichtlich der Integrität der weißen Substanz, gemessen mittels DTI, beschrieben Joutsa et al. (2011) in ihrer Studie eine verringerte Integrität (geringere fraktionelle Anisotropie, höhere mittlere Diffusionswerte) in weiten Teilen des Gehirns wie beispielsweise im Corpus callosum, dem Zingulum und anderen Faserverbindungen bei pathologischen Spielern (n = 12 vs. n = 12 Gesunde). Ebenso fanden auch Yip et al. (2013) eine reduzierte fraktionelle Anisotropie bilateral im Genu des Corpus callosum bei pathologischen Spielern (n = 19 vs. n = 19 Gesunde). Das Ausmaß der Anisotropieveränderungen sagte in dieser Studie gemeinsam mit Alter und Alkoholkonsum in der Vorgeschichte zudem den Spielstatus voraus.

▪ **Zusammenfassung**

Im Hinblick auf mögliche hirnstrukturelle Veränderungen – im Sinne von Unterschieden im lokalen Volumen der grauen Substanz sowie Veränderungen der Integrität von Faserverbindungen des Gehirns – weisen neuere Ergebnisse auf relevante Auffälligkeiten hin, bisherige Befunde sind aber insgesamt noch lückenhaft und nicht eindeutig.

7.1.3 Untersuchungen mittels Positronenemissionstomografie

Mit Hilfe der Positronenemissionstomografie (PET) kann durch Messung des spezifischen regionalen Blutflusses oder Glukoseverbrauches die neuronale Aktivität im Gehirn geschätzt werden. Außerdem ermöglicht diese Methodik die lokalisierte Quantifizierung von Neurotransmittersystemen auf synaptischer Ebene, einschließlich deren Modifikation durch psychoaktive Substanzen (Psychopharmaka) in vivo.

▪ **Stoffwechselveränderungen**

In einer PET-Studie mit dem Tracer Fluor-18-Deoxyglucose zur Messung des regionalen Glukoseverbrauchs wurde die Relevanz monetärer Belohnung bei pathologischen Glücksspielern mittels eines Blackjack-Spiels untersucht (Hollander et al. 2005). Dabei zeigte sich, dass die Spieler unter der Bedingung von Geldgewinnen im Vergleich zur Punkte-bedingung einen höheren Glukoseumsatz im primären visuellen Kortex, im anterioren Zingulum, im Putamen und präfrontalen Kortex aufwiesen. Nach Ansicht der Autoren deuten diese Ergebnisse auf die besondere Bedeutung finanzieller Belohnung bei pathologischem Glücksspiel hin. Allerdings ist die Interpretation der Befunde durch das Fehlen einer Kontrollgruppe stark eingeschränkt.

- **Veränderungen in der Freisetzung von Neurotransmittern**

In einer weiteren PET-Studie wurde der Zusammenhang von Dopaminausschüttung im Gehirn und Entscheidungsverhalten, welches mittels der Iowa Gambling Task erfasst wurde, untersucht. Dabei kam die Tracer-Substanz [^{11}C]Raclopride zum Einsatz. Die Befunde deuten darauf hin, dass die Dopaminausschüttung das Ausmaß an Unsicherheit bei einer Entscheidung, und nicht die Belohnungsintensität repräsentiert. Pathologische Spieler (n = 18) zeigten außerdem im Vergleich zu den gesunden Kontrollpersonen (n = 16) eine höhere dopaminerg vermittelte Sensitivität gegenüber Unsicherheit (Linnet et al. 2012). Mittels einer Automatenspielaufgabe wurde der Einfluss verschiedener Belohnungsausgänge (hohe Belohnung, niedrige Belohnung, Kontrollaufgabe) auf die Dopaminausschüttung im Striatum untersucht (Joutsa et al. 2012). Die striatale Dopaminausschüttung war unerwarteter Weise bei den pathologischen Glücksspielern (n = 24) und gesunden Kontrollen (n = 24) vergleichbar. Jedoch war die Ausschüttung von Dopamin in der Gruppe der Spieler mit dem Schweregrad der Spielproblematik korreliert. Diese methodisch sehr gute Studie, stellt daher die Hypothese einer dopaminergen Hypofunktion des Striatums bei pathologischem Glücksspiel in Frage. Auch neuste Untersuchungen betonen mögliche Unterschiede zu substanzgebundenen Süchten: wie schon Clark et al. (2012) in einer PET-Studie mit [^{11}C]Raclopride bei pathologischen Spielern (n = 9 vs. n = 9 Gesunde) fanden Boileau et al. (2013a) in ihrer PET-Studie mit mit [^{11}C]Raclopride sowie dem D$_3$-Rezeptor bindenden Radioliganden [^{11}C]-(+)-PHNO keine Unterschiede in der D$_2$/D$_3$-Verfügbarkeit von pathologischen Spielern (n = 13 vs. n = 12 Gesunde). Gleichzeitig zeigten sie eine

erhöhte Dopaminausschüttung (54–63 %) im dorsalen Striatum nach Amphetamin-Gabe im Vergleich zu Gesunden, die zudem mit der Symptomschwere assoziiert war (Boileau et al. 2013b).

- **Zusammenfassung**

Die geringe Fallzahlen und das Fehlen von geeigneten Kontrollgruppen in einigen PET-Studien erschwert eine Interpretation der Befunde. Ein abschließendes Fazit bezüglich Veränderungen des regionalen Blutflusses/Glukoseverbrauchs sowie Änderungen der dopaminergen Neurotransmission bei pathologischen Spielern lässt sich anhand der momentanen Befundlage nicht ableiten.

7.1.4 Untersuchungen mittels Elektroenzephalografie

Aus elektrophysiologischen Untersuchungen mittels Elektroenzephalografie (EEG) bzw. ereigniskorrelierten Potenzialen (EKP; engl.: »event-related potentials«, ERP) ergeben sich verschiedene Hinweise auf hirnfunktionelle Veränderungen im Zusammenhang mit pathologischem Glücksspiel. In einer frühen EEG-Studie zeigten Goldstein et al. (1985) eine veränderte Hemisphärenlateralisierung der zerebralen Aktivierung bei Bearbeitung einer verbalen im Vergleich zu einer räumlichen Aufgabe bei pathologischen Glücksspielern (n = 8 vs. n = 8 Gesunde). Auch überprüften Goldstein und Carlton ihre Hypothese, dass Schwierigkeiten bei einem flexiblen Wechsel zwischen verschiedenen Verhaltensweisen auch in Veränderungen der Hemisphärenlateralisierung im EEG abzubilden ist (Goldstein u. Carlton 1988). Die Probanden (n = 8 pathologische Spieler vs. n = 8 Gesunde) bearbeiteten hierzu abwechselnd Aufgaben, die eher links-bzw. rechtshemisphärische Aktivität erfordern, und die Autoren werteten die damit assoziierte Veränderung der Lateralisierung der zerebralen Aktivität aus. Personen mit pathologischem Glücksspiel zeigten dabei einen verminderten Wechsel der Lateralisierung im EEG sowie insgesamt höhere Latenzen der Lateralisierung. Die Autoren interpretierten ihre Ergebnisse als Hinweis auf ein vermindertes Vermögen, aufgabenabhängig die Gehirnaktivität zu variieren und damit Verhalten flexibel anzupassen. Vermehrt pathologische Aktivitätsmuster im EEG bei pathologischen Glücksspielern konnten auch in einer Studie von Regard et al. (2003) nachgewiesen werden. So zeigten 65 % der untersuchten pathologischen Glücksspieler (n = 21) EEG-Veränderungen – insbesondere über temporalen Arealen – gegenüber 26 % in der Kontrollgruppe (n = 9). Auch bereits Shemchuk et al. (2008) vermuteten neurophysiologische Korrelate einer Prädisposition für pathologisches Glücksspiel in EEG-Veränderungen: sie zeigten sowohl veränderte α- wie β-Wellen-Aktivität, welche mit dem Ausmaß der Impulsivität korreliert waren. Auch zeigten auditive ereigniskorrelierte Potenziale eine verlängerte Latenz der P300-Komponente, die sowohl mit bilateralen synchronisierten θ-Wellen über dem Frontalkortex sowie mit kognitiven Beeinträchtigungen korreliert war.

Veränderungen in der sensorischen Verarbeitung zeigten weiterhin Stojanov et al (2003) mittels EEG/EKP: Im Vergleich zu gesunden Kontrollpersonen (n = 21) zeigte sich bei pathologischen Glücksspielern (n = 17) gleichzeitig mit Veränderungen der Präpulsinhibition des Lidschlussreflexes auch ein gestörtes sensorisches Gating in der P300 im EEG, was die Autoren im Zusammenhang mit der bisherigen Literatur als Indikator einer erhöhten dopaminergen Aktivität im Gehirn der pathologischer Glücksspieler interpretierten. Neuere elektrophysiologische Studien wandten sich so zunehmend auch dopaminerg vermittelten Funktionen des Gehirns zu. Entsprechend rückte die Verarbeitung von Verstärkern im Gehirn bei pathologischem Glücksspielen zunehmend in den Fokus des wissenschaftlichen Interesses. Hewig et al. (2010) beispielsweise konnten zeigen, dass problematische Glücksspieler (n = 20 vs. n = 21 Gesunde) während eines computerisierten Blackjack-Spiels zum einen risikoreichere Entscheidungen trafen und zum anderen in erfolgreichen Durchgängen mehr belohnungsassoziierte positive Amplituden in den gemessenen EKP zeigten. Auch Oberg et al. (2011) berichteten eine gesteigerte Verarbeitung von Belohnungsreizen in einer IOWA Gambling Task bei pathologischen Spielern (n = 15 vs. n = 13 Gesunde). Im Detail zeigte sich eine Hypersensitivität der frontozentralen Potenzialdifferenz bei Rückmeldung von Belohnung, die mit der Symptomschwere

korreliert war und per Quellenanalyse dem medialen Präfrontalkortex zugeordnet werden konnte. Auch bedingten risikoreichen Entscheidungen entsprach eine abgeflachte P300-Komponente und geringere θ-Aktivität bei den pathologischen Glücksspielern in dieser Studie. Schließlich zeigten Wölfling et al. (2011) in einem Reiz-Reaktivitäts-Paradigma eine stärkere psychophysiologische Reagibilität bei pathologischen Glücksspielern (n = 15) für spielrelevante Reize im Sinne eines grösseren späten Positivpotenzials, erhöhtem Arousal, positiveren Valenzratings sowie mehr stimulusinduziertem Suchtdruck im Vergleich zu Gesunden (n = 15). Kürzlich untersuchte eine kombinierte fMRT- und Magnetenzephalografie(MEG)-Studie den «near-miss effect», d. h. die neuronale Reaktion auf vermeintliche Fast-Gewinne bei pathologischem Glücksspiel (n = 16 vs. n = 18 Gesunde) in einer Spielautomatenaufgabe (Dymond et al. 2014) und konnten zeigen, dass auch bei Fast-Gewinnen ähnliche Regionen wie bei Gewinnen aktiv waren, im Detail der rechte Gyrus frontalis inferior und die Insula. Im MEG war gleichzeitig eine vermehrte θ-Band(4–7 Hz)-Oszillation in der Insula und dem rechten orbitofrontalen Kortex messbar, welche positiv mit der Symptomschwere korrelierte.

▪ Zusammenfassung
Bisherige elektrophysiologische Untersuchungen zeigen Veränderungen der Hemisphärenlateralisierung sowie verschiedener EEG-Frequenzbänder bei pathologischen Glücksspielern. Auch ergaben EEG-Studien Hinweise auf ein verändertes sensorisches Gating bei pathologischen Glücksspielen, welches mit sensorischen Potenzialveränderungen einhergeht und mit Krankheitsmerkmalen in Verbindung gebracht werden kann.

7.2   Genetische Untersuchungen

Genetische Untersuchungen ermöglichen die Identifikation von »Risikogenen«, die bei der Entstehung pathologischen Glücksspielens eine Rolle spielen könnten. Des Weiteren erlauben sie eine Schätzung der genetischen und umweltbedingten Anteile, die an der Entstehung der Erkrankung beteiligt sind. Bisherige publizierte genetische Studien an pathologischen Glücksspielern weisen auf eine familiäre Häufung der Erkrankung hin (Lobo u. Kennedy 2006). Zwillingsstudien legen nahe, dass anlagebedingte Faktoren rund 50 % der Variabilität der Symptome pathologischen Glücksspiels ausmachen (Lin et al. 1998, Xian et al. 2007).

■ **Molekulargenetische Assoziationsuntersuchungen**

Aufgrund der starken Ähnlichkeit zu substanzbezogenen Abhängigkeiten konzentrierten sich bisherige molekulargenetische Assoziationsuntersuchungen an pathologischen Glücksspielern auf Kandidatengene für Neurotransmittersysteme, die eine zentrale Rolle bei der Entstehung und Aufrechterhaltung von Suchterkrankungen spielen. Im Hinblick auf das hierbei im Vordergrund stehende Belohnungssystem fokussierte man besonders auf Gene, die die Funktion des dopaminergen Systems regulieren. Einige Studien konnten hier entsprechend Zusammenhänge zwischen dem Dopamin-D2-Rezeptor-Gen(DRD2)-Taq1A-Polymorphismus, dem D1-Rezeptor-Gen-(DRD1-)DdeI-Polymorphismus und pathologischem Glücksspiel (Comings et al. 2001) nachweisen. Darüber hinaus deutet die in der Literatur berichtete mangelnde Impulskontrolle bei pathologischen Spielern auf eine Veränderung serotonerger und noradrenerger Signalwege hin (Blanco et al. 1996). Comings et al. (2001) untersuchten 31 Kandidatengene, die an Dopamin-, Serotonin-, Noradrenalin- und GABA-Signalwegen beteiligt sind. Mit Ausnahme von GABA zeigte sich, dass Dopamin, Serotonin- sowie Noradrenalingene ungefähr gleichermaßen zum Risiko für pathologisches Glücksspiel beitragen. Allerdings muss hier einschränkend angemerkt werden, dass jedes Gen nur unter 2 % der Varianz erklärte.

In der ersten genomweiten Assoziationsuntersuchung an 1312 Zwillingen (Lind et al. 2013), erreichte zwar keiner der Single-Nucleotide-Polymorphismen (SNP) genomweite Signifikanzen, aber 6 SNP hatten p-Werte $<1\times10^{-5}$. Die identifizierten Varianten in den 3 Genen MT1X, ATXN1 und VLDLR scheinen daher wahrscheinlich an der Entstehung pathologischen Glücksspielens beteiligt zu sein. Die Gültigkeit der Ergebnisse muss jedoch erst noch in weiteren Replikationsstudien überprüft werden.

■ **Zusammenfassung**

Der hypothesengeleitete Kandidatengenansatz bildet nur einen sehr geringen Ausschnitt aller möglichen Gene ab, die wahrscheinlich an der Entstehung pathologischen Glücksspiels beteiligt sind. Die Befunde hierzu legen nahe, dass die Dopamin-, Serotonin- sowie Noradrenalingene ungefähr gleichermaßen an der Entstehung pathologischen Glücksspiels beteiligt sind. Genomweite Assoziations-(GWA-)Studien zur Identifikation möglicher Risikogene stellen einen Fortschritt im Vergleich zu dem hypothesengeleiteten Kandidatengenansatz dar, da hierbei in einem hypothesenfreien Ansatz das gesamte Genom analysiert werden kann und keine Vorselektion von möglichen krankheits-/phänotypverursachenden Genen stattfindet. Bisher wurde nur eine GWA-Studie publiziert, deren Ergebnisse der Replikation bedürfen, bevor entsprechende Schlussfolgerungen gezogen werden können. Ein Literaturüberblick findet sich auch bei Gyollai et al. (2014) sowie Leeman und Pozenta (2013).

Literatur

Balodis IM, Kober H, Worhunsky PD et al. (2012) Diminished frontostriatal activity during processing of monetary rewards and losses in pathological gambling. Biol Psychiatry 71: 749–757

Blanco C, Orensanz-Muñoz L, Blanco-Jerez C et al. (1996) Pathological gambling and platelet MAO activity: a psychobiological study. Am J Psychiatry 153: 119–121

Boileau I, Payer D, Chugani B et al. (2013a) The D2/3 dopamine receptor in pathological gambling: a positron emission tomography study with [11C]-(+)-propyl-hexa-hydro-naphtho-oxazin and [11C]raclopride. Addiction 108, 953–63. doi:10.1111/add.12066

Boileau I, Payer D, Chugani B et al. (2013b) In vivo evidence for greater amphetamine-induced dopamine release in pathological gambling: a positron emission tomography study with [(11)C]-(+)-PHNO. Mol Psychiatry doi:10.1038/mp.2013.163

Bühler M, Mann K (2011) Alcohol and the human brain: a systematic review of different neuroimaging methods. Alcohol Clin Exp Res 35: 1771–1793. doi:10.1111/j.1530-0277.2011.01540.x

Bühler M, Vollstädt-Klein S, Kobiella A et al. (2010) Nicotine dependence is characterized by disordered reward processing in a network driving motivation. Biol Psychiatry 67: 745–752. doi:10.1016/j.biopsych.2009.10.029

Clark L, Limbrick-Oldfield EH (2013) Disordered gambling: a behavioral addiction. Curr Opin Neurobiol 23: 655–659

Clark L, Stokes PR, Wu K, Michalczuk R et al. (2012) Striatal dopamine Dâ/Dâ receptor binding in pathological gambling is correlated with mood-related impulsivity. Neuroimage 63: 40–46. doi:10.1016/j.neuroimage.2012.06.067

Comings D, Gade-Andavolu R, Gonzalez N et al. (2001) The additive effect of neurotransmitter genes in pathological gambling. Clin Genet 60: 107–116. doi:10.1034/j.1399-0004.2001.600204.x

Crockford DN, Goodyear B, Edwards J et al. (2005) Cue-Induced Brain Activity in Pathological Gamblers. Biol Psychiatry 58: 787–795

De Greck M, Enzi B, Prösch U et al. (2010) Decreased neuronal activity in reward circuitry of pathological gamblers during processing of personal relevant stimuli. Hum Brain Mapp 31: 1802–1812. doi:10.1002/hbm.20981

De Ruiter MB, Veltman DJ, Goudriaan AE et al. (2009) Response perseveration and ventral prefrontal sensitivity to reward and punishment in male problem gamblers and smokers. Neuropsychopharmacology 34: 1027–1038. doi:10.1038/npp.2008.175

Dymond S, Lawrence NS, Dunkley BT et al. (2014) Almost winning: induced MEG theta power in insula and orbitofrontal cortex increases during gambling near-misses and is associated with BOLD signal and gambling severity. Neuroimage. doi:10.1016/j.neuroimage.2014.01.019

Goldstein L, Carlton P (1988) Hemispheric EEG correlates of compulsive behavior: The case of pathological gamblers. Res Commun Psychol Psychiatr Behav 13: 103–111

Goldstein L, Manowitz P, Nora R et al. (1985) Differential EEG activation and pathological gambling. Biol Psychiatry 20: 1232–1234

Goudriaan AE, de Ruiter MB, van den Brink W et al. (2010) Brain activation patterns associated with cue reactivity and craving in abstinent problem gamblers, heavy smokers and healthy controls: an fMRI study. Addict Biol 15: 491–503. doi:10.1111/j.1369-1600.2010.00242.x

Gyollai A, Griffiths M, Barta C et al. (2014) The genetics of problem and pathological gambling: a systematic review. Curr Pharm Des 20 (25): 3993–3999

Heinz A, Beck A, Grüsser SM et al. (2009) Identifying the neural circuitry of alcohol craving and relapse vulnerability. Addict Biol 14: 108–118. doi:101111/j.1369-1600.2008.00136.x

Hewig J, Kretschmer N, Trippe RH et al. (2010) Hypersensitivity to reward in problem gamblers. Biol Psychiatry 67: 781–783. doi:10.1016/j.biopsych.2009.11.009

Hollander E, Pallanti S, Baldini Rossi N et al. (2005) Imaging monetary reward in pathological gamblers. World J Biol Psychiatry 6: 113–120

Joutsa J, Johansson J, Niemelä S et al. (2012) Mesolimbic dopamine release is linked to symptom severity in pathological gambling. Neuroimage 60: 1992–1999. doi:10.1016/j.neuroimage.2012.02.006

Joutsa J, Saunavaara J, Parkkola R et al. (2011) Extensive abnormality of brain white matter integrity in pathological gambling. Psychiatry Res 194: 340–346 doi:10.1016/j.pscychresns.2011.08.001

Knutson B, Fong G, Adams C et al. (2001) Dissociation of reward anticipation and outcome with event-related fMRI. Neuroreport 12: 3683–3687

Koehler S, Hasselmann E, Wüstenberg T et al. (2013a) Higher volume of ventral striatum and right prefrontal cortex in pathological gambling. Brain Struct Funct. doi:10.1007/s00429-013-0668-6

Koehler S, Ovadia-Caro S, van der Meer E et al. (2013b) Increased Functional Connectivity between Prefrontal Cortex and Reward System in Pathological Gambling. PLoS One 8, e84565. doi:10.1371/journal.pone.0084565

Leeman R, Potenza M (2013) A targeted review of the neurobiology and genetics of behavioural addictions: an emerging area of research. Can J Psychiatry 58: 260–273

Limbrick-Oldfield EH, van Holst RJ, Clark L (2013) Fronto-striatal dysregulation in drug addiction and pathological gambling: Consistent inconsistencies? NeuroImage Clin 2: 385–393. doi:10.1016/j.nicl.2013.02.005

Lin SAEN, Lyons MJ, Scherrer JF et al. (1998) Familial influences on gambling behavior: an analysis of 3359 twin pairs. Addiction 93: 1375–1384. doi:10.1046/J.1360-0443.1998.93913758.x

Lind PA, Zhu G, Montgomery GW et al. (2013) Genome-wide association study of a quantitative disordered gambling trait. Addict Biol 18: 511–522. doi:10.1111/j.1369-1600.2012.00463.x

Linnet J, Mouridsen K, Peterson E et al. (2012) Striatal dopamine release codes uncertainty in pathological gambling. Psychiatry Res 204: 55–60. doi:10.1016/j.pscychresns.2012.04.012

Lobo D, Kennedy J (2006) The genetics of gambling and behavioral addictions. CNS Spectr 11: 931–939

Mann K, Fauth-Bühler M, Seiferth N, Heinz A (2013) The concept of behavioral addiction and limits of the term addiction. Nervenarzt 84: 548–556. doi:10.1007/s00115-012-3718-z

Miedl SF, Fehr T, Meyer G, Herrmann M (2010) Neurobiological correlates of problem gambling in a quasi-realistic blackjack scenario as revealed by fMRI. Psychiatry Res Neuroimaging 181: 165–173

Miedl SF, Peters J, Büchel C (2012) Altered neural reward representations in pathological gamblers revealed by delay and probability discounting. Arch Gen Psychiatry 69: 177–186. doi:10.1001/archgenpsychiatry.2011.1552

Mörsen C, Heinz A, Fauth-Bühler M, Mann K (2011) Glücksspiel im Gehirn: neurobiologische Gundlagen pathologischen Glückspielens. Sucht 57: 259–273

Oberg SAK, Christie GJ, Tata MS (2011) Problem gamblers exhibit reward hypersensitivity in medial frontal cortex during gambling. Neuropsychologia 49: 3768–3775. doi:10.1016/j.neuropsychologia.2011.09.037

Potenza M (2003) An fMRI Stroop Task Study of Ventromedial Prefrontal Cortical Function in Pathological Gamblers. Am J Psychiatry 160: 1990–1994. doi:10.1176/appi.ajp.160.11.1990

Potenza MN (2008) Review. The neurobiology of pathological gambling and drug addiction: an overview and
new findings. Philos Trans R Soc Lond B Biol Sci 363:
3181–3189. doi:10.1098/rstb.2008.0100

Potenza MN, Steinberg MA, Skudlarski P et al. (2003) Gambling urges in pathological gambling: a functional magnetic resonance imaging study. Arch Gen Psychiatry 60:
828–836. doi:10.1001/archpsyc.60.8.828

Rahman AS, Xu J, Potenza MN (2014) Hippocampal and
amygdalar volumetric differences in pathological
gambling: a preliminary study of the associations with
the behavioral inhibition system. Neuropsychopharmacology 39: 738–745. doi:10.1038/npp.2013.260

Regard M, Knoch D, Gütling E, Landis T (2003) Brain damage
and addictive behavior: a neuropsychological and
electroencephalogram investigation with pathologic
gamblers. Cogn Behav Neurol 16: 47–53

Reuter J, Raedler T, Rose M et al. (2005) Pathological gambling is linked to reduced activation of the mesolimbic
reward system. Nat Neurosci 8: 147–148. doi:10.1038/
nn1378

Romanczuk-Seiferth N, Koehler S, Dreesen C et al. (2014)
Pathological gambling and alcohol dependence: neural
disturbances in reward and loss avoidance processing.
Addict Biol. doi:10.1111/adb.12144

Shemchuk N, Berezina I, Oshevskiĭ D (2008) Assessment of
the brain functional state in pathological gamblers with
a complex of neurophysiological methods. Zhurnal
Nevrol i psikhiatrii Im SS Korsakova 108: 43–47

Stojanov W, Karayanidis F, Johnston P et al. (2003) Disrupted
sensory gating in pathological gambling. Biol Psychiatry
54: 474–484. doi:10.1016/S0006-3223(02)01745-6

Stroop J (1935) Studies of interference in serial verbal reac-
tions. J Exp Psychol 18: 643–662

Tanabe J, Thompson L, Claus E et al. (2007) Prefrontal cortex
activity is reduced in gambling and nongambling substance users during decision-making. Hum Brain Mapp
28: 1276–1286. doi:10.1002/hbm.20344

Tschernegg M, Crone JS, Eigenberger T et al. (2013) Abnormalities of functional brain networks in pathological
gambling: a graph-theoretical approach. Front Hum
Neurosci 7: 625. doi:10.3389/fnhum.2013.00625

Van Holst RJ, van den Brink W, Veltman DJ, Goudriaan AE
(2010) Brain imaging studies in pathological gambling.
Curr Psychiatry Rep 12: 418–425. doi:10.1007/s11920-010-
0141-7

Van Holst RJ, de Ruiter MB, van den Brink W et al. (2012a) A
voxel-based morphometry study comparing problem
gamblers, alcohol abusers, and healthy controls. Drug
Alcohol Depend 124: 142–148. doi:10.1016/j.drugalc-
dep.2011.12.025

Van Holst RJ, van der Meer JN, McLaren DG, et al. (2012b)
Interactions between affective and cognitive processing
systems in problematic gamblers: a functional connectivity study. PLoS One 7, e49923. doi:10.1371/journal.
pone.0049923

Van Holst RJ, van Holstein M, van den Brink W et al. (2012c) Response inhibition during cue reactivity in problem gamblers: an fMRI study. PLoS One 7, e30909. doi:10.1371/
journal.pone.0030909

Wöfling K, Bühler M, Leménager T, Mörsen C, Mann K (2009)
Glücksspiel- und Internetsucht: Review und For-
schungsagenda. Nervenarzt 80: 1030–1039

Wölfling K, Mörsen CP, Duven E et al. (2011) To gamble or not
to gamble: at risk for craving and relapse–learned moti-
vated attention in pathological gambling. Biol Psychol
87: 275–281. doi:10.1016/j.biopsycho.2011.03.010

Wrase J, Schlagenhauf F, Kienast T et al. (2007) Dysfunction
of reward processing correlates with alcohol craving in
detoxified alcoholics. Neuroimage 35: 787–794

Xian H, Scherrer J, Slutske W et al. (2007) Genetic and
environmental contributions to pathological gambling
symptoms in a 10-year follow-up. Twin Res Hum Genet
10: 174–179

Yip SW, Lacadie C, Xu J et al. (2013) Reduced genual corpus
callosal white matter integrity in pathological gambling
and its relationship to alcohol abuse or dependence.
World J Biol Psychiatry 14: 129–138. doi:10.3109/15622975
.2011.568068

Neurobiologische Befunde zur Internet- und Computerspielsucht

M. Fauth-Bühler, C. Mörsen

8.1 Funktionelle Untersuchungen mittels Magnetresonanztomografie (fMRT)

Im Vergleich zur Anzahl der fMRT-Studien die zu pathologischem Glücksspielen veröffentlicht wurden, fällt die Zahl der fMRT-Studien zur »Internet- und Computerspielsucht« sehr viel geringer aus. Aufgrund der Brisanz des Themas, vor allem auch in asiatischen Ländern, ist allerdings in den letzten 1–2 Jahren eine enorme Zunahme an Publikationen zu verzeichnen.

In einem der ersten Untersuchungsansätze zur Erforschung der neurobiologischen Grundlagen der »Internet- und Computerspielsucht« wurde die Konzepte von Craving und Reizreaktivität, die aus dem Bereich der stoffgebundenen Abhängigkeitserkrankungen bekannt und gut dokumentiert sind, auf die Verhaltenssüchte und im speziellen auf die Untersuchung der »Internetsucht« übertragen. So untersuchte Ko et al. (2009) in einer funktionellen Bildgebungsstudie die Verarbeitung von spielassoziierten Hinweisreizen an 10 Teilnehmern mit auffälligem Online-Spielverhalten. Ihnen wurden Bilder mit Spielsituationen und Mosaikbilder als neutrale Vergleichskategorie gezeigt, während sie mittels funktioneller Magnetresonanztomografie (fMRT) untersucht wurden. Die Personen mit auffälligem Online-Spielverhalten zeigten im Vergleich zu den gesunden Kontrollen eine vermehrte Aktivierung auf die Spielsituationen (im Vergleich zur neutralen Kontrollkategorie) im rechten orbitofrontalen Kortex, dem rechten Nucleus accumbens, bilateral im anterioren Zingulum und dem medialen frontalen Kortex, dem rechten dorsolateralen präfrontalen Kortex und dem rechten Nucleus caudatus. Die Aktivierung in diesen Zielregionen war positiv mit dem selbstberichteten Verlangen zu spielen und dem Erinnern an die Spielsituation, welches durch die Bilder hervorgerufen wurde, korreliert. Weitere Studien zur Cue-Reaktivität (Reizreaktivität) bei Internetabhängigen fanden ebenfalls eine erhöhte Aktivierung des dorsolateral präfrontalen Kortex, des anterioren zingulären Kortex und parahippokampaler Regionen, die im positivem Zusammenhang mit dem Verlangen zu spielen standen (Sun et al. 2012; Ko et al. 2013a, 2013b).

Reizreaktivität und Aufmerksamkeitslenkung hin zu spielrelevanten Reizen wurden in einer weiteren, aktuellen fMRT-Untersuchung mittels zweier Varianten einer Dotprobe-Aufgabe an pathologischen Computerspielern (n = 8) und gesunden Kontrollen (n = 9) untersucht (Lorenz et al. 2012). Bei den pathologischen Computerspielern wurde eine erhöhte Aufmerksamkeitslenkung hin zu spielrelevanten Reizen berichtet. Auf Hirnebene zeigte sich hier verbunden mit der initialen Aufmerksamkeitslenkung eine relativ erhöhte Aktivität im medialen präfrontalen Kortex und im anterioren Zingulum sowie im Gyrus lingualis mit Verarbeitung der spielrelevanten Reize. Zudem zeigte sich bei den pathologischen Computerspielern eine erhöhte funktionelle Konnektivität vom rechten Gyrus frontalis inferior zu Regionen, die zuvor mit Inhibitionsprozessen sowie mit der Verarbeitung spielassoziierter Reize (linker orbitofrontaler Kortex, ventrales Striatum) in Verbindung gebracht wurden.

In einer fMRT-Verlaufsstudie wurde an gesunden College-Studenten der Einfluss von 6-wöchigem Videospielen auf die neuronale Verarbeitung videospielassoziierter Cues erhoben (Han et al. 2010). Die exzessiven Spieler unter den College-Studenten (n = 6) zeigten nach einer 6-wöchigen Spieldauer eine erhöhte Aktivierung im anterioren Zingulum und orbitofrontalen Kortex auf die Computerspielreize. Die Hirnaktivierung der durchschnittlichen Spieler (n = 15) war indessen unverändert. Eine Interpretation dieses Befundes muss aufgrund der geringen Stichprobengröße von exzessiven Computerspielern mit Vorsicht erfolgen.

In einer kürzlich veröffentlichten Bildgebungsstudie wurde die Verarbeitung von Geldgewinnen und -verlusten mittels eines Kartenspiels untersucht, um unabhängig von spezifischen Netzinhalten generelle Veränderungen in der Belohnungssensitivität bei problematischen Internetnutzern zu erheben. So konnte Dong et al. (2011) in ihrer fMRT-Studie zeigen, dass Erwachsene mit problematischem Online-Spielverhalten (n = 14) im Vergleich zu gesunden Kontrollen (n = 13) während eines Geldgewinns eine stärkere Aktivität im orbitofrontalen Kortex aufwiesen, während sie auf einen monetären Verlust mit einer verminderten Aktivität im anterioren Zingulum reagierten. Dies deutet auf eine allgemein erhöhte Belohnungssensitivität und verminderte Verlustsensitivität bei Individuen mit problematischem Online-Spielverhalten hin. Ob diese beobachtete Veränderung der Belohnungs- und Verlustsensitivität auch für andere exzessiven Internetnutzungsformen kennzeichnend ist, bleibt allerdings in dieser Studie ungeklärt.

Des Weiteren ließen sich Hinweise auf eine beeinträchtigte kognitive Kontrolle und kognitive Flexibilität bei Internetabhängigen im Vergleich zu gesunden Kontrollen nachweisen. So fanden Dong et al. (2012b) unter Verwendung eines Stroop-Tests eine erhöhte Aktivität im anterioren und posterioren zingulären Kortex, welches auf eine reduzierte Effizienz kognitiver Kontrolle bei Internetabhängigen hindeutet. Eine gleichzeitige Darbietung von suchtassoziierten Reizen führte bei Internetabhängigen im Vergleich zu Gesunden zu einer schlechteren Leistung in einer Go-NoGo-Aufgabe. Internetabhängige zeigten während der Aufgabe hier eine geringere Aktivierung des dorsolateralpräfrontalen Kortex und des oberen Parietallappens. Die Aktivierung dieser Regionen war zudem negativ mit Leistung bei der Reaktionshemmung korreliert, welches von den Autoren ebenfalls als Hinweis auf eine beeinträchtigte kognitive Kontrolle gewertet wird (Liu et al. 2014).

In Untersuchungen zur funktionellen Konnektivität anhand regionaler Interaktionen, die im Gehirn unter Ruhe auftreten (»resting-state fMRI«) fanden sich abweichende Aktivierungsmuster bei Internetabhängigen im Vergleich zu Gesunden, die ähnlich zu Befunden bei der Substanzabhängigkeit sind. So fanden Feng et al. (2013) einen höheren zerebralen Blutfluss im linken unteren Temporallappen/Gyrus fusiformis, dem linken parahippokampalen Gyrus/Amygdala, dem rechten medialen Frontallappen/anteriorem cingulären Kortex, der linken und rechten Insula, dem rechten mittleren temporalen Gyrus, rechten präzentralen Gyrus, der linken supplementär-motorischen Rinde, dem linken zingulären Gyrus und rechten unteren Parietallappen. Demgegenüber zeigte sich ein verminderter zerebraler Blutfluss im linken mittleren temporalen Gyrus, linken mittleren okzipitalen Gyrus und rechten zingulärem Gyrus bei Internetabhängigen im Vergleich zu gesunden Kontrollen.

Ähnliche Befunde zeigten sich auch in weiterer Untersuchungen zur funktionalen Konnektivität bei Internetabhängigen (Dong et al. 2012c, Ding et al. 2013). Regionen mit erhöhtem zerebralen Blutfluss stehen im Zusammenhang mit einer verminderten Belohnungssensitivität, einer erhöhten Sensitivtät gegenüber konditionierten spielassoziierten Reizen und einer reduzierten präfrontalen Kontrolle. Ein verminderter zerebraler Blutfluss könnte demgegenüber im Zusammenhang mit einer anhaltenden Überstimulation visueller und auditorischer Systeme stehen (Dong et al. 2012c).

Zusammengefasst zeigt sich in den fMRT-Befunden zur Reizreaktivität, Belohnungsverarbeitung, Aufmerksamkeitslenkung und inhibitorischen Kontrolle, dass bei exzessiven Internetnutzern die Funktion des mesokortikolimbischen Belohnungssystems sowie kontrollierender präfrontaler Netzwerke beeinträchtigt zu sein scheint. Jedoch sind aufgrund der geringen Anzahl an Studien, mit unterschiedlichen Diagnosekriterien und kleiner Stichprobenzahl Replikationsstudien erforderlich bevor weiterführende Schlussfolgerungen möglich sind.

8.2 Strukturelle Untersuchungen mittels Magnetresonanztomografie (sMRT)

Untersuchungen mit Hilfe struktureller bildgebender Verfahren wie der Diffusions-Tensor-Bildgebung (DTI) und der voxelbasierten Morphometrie (VBM) deuten auf Veränderungen in der grauen und weißen Hirnsubstanz bei Personen mit problematischem Internetgebrauch im Vergleich zu gesunden Kontrollen hin. Mittels der DTI ist eine gezielte Darstellung der weißen Substanz des Gehirns möglich. Die fraktionelle Anisotropie dient dabei als Maß für die "Integrität" bzw. Leistungsfähigkeit der Faserbahnen in der weißen Substanz. Eine kürzlich veröffentlichte DTI-Studie (Lin et al. 2012) zur Integrität der weißen Substanz bei Jugendlichen berichtet eine geringere fraktionale Anisotropie in wichtigen Faserbahnen in verschiedenen Hirnbereichen einschließlich der weißen Substanz des orbitofrontalen Kortex, Zingulum, Fasciculus longitudinalis inferior, Corona radiata, äußeren und inneren Kapseln und dem Corpus callosum. Darüber hinaus wurde ein Zusammenhang zwischen den fraktionalen Anisotropiewerten in der linken äußeren Kapsel und den Werten im Internet-Addiction-Test von Young (IAT; Widyanto u. Mcmurran 2004) gefunden.

Eine erhöhte fraktionale Anisotropie in verschiedenen Bereichen der weißen Substanz bei Jugendlichen mit problematischem Internetkonsum im Vergleich zu bezüglich Alters und Geschlecht parallelisierten Jugendlichen wurde auch in der Studie von Yuan et al. (2011) berichtet. Außerdem konnte diese Studie mittels voxelbasierter Morphometrie zeigen, dass im Gruppenvergleich, die Jugendlichen mit problematischem Internetkonsum außerdem weniger graue Substanz in weiten Teilen des Gehirns aufweisen, wie dem dorsolateralen präfrontalen Kortex, supplementär motorischen Arealen, orbitofrontaler Kortex, Zerebellum und dem rostralen anterioren Zingulum. Die Dauer des problematischen Internetgebrauchs war mit dem Volumen an grauer Substanz im dorsolateralen präfrontalen Kortex, dem rostralen anterioren Zingulum, supplementär motorischen Arealen und der fraktionale Anisotropie in der inneren Kapsel korreliert.

Auch eine weitere voxelbasierte Morphometriestudie berichtete von einer geringeren Dichte der grauen Substanz in verschiedenen Hirnarealen bei jugendlichen exzessiven Internetznutzern (n = 18) im Vergleich zu jugendlichen unauffälligen Nutzern (n = 15; Zhou et al. 2011). Unterschiede wurden im linken anterioren und posterioren Zingulum, der linken Insula und dem linken lingualen Gyrus gefunden, mit nur geringer Übereinstimmung zu denen von Yuan et al. (2011) berichteten Hirnstrukturen.

Weng et al. (2013) fanden ebenfalls Hinweise auf eine verminderte Integrität der weißen Substanz und eine Reduktion der grauen Substanz bei Computerspielsüchtigen. So zeigte sich eine deutliche Atrophie der grauen Substanz im rechten orbitofrontalen Kortex, der bilateralen Insula und der rechten supplementär-motorische Rinde. Eine verminderte Integrität der weißen Substanz zeigte sich im rechten Corpus callosum und im frontalen Kortex. Die beobachteten strukturellen Veränderungen standen im positiven Zusammenhang mit dem Schweregrad der Computerspielsucht. Demgegenüber konnten

Dong et al. (2012a) eine höhere fraktionale Anisotropie und somit eine stärke Integrität der weißen Substanz bei Internetabhängigen im Thalamus und linken posterioren zingulären Kortex nachweisen. Die höhere fraktionale Anisotropie im Thalamus stand ebenfalls im positiven Zusammenhang mit dem Schweregrad der Internetabhängigkeit.

Die bisherigen strukturellen Studien deuten darauf hin, dass intensiver/problematischer Internetkonsum mit strukturellen Veränderungen im Gehirn einhergeht, die sehr wahrscheinlich auch die Funktionsfähigkeit beeinträchtigen und ein zentrales Merkmal der Erkrankung darstellen.

In der Tat konnte eine Studie, die die Auswirkungen von häufigem Videospielen in einer großen Stichprobe von 154 14-jährigen Kindern untersucht hat, einen Zusammenhang zwischen strukturellen Veränderungen einerseits und funktionellen Aktivierungsänderungen im Gehirn sowie Verhaltensunterschieden bei belohnungsassoziierten Aufgaben andererseits aufzeigen (Kühn et al. 2011). Zum Einsatz kam die »Cambridge Gambling Task« (CGT; Rogers et al. 1999), eine Glücksspielaufgabe, die Entscheidungsverhalten außerhalb eines Lernkontexts erfasst, sowie die »Monetary Incentive Delay Task« (Knutson et al. 2001), die während der kernspintomografischen Messung dargeboten wurde. Vielspieler zeigten im Gegensatz zu Wenigspielern eine Zunahme des Volumens der grauen Substanz im linken Striatum, die negativ mit der Schnelligkeit, mit der die Entscheidung in der Cambridge Gambling Task getroffen wurde, korreliert war. In der gleichen Hirnregion zeigte sich ein Aktivierungsunterschied in der Monetary Incentive Delay Task. Vielspieler reagierten auf die Rückmeldung eines monetären Verlusts im Vergleich zu Durchgängen ohne Verlustrückmeldung mit einer erhöhten Aktivität im ventralen Striatum. Die Höhe der striatalen Aktivierung war wiederum auch mit der Schnelligkeit, mit der die Entscheidung in der Cambridge Gambling Task getroffen wurde, korreliert. Diese Befunde deuten darauf hin, dass Personen, die häufig Videospielen nachgehen, strukturelle und funktionelle Veränderungen in belohnungsrelevanten Arealen aufweisen. Dies legt nahe, dass Vielspieler Belohnungsreize anders verarbeiten als Wenigspieler, was bedeutsam für die Entwicklung einer Internetabhängigkeit sein könnte.

8.3 Untersuchungen mittels Positronenemissionstomografie (PET)

Bereits im Jahre 1998 konnte in einer Positronenemissionstomografie-Studie mit der Tracer-Substanz [^{11}C]Raclopride an 8 männlichen Spielern gezeigt werden, dass Videospielen zu einer erhöhten striatalen Dopaminausschüttung führt (Koepp et al. 1998). Seither wurden nur wenige PET-Studien zur Quantifizierung und Untersuchung der Verteilung von Neurotransmittern bei Personen mit exzessiver/problematischer Internetnutzung durchgeführt. In einer erst kürzlich veröffentlichten PET-Studie mit der Tracer-Substanz [^{11}C]Raclopride an 5 Männern mit problematischem Internetgebrauch und 7 gesunden Kontrollen konnte eine verminderte D2-Rezeptorverfügbarkeit in Teilen des Striatums nachgewiesen werden (Kim et al. 2011). Obwohl die Interpretation solcher Befunde nicht immer zweifelsfrei möglich ist, deuten die Ergebnisse auf eine verminderte Aktivität des dopaminergen Systems hin. Nachfolgende Befunde stützen die Annahme einer dopaminergen Dysfunktion bei Internetabhängigen. So fanden Hou et al. (2012), dass bei Internetabhängigen im Vergleich zu Gesunden die striatalen Dopamintransporterexpression vermindert war. Eine Hypofunktion des dopaminergen Systems, welches zentral an der Verarbeitung belohnungsassoziierter Reize und der Steuerung motivationalen, zielgerichteten Verhaltens beteiligt ist, könnte erklären, warum Internetabhängige saliente Anreizwerte, wie sie das Internet bietet, benötigen, um das System zu aktivieren.

Die Messung des regionalen Glukosemetabolismus in Ruhe mittels [^{18}F]Fluorodeoxyglucose-PET ermöglicht indirekt eine Beurteilung des Aktivitätszustands des Gehirns. Bereits im Ruhezustand (»resting state«) unterscheiden sich exzessive Computerspieler (n = 11) von gelegentlichen Spielern (n = 9) im regionalen zerebralen Glukosemetabolismus (Park et al. 2010). Dabei wurde in orbitofrontalen Regionen, dem Striatum und der Insularegion ein signifikant erhöhter Glukosemetabolismus festgestellt, während im prä- und postzentralen Gyrus sowie in okzipitalen Hirnregionen eine Abnahme bei den exzessiven Spielern gemessen wurde.

Im Ruhezustand scheinen Hirnregionen, die an der Verarbeitung belohnungsassoziierter Reize beteiligt sind, stärker aktiv zu sein, während die Aktivierung in sensomotorische Hirnarealen heruntergeregelt ist.

8.4 Untersuchungen mittels Elektroenzephalografie (EEG)

In einer Elektroenzephalografiestudie wurde an 15 männlichen exzessiven und gelegentlichen Computerspielern die Verarbeitung computerspielrelevanter und nichtrelevanter Cues exploriert (Thalemann et al. 2007). Dabei zeigten sich Gruppenunterschiede in den evozierten Potenzialen auf die computerspielrelevanten Stimuli in parietalen Regionen. Dies deuteten die Autoren im Sinne einer erhöhten emotionalen Verarbeitung computerspielrelevanten Materials bei den exzessiven Spielern.

In einer weiteren EEG-Studie wurde mittels einer Go-NoGo-Aufgabe die Fähigkeit zur Unterdrückung einer motorischen Reaktion untersucht (Zhou et al. 2010). Die pathologischen Internetnutzer (n = 26) zeigten im Vergleich zu den Kontrollen (n = 26) eine geringere Trefferrate und vermehrt falsch-positive Antworten in der Go-NoGo-Aufgabe. Außerdem wiesen die pathologischen Internetnutzer eine niedrigere N200-Amplitude in frontalen und zentralen Elektroden in der NoGo-Bedingung auf.

Defizite in der Impulskontrolle wurden auch in einer weiteren EEG-Studie festgestellt, in der ebenfalls eine Go-NoGo-Aufgabe verwendet wurde (Dong et al. 2010b). Die Ableitung evozierter Potenziale zeigte bei Studenten mit problematischer Internetnutzung (n = 12) eine niedrigere N200-Amplitude, eine höhere P300-Amplitude sowie eine spätere Gipfellatenz in der NoGo-Bedingung als bei den Kontrollen (n = 12). Diese Ergebnisse weisen auf eine geringere Aktivierung während der Konfliktwahrnehmung in der Gruppe der problematischen Internetnutzer relativ zur Kontrollgruppe hin. Zudem ist die kognitive Anstrengung, die benötigt wird, um die Inhibitionsaufgabe zu bewältigen, bei der Patientengruppe signifikant höher als bei den Kontrollen. Die Studenten mit problematischem Internetgebrauch wiesen zudem eine geringere Effizienz in der Informationsverarbeitung und niedrigere Impulskontrolle auf als die Vergleichsgruppe.

In einer neueren publizierten EEG-Studie an 25 Studenten mit exzessivem Computerspielverhalten und 27 Kontrollen, wurde ebenfalls eine Go-NoGo-Aufgabe präsentiert, während ereigniskorrelierte Potenziale abgeleitet wurden (Little et al. 2012). Exzessive Computerspieler zeigten im Vergleich zur Kontrollgruppe reduzierte frontozentrale Amplituden nach fehlerhaften Durchgängen im Vergleich zu fehlerfreien Durchgängen. Auch die Ergebnisse der Fragebögen und Verhaltensmaße deutete auf eine Verminderung der inhibitorischen Fähigkeiten der exzessiven Computerspieler hin.

Eine weitere EEG-Studie untersuchte Unterschiede in der Inhibitionsleistung mittels eines Farbe-Wort-Interferenztests in 17 männlichen, exzessiven Internetnutzer und 17 gesunden Kontrollen des gleichen Geschlechts (Dong et al. 2010a). Bei diesem Test wird davon ausgegangen, dass die Lesegeschwindigkeit eines Farbwortes herabgesetzt ist, wenn das Wort in andersfarbiger Schrift geschrieben ist. In analoger Weise kann die Farbe dieses Wortes nur verzögert benannt werden, wenn Farbe und Farbwort nicht übereinstimmen (inkongruente Bedingung). Die exzessiven Internetnutzer zeigten in dieser Studie längere Reaktionszeiten und mehr Fehler in der inkongruenten Bedingung als die Kontrollen. Auch wiesen die auffälligen Nutzer in den ereigniskorrelierten Potenzialen eine reduzierte medial-frontale Negativität in der inkongruenten Bedingung auf.

Zusammengefasst deuten die psychophysiologischen Befunde auf eine erhöhte emotionale Verarbeitung computerspielrelevanter Reize bei gleichzeitiger Reduktion inhibitorischer Kontrollfunktionen bei exzessiven Internetnutzern hin.

8.5   Genetische Untersuchungen

Bisher ist kaum etwas über die genetischen Unterschiede zwischen exzessiven bzw. problematischen Internetnutzern und gesunden Kontrollen bekannt. Die einzige genetische Studie, die bisher publiziert wurde, stammt von Lee et al. (2008). Die Autoren

fanden bei 91 männlichen exzessiven Internetnutzern im Vergleich zu 75 gesunden Kontrollen ein erhöhtes Auftreten der kurzen Variante des funktionellen Serotonintransporterpolymorphismus (SS-5-HTTLPR), der auch signifikant häufiger bei depressiven Patienten berichtet wird. Außerdem wurde ein Zusammenhang zwischen der Expression der kurzen Variante des Serotonintransporters und der Temperamentsdimension »Schadensvermeidung« berichtet.

In einer weiteren Studie konnten Montag et al. (2012) zeigen, dass die T-Variante des rs1044396-Polymorphismus auf der α_4-Untereinheit des neuronalen nikotinischen Azetylcholinrezeptors (CHRNA4) häufiger bei Internetabhängigen als bei gesunden Kontrollen auftritt. Auch bei der Nikotinabhängigkeit und exzessivem Alkoholkonsum (»binge drinking«) scheint diese Variante des rs1044396-Polymorphismus eine Rolle zu spielen.

8.6   Zusammenfassung

Insgesamt existieren zum jetzigen Zeitpunkt nur wenige Publikationen zu den neurobiologischen Grundlagen der »Internetsucht« (Kuss et al. 2012). Erste Befunde deuten auf strukturelle und funktionelle Veränderungen im mesokortikolimbischen Belohnungssystem bei intensiven/problematischen Internetkonsumenten hin, die denen bei substanzgebundenen Abhängigkeitserkrankungen ähneln.

Die Stichproben an pathologischen Internetnutzern sind aber meist relativ klein, nicht zuletzt auch wegen der enormen Kosten und des hohen Zeitaufwands, die mit bildgebenden Untersuchungen verbunden sind, sodass eine Generalisierbarkeit der Befunde noch mit Vorsicht erfolgen muss.

Bisher werden unter dem Begriff der »Internetsucht« eine ganze Reihe von heterogenen, problematischen Internetnutzungsformen zusammengefasst, deren Gemeinsamkeit primär auf dem verwendeten Medium – dem Internet – beruht. Deshalb sollten zukünftige Studien gezielter verschiedene Formen der »Internetsucht« wie z. B. Online-Glücksspiele, Internetkommunikation, Internetpornografie, Online-Gaming getrennt untersuchen, um Gemeinsamkeiten und Unterschiede in den neurobiologischen Grundlagen zu identifizieren. Des Weiteren stellt sich die Frage, inwiefern es Überschneidungen in den neurobiologischen Grundlagen zwischen diesen Kategorien mit anderen Verhaltenssüchten, wie z. B. der Glücksspielsucht, gibt. Für solche Fragestellungen wären aber viel größere Stichproben notwendig (ca. 80 oder mehr Probanden) als sie in den aktuellen Studien untersucht werden. Auch hinsichtlich möglicher bestehender Begleitdiagnosen, vor allem im Bereich der substanzgebundenen Abhängigkeiten (z. B. Nikotinabhängigkeit), muss besser kontrolliert werden, um die gefundenen Veränderungen eindeutig auf das problematische Internetnutzungsverhalten zurückführen zu können.

Im Bereich der Bildgebung wären realitätsnähere Paradigmen hilfreich, wie z. B. virtuelle Realität, um die Aufgaben so wirklichkeitsnah wie möglich zu gestalten. Eine zentrale Herausforderung für die zukünftige wissenschaftliche Forschung wäre außerdem, die Erkenntnisse der verschiedenen Teildisziplinen, die zum problematischen Internetgebrauch forschen, zusammenzuführen. Für die Klassifikation von problematischem Internetgebrauch als Suchterkrankung müssen entscheidende Übereinstimmungen nicht nur im Bereich der Neurobiologie, sondern auch bei Phänomenologie, Entstehungsbedingungen, Verlauf und Begleitdiagnosen gegeben sein.

Literatur

Ding WN, Sun JH, Sun YW et al. (2013) Altered default network resting-state functional connectivity in adolescents with Internet gaming addiction. PLoS One 8(3): e59902

Dong G, Zhou H, Zhao X (2010a) Impulse inhibition in people with Internet addiction disorder: Electrophysiological evidence from a Go/NoGo study. Neurosci Letters 485: 138–142

Dong G, Zhou H, Zhao X (2010b) Male Internet addicts show impaired executive control ability: evidence from a color-word Stroop task. Neurosci Letter 499: 114–118

Dong G, Huang J, Du X (2011) Enhanced reward sensitivity and decreased loss sensitivity in Internet addicts: An fMRI study during a guessing task. J Psychiatr Res 45: 1525–1529

Dong G, DeVito E, Huang J, Du X (2012a) Diffusion tensor imaging reveals thalamus and posterior cingulate cortex abnormalities in internet gaming addicts. J Psychiatric Res 46 (9): 1212–1216

Dong G, DeVito EE, Du X, Cui Z (2012b) Impaired inhibitory control in 'internet addiction disorder': a functional magnetic resonance imaging study. Psychiatry Res 203 (2–3): 153–158

Dong G, Huang J, Du X (2012c) Alterations in regional homogeneity of resting-state brain activity in internet gaming addicts. Behav Brain Functions 8: 41

Feng Q, Chen X, Sun J et al. (2013) Voxel-level comparison of arterial spin-labeled perfusion magnetic resonance imaging in adolescents with internet gaming addiction. Behav Brain Functions 9 (1): 33

Han DH, Kim YS, Lee YS et al. (2010) Changes in cue-induced, prefrontal cortex activity with video-game play. Cyberpsychol Behav Soc Network 13: 655–661

Hou H, Jia S, Hu S et al. (2012) Reduced striatal dopamine transporters in people with internet addiction disorder. J Biomed Biotechnol 2012: 854524

Kim SH, Baik S-H, Park CS et al. (2011) Reduced striatal dopamine D2 receptors in people with Internet addiction. NeuroReport 22: 407–411

Knutson B, Adams CM, Fong GW, Hommer D (2001) Anticipation of increasing monetary reward selectively recruits nucleus accumbens. J Neurosci 21: RC159

Ko CH, Liu GC, Hsiao S et al. (2009) Brain activities associated with gaming urge of online gaming addiction. J Psychiatric Res 43: 739–747

Ko CH, Liu GC, Yen JY et al. (2013a) Brain correlates of craving for online gaming under cue exposure in subjects with Internet gaming addiction and in remitted subjects. Addiction Biol 18(3): 559–569

Ko CH, Liu GC, Yen JY et al. (2013b) The brain activations for both cue-induced gaming urge and smoking craving among subjects comorbid with Internet gaming addiction and nicotine dependence. J Psychiatric Res 47 (4): 486–493

Koepp MJ, Gunn RN, Lawrence AD et al. (1998) Evidence for striatal dopamine release during a video game. Nature 21: 266–268

Kühn S, Romanowski A, Schilling C et al. (2011) The neural basis of video gaming. Translational Psychiatry 15: e53

Kuss DJ, Griffiths MD (2012) Internet and Gaming Addiction: A systematic literature review of neuroimaging studies. Brain Sci 2: 347–374

Lee YS, Han DH, Yang KC et al. (2008) Depression like characteristics of 5HTTLPR polymorphism and temperament in excessive internet users. J Affective Disorders 109: 165–169

Lin F, Zhou Y, Du Y et al. (2012) Abnormal white matter integrity in adolescents with internet addiction disorder: a tract-based spatial statistics study. PLoS One 7: e30253

Littel M, van den Berg I, Luijten M et al. (2012) Error processing and response inhibition in excessive computer game players: an event-related potential study. Addiction Biol 17: 934–47

Liu GC, Yen JY, Chen CY et al. (2014) Brain activation for response inhibition under gaming cue distraction in internet gaming disorder. Kaohsiung J Med Sci 30(1): 43–51

Lorenz RC, Krüger JK, Neumann B et al. (2012) Cue reactivity and its inhibition in pathological computer game players. Addiction Biol 18(1): 134–146

Montag C, Kirsch P, Sauer C et al. (2012) The role of the CHRNA4 gene in Internet addiction: a case-control study. J Addiction Med 6(3): 191–195

Park HS, Kim SH, Bang SA et al. (2010) Altered regional cerebral glucose metabolism in internet game overusers: a 18F-fluorodeoxyglucose positron emission tomography study. CNS Spectr 15: 159–66

Rogers RD, Everitt BJ, Baldacchino A et al. (1999) Dissociable deficits in the decision-making cognition of chronic amphetamine abusers, opiate abusers, patients with focal damage to prefrontal cortex, and tryptophan-depleted normal volunteers: evidence for monoaminergic mechanisms. Neuropsychopharmacol 20: 322–339

Sun Y, Ying H, Seetohul RM et al. (2012) Brain fMRI study of crave induced by cue pictures in online game addicts (male adolescents). Behav Brain Res 233 (2): 563–576

Thalemann R, Wölfling K, Grüsser SM (2007) Specific cue reactivity on computer game-related cues in excessive gamers. Behav Neurosci 121: 614–618

Weng CB, Qian RB, Fu XM et al. (2013) Gray matter and white matter abnormalities in online game addiction. Eur J Radiol 82(8): 1308–1312

Widyanto L, McMurran M (2004) The psychometric properties of the internet addiction test. Cyberpsychol Behav Soc Network 7: 443–450

Yuan K, Qin W, Wang G et al. (2011) Microstructure abnormalities in adolescents with internet addiction disorder. PLoS One 6(6): e20708

Zhou ZH, Yuan G-Z, Yao JJ et al. (2010) An event-related potential investigation of deficient inhibitory control in individuals with pathological Internet use. Acta Neuropsychiatrica 22: 228–236

Zhou Y, Lin F-C, Du Y-S et al. (2011) Gray matter abnormalities in Internet addiction: a voxel-based morphometry study. Eur J Radiol 79: 92–95. doi: 10.1016/j.ejrad.2009.10.025

8

Therapiemöglichkeiten bei pathologischem Glücksspiel, Internet- und Computerspielsucht

T. Leménager, K. Wölfling, P. Peukert †, A. Batra

Fallbeispiel

Eine 49 Jahre alte Frau erscheint in Begleitung ihres Ehemannes in unserer suchtmedizinischen Ambulanz. Während sie zunächst mit traurigem und schuldbewusstem Gesichtsausdruck vor mir sitzt, erzählt der aufgebrachte Ehemann, dass seine Frau das ganze über Jahre ersparte Geld (ca. 10.000 Euro) in »Spielautomaten« hineingesteckt habe. Seitdem er durch Zufall auf der Bank entdeckte, dass die Familie nun keinen Cent mehr zu Verfügung habe, leide er unter Schlaf- und Appetitlosigkeit, Nervosität sowie starker Reizbarkeit. Er sei so wütend auf seine Frau und könne ihr Verhalten nicht verstehen. Die Frau berichtet weinend, dass sie das jahrzehntelange Sparen und Knausern sowie die nicht mehr auszuhaltenden familiären Konflikte, insbesondere zwischen dem 21 Jahre alten Sohn und ihrem Ehemann, nicht mehr ertragen konnte. Vor ca. 2 Jahren habe sie zum ersten Mal eine Spielhalle betreten, nachdem sie mal wieder wegen eines Streits das Haus fluchtartig verlassen habe. Sie sei einfach neugierig gewesen. Die Räume hätten sie sofort durch die faszinierenden vielfältig aufblinkenden Lichter der Automaten und das Klingeln des Geldes in eine andere Welt versetzt, die dem eines Urlaubs in Las Vegas gleich gekommen sei. Sie habe schnell gemerkt, dass sie noch nie so abschalten konnte wie durch das Spielen und auch der Gedanke »schnell Geld gewinnen und einfach abhauen« hätten anfangs diese Anziehung verstärkt. Mittlerweile sei daraus mehr ein unerträglicher Drang geworden, der sie zwinge zu spielen, obwohl sie die negativen Folgen nun zu Genüge kenne und kein Tag vergehe, an dem sie sich nicht für das Spielen verfluche. Einmal habe sie sogar 600 Euro gewonnen, was in ihr eine unbeschreibliche Euphorie ausgelöst habe. Das Geld habe sie jedoch innerhalb einer Stunde wieder verspielt, begleitet von dem Gedanken mehr zu gewinnen bzw. das Verspielte wieder zurück zu holen. Als sie schließlich anfing, die monatliche Haushaltskasse zu verspielen, habe sie die Angst eingeholt, dass die Familie etwas von ihren täglichen Spielhallenbesuchen bemerken könnte. Sie begann das fehlende Geld durch Abbuchungen vom gemeinsamen Sparbuch auszugleichen, was zu Folge hatte, dass auch dieses Geld nach ein paar Monaten verbraucht gewesen sei. Sie komme aus diesem Teufelskreis zwischen Geld verlieren und

dem festen Glauben, den Automaten irgendwann besiegen zu können und sich alles wieder zurückzuholen, nicht mehr heraus. Ihr gesamter Tagesablauf sei von dem Drang zu spielen bestimmt und sobald sie mittlerweile Geld habe, gehe sie wie fremdgesteuert in ihre Spielhalle zu ihrem alten Bekannten, dem Automaten, und spiele, bis kein Cent in ihrer Tasche mehr zu finden sei. Sie schäme sich so sehr für das, was sie ihrer Familie angetan habe.

Therapieverlauf

Die Patientin zeigte sich bereits zum Anfang der Therapie sowie im Verlauf sehr motiviert und compliant, sodass nach einem 6-wöchigen teilstationären Aufenthalt, die ambulante Nachbetreuung sehr positiv verlief. Der Fokus der ambulanten Therapie richtete sich neben dem Vertiefen der zuvor in der teilstationären Behandlung erlernten alternativen Aktivitäten und rückfallprophylaktischen Maßnahmen (z. B. Aufbau von Stressbewältigungsstrategien) auf das Erlernen der Wahrnehmung und des gesünderen Umgangs mit bisher erfahrenen Kränkungen. Daneben ermöglichte die zeitweise Miteinbeziehung des Ehemanns, der sie in ihrer Genesung durch eine zunehmende Einsicht in die Problematik sehr unterstützte, verhärtete Beziehungsstrukturen zu verändern und mit Konflikten besser umzugehen.

9.1 Psychotherapeutische Behandlung pathologischer Glücksspieler

Das vorangestellte Fallbeispiel soll einen Ausschnitt der Hilflosigkeit der unter einer pathologischen Glücksspieldiagnose leidenden Betroffenen sowie deren Angehörigen verdeutlichen. Die therapeutische Behandlung dieses den Substanzabhängigkeiten ähnlichen Verhaltens ist vielfältig und beinhaltet schwerpunktmäßig die Erarbeitung der zugrunde liegenden intra- und interpsychischen Prozesse, dem Erlernen und Anwenden verschiedener Problembewältigungsstrategien, die ausführliche Untersuchung und Behandlung möglicher Komorbiditäten, der eventuelle Einsatz von Psychopharmaka, die Beratung und Weitervermittlung von Angehörigen sowie häufig die Zusammenarbeit mit Schuldnerberatern zur finanziellen Schadensbegrenzung.

9.1.1 Behandlungsangebote und ihre Effektivität

Das störungsspezifische Therapieangebot für pathologische Glücksspieler erstreckt sich von ambulanten über stationäre und teilstationäre Behandlungsmöglichkeiten. Bei der Wahl der geeigneten Behandlungsform sollten in jedem Fall zunächst der Schweregrad der Glücksspielproblematik, sowie psychosoziale Faktoren und etwaige Komorbiditäten Berücksichtigung finden. Der Fokus in der psychotherapeutischen Behandlung richtet sich anschließend auf die zugrunde liegenden Besonderheiten der emotionalen Regulation, die Beziehungsgestaltung und den Abbau der häufig zu beobachtenden negativen Selbstbewertung.

Auch präventiv besteht bereits die Möglichkeit, sich an Selbsthilfegruppen, sowie Telefon- oder Internet-Hotlines zu wenden. So bietet u. a. die Bundeszentrale für gesundheitliche Aufklärung (BZgA) eine wöchentliche Chat-Sprechstunde und ein Beratungstelefon an (▶ http://www.gluecksspielsucht. info). Daneben lassen sich zahlreiche Adressen zu Fachkliniken, Beratungsstellen und Selbsthilfegruppen in Deutschland auf dem Portal des Fachverbands Glücksspielsucht (▶ http://www.gluecksspielsucht. de) eruieren. Trotz dieser zahlreichen Angebote deuten die Ergebnisse der PAGE-Studie jedoch eher auf eine geringe Inanspruchnahme von Hilfen in Deutschland hin (Bischof et al. 2012).

In Bezug auf die Effektivität unterschiedlicher Behandlungsformen zeigten sich in einer Metaanalyse verhaltenstherapeutische Interventionen zur Behandlung von pathologischen Spielern gegenüber multimodalen Programmen, die eine Kombination von Selbsthilfe, Kompetenztraining und Familieninterventionen beinhalteten, überlegen (Leibetseder et al. 2011). Daneben deuten Studien auch auf eine Effektivität von motivationaler Gesprächsführung bei problematischen und pathologischen Spielern hin (Calbring et al. 2010, Larimer et al. 2012). In einer randomisierten und kontrollierten Untersuchung mit 6-monatiger Katamnese verglichen Larimer et al. (2012) bei n = 147 problematischen und pathologischen Spielern die motivationale Gesprächsführung und individualisiertes auf das Spielen bezogenes Feedback mit kognitiver Verhaltenstherapie (CBI). Beide Therapieformen zeigten im Vergleich zu der Kontrollbedingung (ohne Therapie) eine signifikante Reduktion der berichteten negativen Konsequenzen durch das Spielen sowie der DSM-IV-Kriterien. In einem Bundesmodellprojekt, in welchem 17 Beratungsstellen aus allen Bundesländern involviert waren, zeigte sich, dass, selbst bei minimaler Intervention von mindestens 2 Kontakten, 67,1 % der n = 831 teilnehmenden pathologischen Spieler ihr Spielverhalten gebessert hatten (Görgen u. Hartmann 2010). Die teilnehmenden beratenden Mitarbeiter wurden vor Projektbeginn von qualifizierten Psychologen ausführlich in dem Störungsbild, der Diagnostik, sowie dem Umgang mit pathologischen Spielern geschult. Katamnestische Daten wurden allerdings nicht erfasst. Stationäre verhaltenstherapeutische Behandlungsprogramme für pathologische Spieler, wie das Konzept der psychosomatischen Fachklinik in Münchwies, beinhalten neben engmaschiger Einzeltherapie aus 12 Teilnehmern bestehende indikative Gruppen zu pathologischem Glücksspiel und dem Umgang mit Geld sowie das Fördern sportlicher Aktivitäten (Petry u. Bensel 2004). Die indikative Gruppe zu Glücksspiel beinhaltet als Schwerpunkte die Erarbeitung individueller Störungsmodelle, die Identifizierung und Veränderung spielassoziierter kognitiver Verzerrungen, den Abbau von sozialem Vermeidungsverhalten, den Aufbau von angemessenem Sozial- und Konfliktverhalten sowie die Stärkung der sozialen Kompetenzen. Hinzu kommt eine dritte indikative Gruppe, die sich auf die »individuelle Hintergrundproblematik« bezieht. Hierbei werden die Patienten, differenziert nach ihrer Persönlichkeitsstruktur (narzisstischer vs. depressiv-selbstunsicherer Typ), einer Therapiegruppe zugeordnet. Dabei handelt es sich entweder um körperorientierte Verfahren zur Verbesserung der Gefühlswahrnehmung und dem Umgang mit Aggressionen oder um Programme zur Erarbeitung von Wegen aus der Depression, Selbstsicherheitstraining oder Überwindung von Aggressionshemmungen (Petry u. Bensel 2004). Eine Katamnesestudie zur Behandlungseffektivität stationärer Behandlungen zeigte, bezogen auf die Glücksspielabstinenz, bei pathologischen Glücksspielern eine Quote von 41,7 % Totalabstinenten und weiteren 18,7 %, die einen vorübergehenden Rückfall bewältigen konnten (Petry u. Jahrreiss

1999). Aktuellere Katamnesestudien liegen weder deutschlandweit noch international vor.

9.1.2 Schwerpunkte der psychotherapeutischen Behandlung

In den ambulanten Gruppen wie auch in der Einzeltherapie pathologischer Glücksspieler werden kognitiv behaviorale Therapietechniken wie die Erarbeitung eines individuellen Störungsbildes, die Veränderung schädlicher kognitiver Grundüberzeugungen, der Aufbau alternativer, unschädlicher Aktivitäten und Rückfallprophylaxetraining angewandt. Die Patienten erarbeiten gemeinsam Strategien zur Erreichung der Abstinenz und deren Aufrechterhaltung sowie im Umgang mit Rückfällen, die häufig von großer Selbstverachtung begleitet sind. Versagensgefühle und Selbstzweifel nach einem Rückfall führen oft zu starken Verletzungen des zuvor aufgebauten Selbstwertes und der Selbstwirksamkeit, was eine erneute Abstinenz erheblich erschweren kann. Hierbei helfen die Gruppengespräche den Patienten, in ihrer unaufhörlich umkreisenden Selbstschuld und vernichtenden Selbstkritik anzuhalten und kognitiv umzustrukturieren. Der gegenseitige Austausch in der Gruppe über die jeweilige Krankheitsgeschichte und Ambivalenzen in der Motivation zur Abstinenz sowie psychoedukative Elemente zum Störungsbild führen bei den Betroffenen dazu, sich besser in ihrer Problematik verstanden zu fühlen und damit zur Entlastung von Scham- und Schuldgefühlen bzw. zu einem tieferen Verständnis der eigenen Erkrankung. Während in den stationären therapeutischen Gruppensitzungen der Therapeut die jeweiligen Themen vorgibt, wird in den ambulanten Terminen unter der Moderation des Therapeuten meist von den Spielern selbst der therapeutische Schwerpunkt festgelegt. Im Gruppensetting berichtet jeder Spieler, wie es ihm geht, ob es Probleme gibt oder was ihn besonders in letzter Zeit verbunden mit seiner Spielproblematik beschäftigt hat. Probleme, bei denen der Betroffene gerne den Rat der Gruppe hätte, werden anschließend aufgegriffen und diskutiert. Der Therapeut interveniert dann, wenn:

- Bestimmte Übungen und Techniken zu dem Thema vermittelt werden sollen (z. B. Verhaltensanalysen, Rollenspiele zum Aufbau sozialer Fertigkeiten in bestimmten Situationen, Stressbewältigungstraining),
- ein Patient in der Gruppe zu viel Platz mit seiner Problematik einnimmt,
- die Themen dazu tendieren, eher spielmotivierend zu beeinflussen,
- ersichtlich wird, dass der Spieler emotional überfordert wird,
- die Gruppe in dem Thema den lösungsorientierten Weg verloren hat.

Häufige Themen in den Gruppen betreffen die Hintergründe und Einstellungen zum Umgang mit Geld und aktuelle problematische Beziehungsmuster mit nahestehenden Personen (Ehepartner oder ein Elternteil). Die meisten Spieler betonen, dass ihnen das Geld an sich gar nicht so viel bedeute, sie das gewonnene Geld ja so lange in den Automaten werfen bis nichts mehr übrig bliebe. Der **Kick** bzw. die Motivation trotz bereits eingetretener negativer Konsequenzen immer weiter zu spielen, scheint eher mit dem Spielen selbst und der Verbindung mit dem begleitenden Risiko, Geld zu gewinnen oder zu verlieren, assoziiert zu sein. Studienbefunde zu neurobiologischen Mechanismen der Spielmotivation deuten darauf hin, dass nicht der Geldgewinn per se die Belohnung darstellt, die das pathologische Spielen aufrechterhält. Vielmehr scheinen besonders Beinahe-Gewinne bzw. Verluste das mesokortikolimbische Belohnungssystem beim Spieler zu aktivieren und in ihm den **Flow** des Weiterspielens aufrechtzuerhalten (Chase u. Clark 2010, Linnet et al. 2011, 2010). In diesem Prozess haben die beim Spieler sehr stark ausgeprägten kognitiven Verzerrungen über die Geldgewinnmöglichkeit einen zusätzlichen Einfluss (Ladouceur u. Walker 1996, Xian et al. 2008). So wird bei der von Blackmore (1993) definierten Verzerrung **Gamblers Fallacy** ein häufiges Verlieren beim Spieler als eine erhöhte Chance beim nächsten Spiel zu gewinnen interpretiert (Blackmore 1993). Psychodynamische Ansätze (Bergler 1957, Matussek 1953, Vent 1999), vergleichen indirekt den Umgang mit Geld eines Spielers mit seiner häufig zu beobachenden emotional ambivalenten, autoritären und distanzierten Beziehung zum Vater (Bergler 1957). Spielen symbolisiere zum einen das Ausleben einer unbewussten Aggressivität und die mit dem Wunsch nach Macht gekoppelte Kompensation des im Zentrum stehenden negativen Selbstwerts. Zum anderen stelle es den Wunsch dar, sich für die durch die Aggression hervorgerufenen Schuldgefühle zu bestrafen. Ein Patient beschrieb, dass die für ihn charakteristische Interaktion zwischen ihm und seinem eher abwesenden sowie konfliktvermeidenden Vater darin bestand, Geld zu bekommen, **auf dass er verschwinde**.

Den meisten Patienten ist nicht bewusst, welche konfliktreichen interpersonellen Situationen und Gefühle dem Spielen vorausgehen. So berichtete eine Patientin, dass sie nach 3-monatiger Abstinenz ohne nachzudenken an einer Spielhalle anhielt, hinein ging und spielte. In der Verhaltensanalyse wurde deutlich, dass sie sich über ihren Ehemann zuvor sehr geärgert hatte und der Anblick der Spielhalle, das Blinken, die Klingelgeräusche der Automaten und der damit gekoppelte Nervenkitzel eine zunächst deutliche Kompensation ihrer Wut ermöglichte. Die negativen Konsequenzen wurden ihr erst nach dem Spielen bewusst.

Einige Studien deuten darauf hin, dass pathologische Glücksspieler im Vergleich zu Nichtbetroffenen signifikant häufiger eine impulsive Persönlichkeitsstruktur aufweisen (Blanco et al. 2009, Blazczynski et al. 1997). Steel und Blaszczynski (1998) beobachteten zudem einen Zusammenhang zwischen einer hohen Impulsivität und dem Schweregrad der Erkrankung. Demzufolge wird angenommen, dass eine erhöhte Impulsivität das Greifen der Kontrollmechanismen, die das problematische Verhalten inhibieren, erschwert. Darüber hinaus ist das achtsame Erkennen und Benennen der Gefühle, die impulsivem Verhalten oft zugrunde liegen, beeinträchtigt. Für das Erlernen des achtsamen Umgangs mit Gefühlen, die an die Motivation bzw. den Impuls zu Spielen gekoppelt sind, kommen besonders Techniken der dialektisch behavioralen Therapie (DBT) zum Einsatz (Linehan 1993). Die DBT wird als eine Unterform der kognitiven Verhaltenstherapie verstanden. Im Rahmen der ambulanten Sitzungen wird hierbei

dem Patienten nach jedem Termin eine Tagebuchkarte mitgegeben, in der Stimmungen, die Höhe des Spielverlangens, Spielfrequenzen und vorausgegangene Situationen und Gefühle sowie alternative Aktivitäten und Bewältigungsstrategien genau dokumentiert werden. Diese Tagebuchkarte dient auch oft der Themenfindung in den Gruppen als Orientierung. Durch Verhaltensanalysen sollen die Betroffenen ihre Risikosituationen und das damit ausgelöste Verlangen zu spielen bewusster kennenlernen und in einem weiteren Schritt durch die Vermittlung adäquater psychotherapeutischer Techniken bewältigen. Hierbei lernen die Patienten unterschiedliche Gefühle wie Wut und Angst und deren Bedeutung für sie zu erkennen, zu benennen und zu akzeptieren sowie das Vertrauen in diese zu stärken. In Anlehnung an DBT werden Techniken zur inneren Achtsamkeit mit dem Ziel vermittelt, Tendenzen und Gewohnheiten, die mit der Aufrechterhaltung destruktiver Gefühle und Gedanken assoziiert sind, abzubauen (Chambers et al. 2009). Im Verlauf der Therapie und Abstinenzbemühung werden für den Patienten die zuvor mit dem Spielen kompensierten Defizite zunehmend sichtbar. Dieser kognitive Prozess erzeugt häufig eine große Unsicherheit und Stress bezüglich des zukünftigen Umgangs mit konfliktreichen Situationen. Der Aufbau adäquater Coping-Strategien ermöglicht eine Verbesserung der Bewältigung stressauslösender Situationen. Es gibt hierfür sehr unterschiedliche Stressbewältigungsprogramme. Die meisten basieren auf dem transaktionalen Stressmodell von Lazarus (1991, Lazarus u. Launier 1978, Linehan 1993) und beinhalten häufig Techniken der kognitiven Verhaltenstherapie. Etabliert hat sich das psychotherapeutische Stressimpfungstraining von Meichenbaum (1991). Es umfasst ca. 12 Sitzungen in meist wöchentlichen Abständen und kann sowohl im Einzeltraining als auch in der Gruppe durchgeführt werden. In einer Metaanalyse von Grawe et al. (1994), in der die Effektivität von kognitiven Stressbewältigungstrainings bei verschiedenen psychischen Störungen (vor allem Angststörungen und Depression) untersucht wurde, wiesen 80 % der Teilnehmer nach dem Stressimpfungstraining eine dauerhafte Verbesserung der psychischen Symptomatik auf.

9.1.3 Therapeutische Arbeit mit den Angehörigen

Ein weiterer relevanter Aspekt in der Therapie ist die Einbeziehung Angehöriger. Diese findet gemeinsam mit dem Patienten am Anfang und nach Bedarf während der Therapie statt. Das durch die Problematik verletzte Vertrauen, besonders der im Haushalt des Betroffenen Lebenden, erfordert häufig mehrere gemeinsame ambulante Gespräche, in denen den Angehörigen geholfen und zwischen den Beteiligten vermittelt werden muss. Häufig lassen sich schwerwiegende Auswirkungen des Glücksspielens auf die meist verzweifelten und erschöpften Angehörigen beobachten. Zu den klassischen Situationen gehören Arbeitslosigkeit des glücksspielenden Partners, die Miete konnte nicht bezahlt werden, da die Geldeinnahmen bereits zum Monatsanfang verspielt wurden, Bekannte oder Freunde werden nicht mehr eingeladen aus Scham, sie könnten etwas merken. Durch die kontinuierlich bestehende Angst vor einem Rückfall des meist verschwiegenen und spielverleugnenden Glücksspielers, sowie durch das ständige Aufräumen der finanziellen und sozialen Probleme kommt es zu einer drastischen Überbelastung. Nicht selten führen derartige Erschöpfungszustände zu Medikamenten- oder Alkoholmissbrauch, Depressionen oder Selbstmordgedanken (Grüsser u. Albrecht 2007). Im Falle einer bereits bestehenden Koabhängigkeit wird dem Angehörigen dringend eine Psychotherapie empfohlen. Daneben ist die Teilnahme an einer Angehörigen-Selbsthilfegruppe sehr ratsam. Auch hier finden sich Adressen auf dem Portal des Fachverbandes Glücksspielsucht.

9.1.4 Psychopharmakotherapie

In Anlehnung bisheriger Untersuchungen zu neurobiologischen Mechanismen und Komorbidität pathologischen Glücksspiels, befassten sich Studien zur pharmakologischen Therapie hauptsächlich mit der Wirksamkeit von μ-Opioidrezeptorantagonisten, glutamaterg wirkenden Medikamenten, Antidepressiva, Stimmungsstabilisatoren und atypischen Neuroleptika. Die Literatur berichtet von ca. 28 Studien, die die Wirksamkeit dieser Medikamente auf das Spielverlangen, die Spielfrequenzen bzw. Abstinenz bei pathologischen Spielern untersuchten. Metaanalysen bisheriger Befunde zur pharmakologischen Wirksamkeit pathologischen Spielens wurden bisher nicht veröffentlicht (van den Brink 2012).

Aufgrund neurobiologischer als auch psychologischer Ähnlichkeiten zwischen pathologischem Spielen (PG) und substanzgebundenen Abhängigkeitserkrankungen wurde in einigen Studien die Effektivität von μ-Opioidrezeptorantagonisten und glutamaterg wirkenden Medikamenten bei pathologischen Glücksspielern untersucht. Hierbei liegt die Annahme zugrunde, dass auch der Entwicklung von PG eine Dysbalance zwischen dem dopaminergen mesokortikolimbischen System, welches mit Craving und damit einhergehenden Konditionierungsprozessen assoziiert ist und glutamaterg bedingten kortikalen Top-down-Prozessen, die für behaviorale Kontrollfunktionen bzw. Reaktionshemmungen verantwortlich sind, zugrunde liegt (Grant et al. 2010a, 2007).

Dementsprechend deuten bisherige pharmakologische Studien darauf hin, dass sich das Bedürfnis zu spielen zum einen durch die Gabe der Opioidantagonisten Naltrexon oder Nalmefene (Grant et al. 2008, 2010b) und zum anderen durch den glutamatergen Modulator N-Acetylcystein (NAC) sowie dem N-Methyl-D-Aspartat(NMDA)-Rezeptorantagonisten Memantine verringert (Grant et al. 2010a, 2007). NAC erhöht die extrazelluläre Glutamatausschüttung und hat dadurch indirekt einen hemmenden Einfluss auf metabotrope glutamaterge Rezeptoren, was zu einer Verringerung der Glutamatfreisetzung in den synaptischen Spalt führt. In einer Studie (Grant et al. 2007) zeigte eine zunächst 8-wöchige Behandlung mit NAC eine Verringerung des Spielverlangens an n = 27 pathologischen Spielern. Die Abstinenzrate betrug 37 %. Nach dieser Behandlung wurden die Spieler (n = 16) als Responder definiert, die über eine NAC-bedingte 30 %ige Craving-Reduktion berichteten. Diese Gruppe wurde in eine weitere 6-wöchige plazebokontrollierte Untersuchung randomisiert. Hierbei zeigte sich, dass 89 % in der NAC-Gruppe die Responderrate aufrechtielt im Vergleich zu 28,6 % der Patienten in der Plazebogruppe.

Neben NAC ließ sich auch unter dem N-Methyl-D-Aspartat(NMDA)-Rezeptorantagonisten Memantine nach 10 Wochen bei n = 29 PG eine Reduktion des selbstberichteten Craving, der wöchentlichen Spieldauer sowie der Geldverluste und eine Verbesserung der inhibitorischen Kontrolle beobachten (Grant et al. 2010a). Allerdings handelt es sich hierbei nicht um eine plazebokontrollierte Studie.

Im Vergleich zu glutamaterg wirkenden Medikamenten liegen etwas mehr Studien zu den Opioidrezeptorantagonisten Naltrexon und Nalmefene vor. In einer Studie (Grant et al. 2008) an n = 77 PG ließ sich durch die Gabe von Naltrexon gegenüber Plazebo eine deutliche Verminderung des Spielverlangens, der Schwere der Spielproblematik, des Spielverhaltens, der häufig begleitenden depressiven Symptome sowie einer Verbesserung der psychosozialen Funktionen nachweisen. Ähnliche Befunde zeigten sich auch in einer früheren Studie (Kim et al. 2001). Daneben beobachteten Lahti et al. (2010) durch die vereinzelte Gabe von Naltrexon vor dem Spielen oder im Falle von erhöhtem Craving eine verbesserte Lebensqualität. Die Befunde zur Wirksamkeit von Nalmefene aus bisher 2 plazebokontrollierten Studien sind im Vergleich zu den Naltrexonuntersuchungen eher kontrovers. Während eine frühere Studie von Grant et al. (2006) an n = 207 PG eine signifikante Wirksamkeit durch eine 16-wöchige Nalmefenebehandlung berichtete, zeigte eine spätere Untersuchung mit n = 233 PG keine Effekte über die Plazebowirkung hinaus mehr (Grant et al. 2010b, 2006).

Bisherige Ergebnisse zur Wirksamkeit von Antidepressiva, die im Wesentlichen die zur Stimmungsregulation verantwortlichen Neurotransmitteraktivitäten von Serotonin und Noradrenalin beeinflussen, erwiesen sich bei pathologischen Spielern als sehr inkonsistent. So zeigten 3 Untersuchungen mit dem Serotonin-Wiederaufnahmehemmer (SSRI) Fluvoxamin signifikante Verbesserungen von Craving und Spielverhalten (Dannon et al. 2005a, Hollander et al. 2000, 1998), während eine plazebokontrollierte Studie keinen Effekt nachweisen konnte (Blanco et al. 2002). Allerdings lagen die zugrunde liegenden Stichprobengrößen zwischen n = 10 und n = 32. Daneben gaben einzelne unkontrollierte Studien mit den SSRI Citalopram,

Paroxetin und Escitalopram sowie der 5-HT2 Antagonist Nefazodon Hinweise einer Verbesserung der Spielsymptomatik (Black et al. 2007b, Pallanti et al. 2002b, Zimmermann et al. 2002), während der selektive Dopamin- und Noradrenalin-Wiederaufnahmehemmer Bupropion sowie die SSRI Paroxetin und Sertralin in plazebokontrollierten Studien keine Effekte bei PG zeigen konnten (Black et al. 2007a, Dannon et al. 2005b, Grant et al. 2003, Saiz-Ruiz et al. 2005).

In 2 Studien mit den Stimmungsstabilisatoren Carbamazepin (Black et al. 2008) und Lithium (Pallanti et al. 2008a) konnte keine Wirksamkeit gefunden werden. Allerdings muss man die Ergebnisse unter dem Vorbehalt betrachten, dass diese Studien nicht plazebokontrolliert waren und zumindest die Carbamazepinuntersuchung sehr geringe Stichprobengrößen von n = 6 PG hatte (Black et al. 2008). Auch die 2 bislang publizierten plazebokontrollierten Studien zu dem atypischen Neuroleptikum Olanzapin berichteten keine Wirksamkeit (Fong et al. 2008, McElroy et al. 2008).

Zusammenfassend ist die Datenlage zu den bisherigen pharmakologischen Studien an pathologischen Spielern zwar noch unzureichend, spricht aber dafür, einen Therapieversuch in schweren Fällen zu erwägen.

9.2 Behandlungsansätze bei Internet- und Computerspielsucht

Fallbeispiel

Herr R., ein dezent nachlässig gekleideter 23-jähriger Student der Politik- und Wirtschaftswissenschaften, sucht die Ambulanz für Spielsucht eigenmotiviert auf, um professionell abklären zu lassen, ob er an einer »Computersucht« erkrankt sei.

Er würde sich nun schon seit geraumer Zeit fragen, ob das Spielen von »League of Legends« bei ihm zu einer Suchterkrankung geführt habe. Am stärksten würde ihn irritieren, dass er sich mittlerweile gedanklich scheinbar gar nicht mehr vom Spielgeschehen lösen könne. So müsse er nahezu zu jedem Zeitpunkt des Tages und in der Nacht über neue Spieltaktiken nachgrübeln oder ob er in die »Challenger Series« aufsteigen könnte. Aktuell sei Herrn R. klar geworden, dass er das Ausmaß der PC-Nutzung und deren Folgen in den letzten 2 Jahren vor sich selbst und seinen Eltern stark untertrieben habe. Innerlich wäre er schon damals zu der Erkenntnis gekommen, dass er professionelle Hilfe wegen des exzessiven Computerspielverhaltens nötig habe, hätte dies jedoch nicht aussprechen oder andere Maßnahmen dagegen ergreifen können. In der Rückschau würde er etwa seit seinem 7. Lebensjahr einen hohen Spiel- und Internetkonsum betreiben, zunächst mit dem Gameboy, später an der Konsole und dann am PC. Bis zum Abitur (Notendurchschnitt 1,7) waren seine Schulleistungen trotz des Spielens gut bis sehr gut.

Nun hätte sich die Situation zugespitzt; im Erstgespräch berichtet Herr R., dass ihm eigentlich fast alles egal sei, außer das Spielen am PC. Er wäre aktuell als Student im 4. Fachsemester eingeschrieben, hätte aber in den letzten 2–3 Semestern die Lehrveranstaltungen an der Universität gar nicht besucht, was er seinen Eltern verheimlicht hätte. An den Wochentagen würde er sich zwischen 12 und 14 h im Internet beschäftigen, und vor allem mit Computerspielen seine Zeit verbringen. Oft würde er bis tief in die Nacht hinein spielen und am nächsten Tag erst nachmittags aufstehen. Andere Freizeitbeschäftigungen, wie Sport treiben oder Ausgehen hätte Herr R. »früher ausprobiert«, letztlich mache ihm aber nichts so sehr Spaß, wie das Computerspielen. Schon oft hätte er sich vorgenommen, mit dem Spielen aufzuhören und den Internetkonsum zu reduzieren – gelungen sei ihm das – außer in seltenen Fällen, wie z. B. im Urlaub – bisher nicht. Außerhalb des Internets betreibe er daher auch keine weiteren Freizeitaktivitäten. Herr R. wohne in einer eigenen Wohnung, die er in den letzten 6 Monaten nur für die nötigsten Erledigungen verlassen hätte, um sich rasch wieder an den PC setzen zu können. Die Miete und ein kleines Taschengeld zum Leben würden die Eltern von Herrn R. in dem Glauben zahlen, dass er fleißig studiere. In der Wohnung, die er seit etwa 2 Jahren bewohne, wären auch noch nie Freunde oder Bekannte vorbeigekommen. Freunde seien fast ausschließlich »Online-Bekanntschaften«, wie er selber feststellt. In Momenten, wo Herr R. sich nicht mit dem Spielen ablenken würde, würden sich

Schuldgefühle mit Einsamkeitsgefühlen abwechseln, die ihn lähmen würden und letztlich wieder zum PC-Spielen führen.

Herr R. wurde im Rahmen einer ambulanten Gruppentherapie mit begleitenden Einzelsitzungen für internetsüchtige Patienten über den Zeitraum von 20 Wochen psychotherapeutisch behandelt und konnte die Therapie abstinent vom Problemverhalten beenden. Im Rahmen der Psychotherapie erlernte er auslösende und aufrechterhaltende Bedingungen seines computerspielsüchtigen Verhaltens besser wahrzunehmen und suchtgefährdende Situationen zu identifizieren. So identifizierte Herr R. für sich Einsamkeit und wenig soziale Außenkontrolle als typischen Reiz, der Suchtverhalten auslöste. Im Rahmen einer Expositionstherapieübung am Laptop in der Klinik in Begleitung des Therapeuten gelang es Herrn R., Spielverlangen wahrzunehmen und erfolgreich die Reduktion des Spieldrucks während der Expositionsbehandlung mit Reaktionsverhinderung zu registrieren. Im Verlauf konnten mögliche Rückfallsituationen (erneuter Misserfolg im Studium) identifiziert werden und ein Notfallplan erstellt werden. Ebenso gelang es ihm, automatische Gedanken, die zum Computerspielverhalten häufig führen, zu identifizieren. Klärungsorientiert wurde seine Biografie mit Gründen für den frühen Medienkonsum besprochen und handlungsorientiert Alternativverhalten zum PC-Spiel entwickelt (z. B. Sport, Marathonlauf, aktive Erweiterung des Freundeskreises). Herr R. beendete die ambulante Gruppentherapie mit dem Ziel, seine Zwischenprüfung zu erlangen und abstinent vom Computerspiel zu leben.

9.2.1 Evidenzbasierte Behandlungsansätze bei Internet- und Computerspielsucht – Ergebnisse der internationalen Forschungsliteratur

In einem Übersichtsartikel unternahmen King et al. (2011) den Versuch, mittels CONSORT (Consolidating Standards of Reporting Trials) die Qualität verschiedener bisher publizierter klinischer Studien zu pharmakologischen oder psychologischen Behandlungsverfahren der Internetsucht hinsichtlich der unterschiedlichen Definitionen, der Studiendesigns, Behandlungsmöglichkeiten, Stichproben, Ergebnisse und Follow-ups zu vergleichen, mit dem Ziel, die zukünftige Forschung auf diesem Gebiet zu verbessern. In den untersuchten 8 Studien variieren die diagnostischen Maße, die zur Klassifikation der Internetsucht herangezogen wurden. Nur eine der bislang vorliegenden und hier verglichenen Studien erfüllte die Standards einer randomisiert kontrollierten klinischen Studie. In der bisherigen Forschung wurden vor allem Prä-/Post-Designs mit mindestens einer Behandlungs- und einer Kontrollgruppe eingesetzt, während 4 Studien sogar nur eine Behandlungsgruppe einsetzten und dabei auf Randomisierung oder Verblindung komplett verzichteten. Daten bezüglich Rekrutierung oder Behandlungsprozedere wurden von den wenigsten Studien beschrieben, ebenso fehlte die genaue Beschreibung von Stichprobenumfängen oder objektiven Diagnosemaßen zur Internetnutzung der behandelten Personen. Die meisten Studien wandten eine psychologische Therapieform an: 3 Studien nutzten die kognitive Verhaltenstherapie, inklusive derjenigen, welche eine Kombination verschiedener Therapieformen einsetzten. Ein Konsistenzmangel war in allen Studien bezüglich der pharmakologischen oder psychotherapeutischen Behandlungsdosen oder der Behandlungsdauer sichtbar. Im Einzelnen wurden folgende Studien zu psychologischen Interventionen der Internet- und Computerspielsucht systematisch untersucht und verglichen:

Du et al. (2010) untersuchte in einer kontrollierten randomisierten Studie die Effekte einer Gruppentherapie mit 8 Sitzungen kognitiver Verhaltenstherapie an 56 Personen im Alter von 12–17 Jahren. Die Diagnose erfolgte über Beard's Diagnostik Questionnaire (Beard u. Wolf 2001). Zu 3 Messzeitpunkten (u. a. ein 6-monatiges Follow-up) wurden Daten in Bezug auf Internetnutzung, Zeitmanagement und kognitive, emotionale und Verhaltensmessungen erhoben. Im Ergebnis der Studie konnte kein signifikanter Unterschied zwischen der Behandlungsgruppe und der Kontrollgruppe festgestellt werden, wobei es in der Behandlungsgruppe zu Verbesserungen im Zeitmanagement und zu verbesserten kognitiven, emotionalen und Verhal-

tenssymptomen kam (erfasst über den Strengths and Difficulties Questionnaire, SDQ; Goodmann 1997).

Young (2007) untersuchte an 114 Patienten die Wirkung einer kognitiven Verhaltenstherapie. Die Diagnose erfolgte mittels Internet Addiction Test (IAT; Young et al. 1998). Die Therapie umfasste 12 Sitzungen, insgesamt wurden zu 4 Zeitpunkten Daten erhoben (Sitzung 3, 8, 12 und nach 6 Monaten). In den Visiten wurden Motivation, Online-Zeitmanagement, Verbesserung sozialer Beziehungen, sexuelle Funktionsfähigkeit, Offline-Aktivitäten sowie Verzicht von problematischen Anwendungen am PC und im Internet erfasst. Diese Arbeit limitieren vor allem eine fehlende Kontrollbedingung, der fehlende Verweis und die detaillierte Beschreibung der Intervention sowie der fehlende Einsatz wissenschaftlich valider Instrumente zur Erfassung der psychischen Symptomatik. Als Ergebnis der Studie stellt die Autorin fest, dass die Klienten ab der 8. Sitzung fähig waren, ihre aktuellen Probleme zu bearbeiten. Das verbesserte Symptommanagement hielt bis zum letzten Messzeitpunkt an. Insgesamt wurde eine Verbesserung der allgemeinen Symptome konstatiert – ohne jedoch auf wissenschaftlich abgesicherte Kennwerte zur psychischen Symptomatik zu verweisen. Eine weitere Form der Intervention bei Internetsucht wurde von Kim (2008) mittels der Wirksamkeitsanalyse eines Gruppenberatungsprogramms untersucht. Die Autoren verglichen den Effekt eines 5-wöchigen Reality-Trainings (R/T) bei Patienten mit Internetsucht gegen eine Gruppe von Patienten mit vergleichbarer Störungsausprägung, die keine Intervention erhielt. Die teilnehmenden Patienten (n = 25) wurden randomisiert auf die Behandlungsgruppe (n = 13) und die Kontrollgruppe (n = 12), zugeteilt. Die Diagnose der Internetsucht erfolgte über die Korean Internet Addiction Scale (KADO 2004). Des Weiteren wurde der Coopersmith's Self-Esteem Inventory (Coopersmith 1981) erhoben. Die Autoren konnten mittels varianzanalytischer Methodik signifikante Unterschiede zwischen der Kontroll- und der Behandlungsgruppe im Sinne der gewünschten Behandlung auch auf der Ebene der Subskalen nachweisen. Orzack et al. (2006) untersuchte eine Gruppentherapie bei männlichen Patienten (n = 35) im Alter zwischen 26 und 59

Jahren mit problematischem »internetbasiertem« sexuellem Verhalten. Die angewandte Therapie dauerte 16 Wochen und war eine Kombination aus dem Ansatz »Readiness to Change«, kognitiver Verhaltenstherapie und Motivational Interviewing (Miller u. Rollnick 1999). Erhoben wurde ein von Orzack entwickelter Fragebogen zur Abbildung der Zeitintensität, die Behavioral and Symptom Identification Scale (BASIS-32) und der BDI (Beck Depression Inventory; Beck et al. 1961) zur Erfassung depressiver Symptome. Im Ergebnis wurden eine gesteigerte Lebensqualität und eine Senkung der depressiven Symptome festgestellt. Die problematische Computernutzung wurde jedoch in der Behandlungsgruppe nicht reduziert. Ein mehrstufiges Beratungsprogramm für junge Menschen (n = 59) mit Internetsucht (11–18 Jahre) wurde von Shek et al. (2009) untersucht. Der Einsatz des Beratungsprogramms erfolgte zwischen 15 und 19 Monaten. Die problematische Internetnutzung wurde mittels der Chinese Internet Addiction Scale (Huang et al. 2007) erfasst; depressive Symptome wurden über den BDI (Beck et al. 1961) erhoben. Das Prä-/Post-Design zeigte, dass die Internetsuchtprobleme nach Eintritt in das Programm reduziert wurden; eine signifikante Reduktion nach Abschluss des Programms konnte nicht beobachtet werden. In einer Studie von Su et al. (2011) wurde die Wirksamkeit eines Selbsthilfeprogramms, des Healthy Online Self-Helping Center (HOSHC) an 65 Studenten, die als problematische Internetnutzer klassifiziert wurden, untersucht. Die Patienten wurden randomisiert in 4 Gruppen eingeteilt: Eine Gruppe nahm im Labor an dem HOSC-Programm teil, eine weitere im normalen häuslichen Umfeld, die 3. Gruppe absolvierte ein nichtinteraktives Programm und die 4. Gruppe erhielt keine Intervention. Zu den 2 Messzeitpunkten (vor der Intervention und nach einem Monat) wurden per Fragebogen beispielsweise die Online-Nutzungszeit in Stunden pro Woche, die Online-Zufriedenheit und der Young's Diagnostic Questionnaire erhoben. Die Ergebnisse zeigten, dass sowohl unter Laborbedingungen, als auch im natürlichen Umfeld die Online-Stunden und die Online-Zufriedenheit reduziert werden konnten und der Score des Young's Diagnostic Questionnaire sank. Ähnliche Veränderungen konnten durch das nichtinteraktive Programm erzielt wer-

den, wohingegen die Gruppe ohne Intervention auf dem Anfangsniveau in den berichteten Variablen verblieb.

9.2.2 Psychotherapie bei Internet- und Computerspielsucht – das Versorgungsangebot in Deutschland

Als eine Bestandsaufnahme der spezifischen Beratungs- und Behandlungsangebote für Internetsucht in Deutschland führten Petersen und Thomasius (2010) eine 3-stufige Studie durch. Die initiative Breitenbefragung von 138 Versorgungseinrichtungen zu Zugang und Angebotsstruktur ergab, dass Ambulanzen im Vergleich zu Kliniken und Beratungsstellen den Großteil des Behandlungsangebotes tragen. Dies zeigte sich sowohl an der Anzahl der Einrichtungen, der behandelten Klienten als auch der Behandlungseinheiten pro Klient. Dabei dominierten verhaltenstherapeutische und systemische Interventionsansätze. Für die anschließende Tiefenbefragung wurden 22 Einrichtungen anhand »Good-practice-Kriterien« ausgewählt. Dabei zeigte sich, dass in der versorgenden Praxis weiterhin unterschiedliche Störungsverständnisse vorherrschen, woraus heterogene Verfahrensweisen in Diagnostik und Intervention folgen. Neben der Tatsache, dass sich qualifizierte ambulante Behandlungsstrukturen derzeit noch im Aufbau befinden, kommt erschwerend hinzu, dass aufgrund der weiterhin unbefriedigenden diagnostischen Einordnung in den Bereich der Impulskontrollstörungen (ICD-10: F63.8) eine Kassenfinanzierung der ambulanten Behandlung häufig nicht erfolgt. Ausgenommen hiervon sind Maßnahmen, deren wesentlicher Fokus sich auf die Behandlung komorbider Begleiterkrankungen wie beispielsweise Depressivität, Ängstlichkeit oder Selbstunsicherheit richtet (Peukert et al. 2011). Derzeit werden in wenigen universitären Spezialambulanzen (z. B. in Tübingen, Mannheim und Mainz) Behandlungen im Gruppensetting angeboten. Als besonders wirksam haben sich in der bisherigen klinischen Erfahrung und unter Berücksichtigung der Ergebnisse der Studie von King et al. (2011) kognitv-behaviorale Psychotherapieverfahren herausgestellt, die auf die Förderung der intrinsischen Motivation zur Reduktion von Online-Zeiten fokussieren.

Hauptziele der Behandlung der Internet- und Computerspielsucht sind daher:

- Abstinenz vom problematischem Verhalten bzw. die Reduzierung der Online-Zeiten auf ein normales Maß
- Wiedererlernen von alternativen Verhaltensweisen, wie z. B. durch die Online-Nutzung vernachlässigte Aktivitäten bzw. Hobbys. Dazu zählt ebenso die (Wieder-)Aufnahme (realer) sozialer Kontakte, die schon allein durch die Therapieform des Gruppensettings deutlich befördert wird
- Reduktion von psychiatrischer Begleitsymptomatik
- Klärungsorientierter Erkenntnisgewinn der individuellen Störungsgenese

Die Therapie setzt auf die Kombination von einzel- und gruppentherapeutischen Sitzungen im ambulanten Setting, da die Konfrontation mit den häuslichen Lebensbedingungen und auch das Erleben von Misserfolgserlebnissen (wie z. B. Rückfälle) direkt in den therapeutischen Prozess mit einbezogen werden können. Das Gruppensetting bietet sich dabei als Therapieform besonders an, da gerade der Austausch der Betroffenen untereinander die Chance bietet, am Modell des Anderen zu lernen und Rückhalt in der Gruppe zu finden. Die Entscheidung, (wieder und wieder) stundenlang das Internet zu nutzen oder zu spielen, ist für die Betroffenen von teilweise nicht sofort erkennbaren gedanklichen und emotionalen (also auch vor- bzw. unbewussten) Prozessen beeinflusst. In der individuellen Beobachtung des Spielverhaltens der Patienten soll anhand bestimmter Spielsequenzen herausgearbeitet werden, welche Prozesse an der Entscheidung, das Spiel fortwährend aufzusuchen, beteiligt sind (Wölfling et al. 2008). Die Exposition der Patienten mit ihrem Avatar aus dem bevorzugten Online-Spiel gehört zu den wirksamen Methoden im Rahmen der Verhaltenstherapie. Der Avatar, der für den Patienten stellvertretend das Online-Universum auf virtuellen Streifzügen durchzog, tritt nun zum ersten Mal in die therapeutische Realität (physikalisch, hier als Farbausdruck) und muss sich durch die Mitpatienten bewerten oder auch bewundern lassen. Dies ist zumeist ein hoch emotionaler Moment für den Patienten. Die Aufgabe für die Patienten liegt nun darin, in einer Art Nachbewertung der meist über Jahre andauernden exzessiven Spielzeiten herauszuarbeiten, welche Eigenschaften des Avatars aus aktueller Sicht negativ bewertet und in der virtuellen Welt zurückgelassen werden und welche positiv in das reale Lebensbild des Patienten mit einbezogen werden können. Um auf Abstand vom Sog des Online-Universums gehen zu können und damit eine Computerspielabstinenz zu erreichen, ist es notwendig, sich von der Spielgemeinschaft und der Dynamik des Spiellaufes klar zu distanzieren. Oft ist es sehr schmerzhaft für den Patienten das liebgewonnene »zweite Ich« zu verlassen bzw. sich von seinem Avatar zu verabschieden. Zuviel Zeit, Vorstellungen, Geduld, Wünsche und Erfahrungen mit den anderen virtuellen Spielpartnern stecken in der Figur des Avatars. Die Variablen, die die abstinenten Patienten als besonders wirksam beschreiben, sind sowohl der Rückhalt in der Therapiegruppe als auch die wieder neu aufgenommenen realen sozialen Kontakte. Mit dem Zusammenspiel von Selbstreflektion, wieder entdeckter Körperlichkeit, direktem sozialem und emotionalem Feedback sowie neu erlernten Stressbewältigungsmechanismen sind die Chancen hoch, den Therapieerfolg über das therapeutische Setting hinaus aufrecht zu erhalten. Im Rahmen einer multizentrischen randomisiert-kontrollierten Behandlungsstudie werden die oben genannten und weitere ergänzende verhaltenstherapeutische Module im Rahmen eines strukturierten Behandlungsmanuals (Wölfling et al. 2012) auf ihre Wirksamkeit hin überprüft (Jäger et al. 2012), wobei das Studiendesign die wesentlichen wissenschaftlichen Anforderungen an Behandlungsstudien, die zur Evaluation von Psychotherapieverfahren postuliert werden, berücksichtigt.

Für den Bereich der stationären Versorgung bieten bisher nur wenige Kliniken Spezialangebote für computerspiel-/internetabhängige Personen an. Die Behandlungen finden in der Regel mehrwöchig in Rehabilitationskliniken statt, die Beantragung hierfür erfolgt über die zuständige Suchtberatungsstelle des Landkreises bzw. kirchliche Träger beim Rentenversicherungsträger. Nach einer Untersuchung von Schuhler et al. (2012) an 400 Patienten zweier Rehabilitationskliniken, zeigt sich »pathologischer PC-/Internetgebrauch« als ein eigenständiges Störungsbild, das sich von stoffgebundenen Abhängigkeitserkrankungen und von Patienten mit pathologischem Glücksspielen und anderen psychischen Störungen deutlich unterscheidet. Die Autoren stellen heraus, dass Patienten mit pathologischem PC-/Internetgebrauch vor allem Defizite bei der offensiven Problembewältigung, Erfolgserleben im Beruf und der allgemeinen Lebenszufriedenheit zeigten (Schuhler et al. 2012). Analog zu den Empfehlungen zum pathologischen Glücksspiel und zu den stoffgebundenen Abhängigkeitserkrankungen ist eine stationäre psychotherapeutische Behandlung einer ambulanten Behandlung immer dann vorzuziehen, wenn sich Betroffene im Rahmen des ambulanten Behandlungskontextes nicht als abstinenzfähig erweisen bzw. die Störung mit erheblichen psychosozialen Beeinträchtigung (Arbeitsplatzverlust, schwerwiegende soziale Konflikte etc.) einhergeht (Peukert et al. 2011).

9.2.3 Psychopharmakotherapie bei Internet- und Computerspielsucht

King et al. (2011) stellen in ihrem Übersichtsartikel neben den genannten vorwiegend psychotherapeutischen Behandlungsverfahren auch die beiden derzeit einzigen publizierten Studien zur pharmakologischen Behandlung von Internetsucht vor: Han et al. (2009) untersuchten an 62 diagnostizierten Kindern im Alter von 8–12 Jahren, die an einer Aufmerksamkeitsdefizit-/Hyperaktivitätsstörung (ADHS) in Kombination mit Internetabhängigkeit litten, die Wirkung von Methylphenidat (18 mg/Tag) auf das exzessive Internetverhalten. Die Diagnose erfolgte über die koreanische Version des Internet Addiction Tests (YIAS-K-Score ≥50) unter den Ausschlusskriterien von früheren psychischen Behandlungen, IQ <70, Substanzkonsum, Befindlichkeits-/Angststörung und Entwicklungsstörungen – und es gab keine Kontrollgruppe. Nach 8 Wochen wurden Internetabhängigkeit, Internetnutzung und ADHS-Symptome erhoben. Es konnte eine Reduktion des YIAS-K-Scores sowie der Internetnutzung beobachtet werden. Nach

der Intervention wurde die Verbesserung der klinischen Symptome und der visuellen Aufmerksamkeit festgestellt, was mit einer reduzierten Schwere der Nutzung von Internet-Videogames assoziiert wird.

In einer zweiten pharmakologischen Studie, ebenfalls von Han et al. (2010), wurde die Wirkung von Bupropion (Dopamin- und Norepinephrine-Wiederaufnahmehemmer) untersucht. Dabei wurde 19 Patienten (im Alter von 17–29 Jahren) über 6 Wochen Bupropion verabreicht. Die Diagnose erfolgte über den YIAS-K-Score (≥50) und adaptierte DSM-IV-Kriterien für Substanzmissbrauch. Ausschlusskriterien waren vorhergehende oder aktuelle psychische Störungen, Substanzstörung, neurologische oder medizinische Erkrankungen. Verglichen wurden die Effekte der Bupropiongabe auf die Behandlungsgruppe mit einer unbehandelten Kontrollgruppe in Bezug auf den YIAS-K-Score und die reizinduzierte Gehirnaktivität, die mittels funktioneller Magnetresonanztomografie (fMRT) erfasst wurde. Nach 6 Wochen Bupropionbehandlung gingen in der Versuchsgruppe der Drang nach Internet-Videogames, die Spielzeit und die reizinduzierte Gehirnaktivität im dorsolateralen Präfrontalkortex zurück. Zusammenfassend postulieren die Autoren einen Rückgang von maladaptivem Verhalten.

Zusammenfassend lässt sich feststellen, dass die Behandlung der Internet- und Computerspielsucht aktuell in Deutschland noch mit einem Versorgungsengpass und dem Mangel empirischer Daten zur Effektivität der therapeutischen Behandlungen assoziiert ist. Die in 2013 vorgenommene Einordnung des Konstruktes Internetspielsucht in das DSM-5 als Forschungsdiagnose schafft wichtige konzeptuelle Voraussetzungen für systematische Forschung zur Genese und Therapie dieses zunehmend verbreiteten Symptomkomplexes.

Literatur

Beard KW, Wolf EM (2001) Modification in the proposed diagnostic criteria for Internet addiction. Cyberpsychol Behav 4(3): 377–383

Beck AT, Ward C, Mendelson M (1961) Beck Depression Inventory (BDI). Arch Gen Psychiatry 4 (6): 561–571

Bergler E (1957) Psychology of gambling. Hill & Wang, New York

Bischof A, Meyer C, Bischof G et al. (2012) Inanspruchnahme von Hilfen bei Pathologischem Glücksspielen: Befunde der PAGE-Studie. Sucht: 58: 369–377

Black DW, Arndt S, Coryell WH et al. (2007a) Bupropion in the treatment of pathological gambling: a randomized, double-blind, placebo-controlled, flexible-dose study. J Clin Psychopharmacol 27: 143–150

Black DW, Shaw M, Forbush KT, Allen J (2007b) An open-label trial of escitalopram in the treatment of pathological gambling. Clin Neuropharmacol 30: 206–212

Black DW, Shaw MC, Allen J (2008) Extended release carbamazepine in the treatment of pathological gambling: an open-label study. Prog Neuropsychopharmacol Biol Psychiatry 32: 1191–1194

Blackmore SJ (1993) Dying to live: science and the near-death experience. Grafton, London

Blanco C, Petkova E, Ibanez A, Saiz-Ruiz J (2002) A pilot placebo-controlled study of fluvoxamine for pathological gambling. Ann Clin Psychiatry 14: 9–15

Blanco C, Potenza MN, Kim SW et al. (2009) A pilot study of impulsivity and compulsivity in pathological gambling. Psychiatry Res 167: 161–168

Blaszczynski A, Steel Z, McConaghy N (1997) Impulsivity in pathological gambling: the antisocial impulsivist. Addiction 92: 75–87

Carlbring P, Jonsson J, Josephson H, Forsberg L (2010) Motivational interviewing versus cognitive behavioral group therapy in the treatment of problem and pathological gambling: a randomized controlled trial. Cogn Behav Ther 39: 92–103

Chambers R, Gullone E, Allen NB (2009) Mindful emotion regulation: An integrative review. Clin Psychol Rev 29: 560–572

Chase HW, Clark L (2010) Gambling severity predicts midbrain response to near-miss outcomes. J Neurosci 30: 6180–6187

Coopersmith SA (1981) Self-esteem inventories. Consulting Psychologists Press, Palo Alto CA

Dannon PN, Lowengrub K, Gonopolski Y et al. (2005a) Topiramate versus fluvoxamine in the treatment of pathological gambling: a randomized, blind-rater comparison study. Clin Neuropharmacol 28: 6–10

Dannon PN, Lowengrub K, Musin E et al. (2005b) Sustained-release bupropion versus naltrexone in the treatment of pathological gambling: a preliminary blind-rater study. J Clin Psychopharmacol 25: 593–596

Du Y, Jiang W, Vance A (2010) Longer term effect of randomized, controlled group cognitive behavioral therapy for Internet addiction in adolescent students in Shanghai. Australian New Zealand J Psychiatry 44: 129–134

Fong T, Kalechstein A, Bernhard B et al. (2008) A double-blind, placebo-controlled trial of olanzapine for the treatment of video poker pathological gamblers. Pharmacol Biochem Behav 89: 298–303

Görgen W, Hartmann R (2010) Spezifische Qualifizierung für die psychosoziale Beratung von Pathologischen Glücksspielern vor amb./stat. Behandlung. Abschlussbericht der wissenschaftlichen Begleitung. Modellprojekt des Bundesministeriums für Gesundheit (BMG) »Frühe Intervention beim Pathologischen Glücksspielen" im Auftrag der Deutschen Hauptstelle für Suchtfragen e.V. 2010

Goodmann R (1997) The Strengths and Difficulties Questionnaire: a research note. J Child Psychol Psychiatry 38: 581–586

Grant JE, Kim SW, Potenza MN et al. (2003) Paroxetine treatment of pathological gambling: a multi-centre randomized controlled trial. Int Clin Psychopharmacol 18: 243–249

Grant JE, Potenza MN, Hollander E et al. (2006) Multicenter investigation of the opioid antagonist nalmefene in the treatment of pathological gambling. Am J Psychiatry 163: 303–312

Grant JE, Kim SW, Odlaug BL (2007) N-acetyl cysteine, a glutamate-modulating agent, in the treatment of pathological gambling: a pilot study. Biol Psychiatry 62: 652–657

Grant JE, Kim SW, Hartman BK (2008) A double-blind, placebo-controlled study of the opiate antagonist naltrexone in the treatment of pathological gambling urges. J Clin Psychiatry 69: 783–789

Grant JE, Chamberlain SR, Odlaug BL et al. (2010a) Memantine shows promise in reducing gambling severity and cognitive inflexibility in pathological gambling: a pilot study. Psychopharmacol 212: 603–612

Grant JE, Odlaug BL, Potenza MN et al. (2010b) Nalmefene in the treatment of pathological gambling: multicentre, double-blind, placebo-controlled study. Br J Psychiatry 197: 330–331

Grawe K, Donati R, Bernauer F (1994) Psychotherapie im Wandel : von der Konfession zur Profession. Hogrefe, Göttingen

Grüsser SM, Albrecht U (2007) Rien ne va plus. Huber, Bern

Han DH, Lee YS, Na C et al. (2009) The effect of methylphenidate on Internet video game play in children with attention-deficit/hyperactivity disorder. Comprehensive Psychiatry: 251–256

Han DH, Hwang JW, Renshaw PF (2010) Bupropion sustained release treatment decreases craving for video games and cue-induced brain activity in patients with Internet video game addiction. Environment Clin Psychopharmacol 1: 297–304

Hollander E, DeCaria CM, Mari E et al. (1998) Short-term single-blind fluvoxamine treatment of pathological gambling. Am J Psychiatry 155: 1781–1783

Hollander E, DeCaria CM, Finkell JN et al. (2000) A randomized double-blind fluvoxamine/placebo crossover trial in pathologic gambling. Biol Psychiatry 47: 813–817

Huang Z, Wang M, Qian M et al. (2007) Chinese Internet Addiction Inventory: Developing a Measure of Problematic Internet Use for Chinese College Students. Cyber Psychol Behav 10(6): 805–812

Jäger S, Müller KW, Ruckes C et al. (2012) Effects of a manu-
alized Short-term Treatment of Internet and Computer
game Addiction (STICA): study protocol for a prospective randomised controlled multicentre trial. Trials 13: 43

Kim J (2008) The effect of a R/T group counselling program
on the Internet addiction level and self-esteem of
Internet addiction university students. Int J Reality Ther
17: 4–12

Kim SW, Grant JE, Adson DE, Shin YC (2001) Double-blind
naltrexone and placebo comparison study in the
treatment of pathological gambling. Biol Psychiatry 49:
914–921

King DL, Delfabbro PH, Griffiths MD et al. (2011) Assessing
clinical trials of Internet addiction treatment: A systematic review and CONSORT evaluation. Clin Psychol Rev
31(7): 1110–1116

KADO (2004) Korea Agency for Digital Opportunity & Promotion. K-Internet Addiction Scale (K-IAS).

Ladouceur R, Walker M (1996) A cognitiveperspective on
gambling. In: Sekovskis PM (ed) Trends in Cognitive
and Behavioural Therapies. Wiley & Sons, Chichester,
pp 89–98

Lahti T, Halme JT, Pankakoski M, Sinclair D, Alho H (2010)
Treatment of pathological gambling with naltrexone
pharmacotherapy and brief intervention: a pilot study.
Psychopharmacol Bull 43: 35–44

Larimer ME, Neighbors C, Lostutter TW et al. (2012) Brief
motivational feedback and cognitive behavioral
interventions for prevention of disordered gambling:
a randomized clinical trial. Addiction 107: 1148–1158

Lazarus RS (1991) Emotion and adaption. Oxford University
Press, New York Oxford

Lazarus RS, Launier R (1978) Stress-related transactions between person and environment. In: Pervin LA, Lewis M
(eds) Perspectives in international psychology. Plenum,
New York

Leibetseder M, Laireiter AR, Vierhäuser M, Hittenberger B
(2011) Die Wirksamkeit psychologischer und psycho-
pharmakologischer Interventionen bei pathologischem
Glücksspiel – eine Metaanalyse. Sucht 54: 275–285

Linehan MM (1993) Skills training manual for treatment of
borderline personality disorder. Guilford, New York

Linnet J, Peterson E, Doudet DJ, Gjedde A, Moller A (2010)
Dopamine release in ventral striatum of pathological
gamblers losing money. Acta Psychiatr Scand 122:
326–333

Linnet J, Moller A, Peterson E et al. (2011) Dopamine release
in ventral striatum during Iowa Gambling Task performance is associated with increased excitement levels in
pathological gambling. Addiction 106: 383–390

Matussek P (1953) Zur Psychodynamik des Glücksspielers.
Jahrbuch für Psychologie und Psychotherapie 2: 232–252

McElroy SL, Nelson EB, Welge JA et al. (2008) Olanzapine
in the treatment of pathological gambling: a negative
randomized placebo-controlled trial. J Clin Psychiatry
69: 433–440

Meichenbaum DH (1991) Interventionen bei Stress. Anwendung und Wirkung des Stressimpfungstrainings.
Huber, Bern

Miller WR, Rollnick S (1999) Motivierende Gesprächsführung.
Ein Konzept zur Beratung von Menschen mit Suchtpro-
blemen. Lambertus, Freiburg

Orzack MH, Voluse AC, Wolf D et al. (2006) An ongoing study
of group treatment form men involved in problematic
Internet–enabled sexual behavior. Cyber Psychol Behav
9: 348–360

Pallanti S, Quercioli L, Sood E, Hollander E (2002a) Lithium
and valproate treatment of pathological gambling:
a randomized single–blind study. J Clin Psychiatry 63:
559–564

Pallanti S, Baldini RN, Sood E, Hollander E (2002b) Nefazo-
done treatment of pathological gambling: a prospective open-label controlled trial. J Clin Psychiatry 63:
1034–1039

Petersen KU, Thomasius R (2010) Beratungs- und Behandlungsangebote zum pathologischen Internetgebrauch
in Deutschland. Endbericht an das Bundesministerium
für Gesundheit (BMG). In: Deutsches Zentrum für Suchtfragen des Kindes- und Jugendalters (DZSKJ)

Petry J, Jahrreiss R (1999) Stationäre medizinische Rehabilitation von »Pathologischen Glücksspielern": Differenzialdiagnostik und Behandlungsindikation. Deutsche
Rentenversicherung 4/99: 196–218

Petry J, Bensel W (2004) Pathologisches Glücksspielen:
Behandlungskonzept der Psychosomatischen Fach-
klinik Münchwies. Münchwieser Hefte 1: AHG Klinik
Münchwies

Peukert P, Wölfling K, Bilke O et al. (2011) Computerspiel- und
Internetabhängigkeit. In: Batra A, Bilke-Hentsch O
(Hrsg) Praxisbuch Sucht. Therapie der Suchterkran-
kungen im Jugend- und Erwachsenenalter. Thieme,
Stuttgart, S 220–227

Saiz-Ruiz J, Blanco C, Ibanez A et al. (2005) Sertraline treatment of pathological gambling: a pilot study. J Clin
Psychiatry 66: 28–33

Schuhler P, Sobottka B, Vogelgesang M et al. (2012) Pathologischer PC-/Internet-Gebrauch bei Patient/Innen der
stationären psychosomatischen und Suchtrehabilitation. AHG Klinik Münchwies. ► http://www.ahg.de/
AHG/Standorte/Schweriner_See/Klinik/Pathologischer_
PC-_Internet-Gebrauch/Projektbericht_Path_PC_07_12.
pdf. Zugegriffen: 27. Juni 2014

Shek DT, Tang VM, Lo CY (2009) Evaluation of an Internet
addiction treatment program for Chinese adolescents
in Hong Kong. Adolescence 44(174): 359–373

Steel Z, Blaszczynski A (1998) Impulsivity, personality disorders and pathological gambling severity. Addiction 93:
895–905

Su W, Fang X, Miller JK et al. (2011) Internet-based intervention for the treatment of online addiction for college
students in China: a pilot study of the Healthy Online
Self-Helping Center Cyberpsychology. Cyberpsychol
Behav Soc Netw 14(9): 497–503

van den Brink W (2012) Evidence-based pharmacological treatment of substance use disorders and pathological gambling. Curr Drug Abuse Rev 5: 3–31

Vent P (1999) Spielsucht als Affektregulation. Klett-Cotta, Stuttgart

Wölfling K, Müller KW (2008) Phänomenologie, Forschung und erste therapeutische Implikationen zum Störungsbild Computerspielsucht. Psychotherapeutenjournal 7: 128–133

Wölfling K, Jo C, Bengesser I et al. (2012) Computerspiel- und Internetsucht. Ein kognitiv-behaviorales Behandlungsmanual. Kohlhammer, Stuttgart

Xian H, Shah KR, Phillips SM et al. (2008) Association of cognitive distortions with problem and pathological gambling in adult male twins. Psychiatry Res 160: 300–307

Young KS, Rogers RC (1998) The relationship between depression and Internet addiction. Cyber Psychol Behav 1(1): 25–28

Young KS (2007) Cognitive behavior therapy with Internet addicts: Treatment outcomes and implications. Cyber Psychol Behav 10: 671–679

Zimmerman M, Breen RB, Posternak MA (2002) An open-label study of citalopram in the treatment of pathological gambling. J Clin Psychiatry 63: 44–48

Glücksspiel regulieren: Was wirkt und warum?

M. Adams, I. C. Fiedler

10.1   Einleitung

Glücksspiele weisen ein Suchtpotenzial auf. Die Betroffenen erleiden schwere persönliche Schicksale und ihr Umfeld sowie die gesamte Gesellschaft sind durch verschiedene Formen der sozialen Kosten negativ betroffen (Adams u. Fiedler 2014). Die Prävention von Spielsucht und damit die Verringerung der Prävalenz von Spielproblemen senken die sozialen Kosten und können auf diese Weise die gesamtgesellschaftliche Wohlfahrt steigern.

Prävention ist 3-stufig (Williams et al. 2007): Primäre Prävention soll verhindern, dass Individuen Spielprobleme entwickeln, und ist auf die gesamte Bevölkerung ausgerichtet. Sekundäre Prävention fokussiert die Entwicklung von Spielproblemen bei Individuen, die ein erhöhtes Risiko der Entwicklung einer Spielsucht aufweisen. Tertiäre Prävention ist darauf ausgerichtet, das weitere Spielen von Personen, die bereits Spielprobleme aufweisen, zu vermindern. Alle Stufen zielen darauf ab, in der Zukunft möglicherweise auftretende Schäden zu verhindern. Präventionmaßnahmen lassen sich aber auch nach ihrer Vorgehensweise kategorisieren. Zum einen gibt es die Verhaltensprävention, die darauf ausgerichtet ist, den Personen Wissen zu vermitteln, Einstellungen und Glauben zu verändern und Fähigkeiten zu entwickeln, um das Individuum vor problematischem Spielen zu bewahren (Williams et al. 2007, ▶ Kap. 12). Andere Präventionsmaßnahmen lassen sich als Verhältnisprävention klassifizieren (▶ Kap. 11). Sie sind darauf ausgerichtet, das Umfeld der Menschen so zu verändern, dass problematisches Glücksspiel eingedämmt wird. In diesem Aufsatz geht es um die Aspekte der Verhältnisprävention von Glücksspielen.

Die Verhältnisprävention fußt auf drei Säulen (◘ Abb. 10.1):

- Verfügbarkeitseinschränkung
- Preiserhöhung durch Lenkungsabgaben
- Änderung der Produkteigenschaften.

Alle drei Maßnahmen führen über einen Nachfragerückgang und ein vermindertes Suchtpotenzial der einzelnen Glücksspielprodukte zur Spielsuchtprävention und damit einer geringeren Problemprävalenz. Verfügbarkeit kann allgemein als die Möglichkeit eines Individuums verstanden werden, ein

Gut nutzen zu können. Die Verfügbarkeit stellt somit eine Voraussetzung für den Suchtmittelkonsum und damit auch für die Prävalenz von Sucht dar. Verkürzt gesagt, kann ohne verfügbare Suchtmittel kein Konsum stattfinden und somit auch kein Suchtverhalten und keine Sucht entstehen. Eine Preiserhöhung durch Lenkungsabgaben führt vor allem aufgrund der Verminderung der Nachfrage nach Glücksspielen zu einer Prävention der Glücksspielsucht. Die Änderung der Produkteigenschaften sind Regelungen über die Art des Glücksspiels. Ihre präventive Wirkung entfalten sie maßgeblich über die Reduzierung des Suchtpotenzials des jeweiligen Glücksspiels.

Die Verhältnisprävention liegt in den Händen des Gesetzgebers. Sie wird legitimiert durch die Fürsorgepflicht des Staates für die Gesundheit und das Wohlergehen der Bürger und die begrenzte Einsicht von Spielern in ihre eigene Gefährdung. Ihr großer Vorteil liegt in den geringen Umsetzungskosten. Im Falle von Lenkungsabgaben können sogar Einnahmen für den Staat abfallen.

10.2   Verfügbarkeitsbeschränkung

Die Verfügbarkeit eines Glücksspiels ist notwendige Voraussetzung für seine Schädlichkeit. Ist es nicht verfügbar, so kann auch kein Schaden entstehen. Verfügbarkeit wird oftmals unterschiedlich definiert und ist nur schwer zu messen. Neben der Entfernung zum Veranstaltungsort können ökonomische, soziale, kulturelle oder gesetzliche Faktoren die Verfügbarkeit definieren (Abbott 2007).

Die Verfügbarkeit beurteilt die Marktsituation eines Gutes aus dem Blickwinkel der Nachfrage des Konsumenten und ist daher aus Sicht der Nachfrager zu operationalisieren. Sie lässt sich unterteilen in

- Transaktionskosten und
- Informationslage.

Transaktionskosten beschreiben den Beschaffungsaufwand sowie die Konsum- und Griffnähe eines Spiels. Die Informationsdimension beinhaltet die bei den Nachfragern vorhandenen Informationen über das Gut sowie dessen Markt. Veränderungen dieser Dimensionen bewirken eine Veränderung

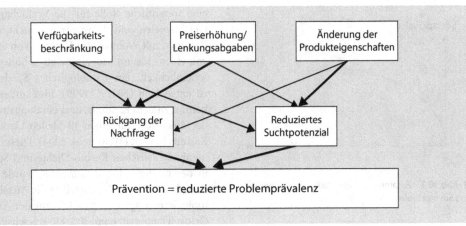

◘ Abb. 10.1   Die 3 Säulen der Verhältnisprävention

der Verfügbarkeit. Je geringer die Transaktionskosten und je besser die Informationslage, desto höher ist die Verfügbarkeit. Umgekehrt verringert sich die Verfügbarkeit mit steigenden Transaktionskosten sowie sinkendem Informationsstand.

Unumstritten hängen Verfügbarkeit und Umsatz eines Glücksspiels positiv miteinander zusammen. Je größer die Verfügbarkeit, umso höher sind die gesamten Spieleinsätze der Bevölkerung (Abbott 2007). Zwischen Verfügbarkeit und pathologischem Glücksspiel ist der Zusammenhang ebenfalls positiv[1].

So besteht eine starke Korrelation von Verfügbarkeit von Glücksspielen und der Spielsuchtprävalenz (z. B. Lester 1994, Shaffer 2004, Welte et al. 2004). Beispielsweise hat sich nach der starken Ausdehnung des legalen Glücksspiels in den USA in den 1980er und 1990er Jahren die Anzahl der problematischen und pathologischen Spieler signifikant erhöht (NRC 1999, Shaffer et al. 1997). Der positive Zusammenhang zwischen Verfügbarkeit und Spielproblemen ist von hoher Relevanz für den Gesetzgeber, da dieser die Verfügbarkeit über Maßnahmen der Verhältnisprävention steuern kann.

Ein Grund für den positiven Zusammenhang zwischen Verfügbarkeit und Problemprävalenz liegt darin, dass die Verbreitung eines Spiels das Risikobewusstsein für das Produkt senkt (Fiedler 2015). Eine größere Verfügbarkeit von Glücksspielen führt daher zu verstärkter Glücksspielteilnahme und entsprechend vermehrtem problematischen Spielen (Petry 2005, Abbott 2007, NGISC 1999). Entsprechend ist die Verfügbarkeit eines Glücksspiels auch ein entscheidendes Beurteilungskriterium für das von Glücksspielen ausgehende Gefährdungspotenzial (Fiedler 2008).

Der Effekt zwischen Verfügbarkeit von Glücksspielen und Suchtprävalenz ist nicht linear (Shaffer 2004). Sobald ein kritischer Wert an Verfügbarkeit überschritten wird, nimmt der marginale Zusammenhang zwischen Verfügbarkeit von Glücksspielen und Spielproblemen ab (Productivity Commission 2010). Nach einer Verfügbarkeitsausweitung steigt zunächst die Anzahl der Problemspieler stark an, stabilisiert sich jedoch im Zeitablauf und nimmt letztlich nur noch in geringem Ausmaß zu (Williams et al. 2007, Petry 2005). Diese Sättigungshypothese lässt sich dadurch erklären, dass bei einer Ausweitung des Angebots zwar neue Spieler angesprochen werden, aber diese ein geringeres persönliches Gefährdungspotenzial mitbringen als die bereits existierenden Spieler. ◘ Abb. 10.2 zeigt diesen Zusammenhang vereinfacht auf.

Diese These bestätigt Abbott empirisch. Er zeigt anhand der Daten einer australischen Studie für

---

1   (Die Herausbildung einer Spielsucht bei einer Vielzahl australischer Frauen nach der Einführung von Geldspielautomaten sei »der stärkste Beleg für einen Zusammenhang zwischen Spielsucht und der Verfügbarkeit von Spielautomaten« (Productivity Commission 1999, S. 8.22)).

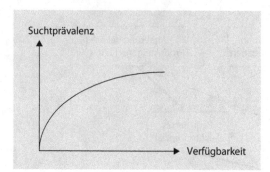

Abb. 10.2 Zusammenhang zwischen Verfügbarkeit und Suchtprävalenz

1998 (Productivity Commission 1999), dass die Prävalenz von pathologischem Glücksspiel zwar mit steigender Verfügbarkeit von Geldspielautomaten ansteigt, dieser Effekt jedoch ab einer Verfügbarkeit von 6–10 Maschinen pro 1000 erwachsenen Einwohnern und durchschnittlichen Ausgaben pro Erwachsenen von 200 AUS\$ abnimmt (Abbott 2007). Es gibt demnach einen Punkt, ab dem durch gesteigerte Verfügbarkeit keine pathologischen Spieler mehr hinzukommen, da bereits alle mit entsprechender Prädisposition »eingefangen« wurden. Allerdings ist hier Verfügbarkeit ausschließlich über die Anzahl der Automaten im Verhältnis zur erwachsenen Bevölkerung operationalisiert. Es ist durchaus möglich, dass sich diese Größe auf andere Variablen wie z. B. den Preis auswirkt und der gemessene Effekt daher verzerrt ist.

Eine Erhöhung der Verfügbarkeitsbeschränkung vermindert somit die Suchtprävalenz – jedoch mit abnehmender Wirksamkeit. Im Folgenden werden verschiedene spezifische Möglichkeiten zur Verfügbarkeitseinschränkung je nach Dimension der Verfügbarkeit vorgestellt.

10.2.1 Transaktionskosten

Nachstehend sind drei Beispiele für Transaktionskosten und ihre Wirkung auf die Prävalenz von Spielproblemen dargelegt. Die jeweiligen Darstellungen basieren auf Fiedler (2015).

Entfernung zur nächsten Spielstätte Die geografische Entfernung zum nächsten Kasino spielt eine wesentliche Rolle für die Verfügbarkeit von Glücksspielen und damit für die Suchtprävalenz. Personen mit Wohnsitz im Umkreis von 50 Meilen von einem Kasino haben eine 50 % höhere Wahrscheinlichkeit, ein pathologisches Spielverhalten zu entwickeln (NGISC 1999). Eine andere Studie kommt zu dem Ergebnis, dass ein doppeltes Risiko der Spielsucht für einen 10-Meilen-Umkreis von Kasinos besteht (Welte et al. 2004). Dieser Zusammenhang zwischen Kasino-Dichte und Spielsucht in der umliegenden Bevölkerung wurde auch in Kanada festgestellt. So korreliert die Anzahl an pathologischen Spielern zu 68 % mit der Anzahl an Geldspielautomaten pro 100.000 erwachsenen Einwohnern (Williams et al. 2007). ❏ Abb. 10.3 zeigt den positiven Zusammenhang zwischen Nähe zu einem Kasino und der Wahrscheinlichkeit einer Selbstsperre grafisch auf. Aufgrund dieses Zusammenhangs galt in Deutschland bis Mitte der 1980er Jahre ein Eintrittsverbot in Kasinos für Anlieger (sog. »Residenzverbot«). Eine Reduzierung der Spielgelegenheiten führt somit zu einer Verringerung der Prävalenz von Spielproblemen.

Öffnungszeiten von Kasinos und Prävalenz von Spielproblemen Auch die Öffnungszeiten einer Spielstätte bestimmen die Verfügbarkeit von Glücksspielen und damit ihr Suchtpotenzial. An den Öffnungszeiten zeigt sich zudem der nichtlineare Zusammenhang zwischen Verfügbarkeit und Suchtprävalenz. So reduzierte eine 4-stündige Zwangsschließung von Automatenhallen in Victoria (Australien) pro Tag – also eine zeitliche Verfügbarkeitseinschränkung um 16,7 % – den Umsatz um 3 % (SACES 2005). Unklar ist jedoch die Auswirkung der Öffnungszeiten auf die Prävalenz von problematischen und pathologischen Spielen (Abbott 2007).

Aufstellungsort Werden Automaten an schwer einsehbaren und isolierten Plätzen aufgestellt, so begünstigt dies den Kontrollverlust und exzessives Spielen (Ladouceur et al. 2005). Dies wird auch von der australischen Productivity Commission bestätigt, die in ihrem Report angibt, dass die Aufstellung von Spielgeräten in einem wenig anonymen Bereich mit Zugang zu anderen Aktivitäten die soziale Interaktion fördere und sich damit

10

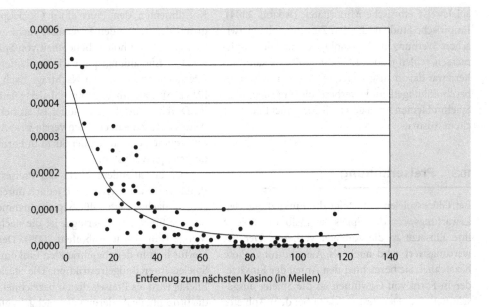

Abb. 10.3 Der Zusammenhang zwischen Nähe zum Kasino und der Wahrscheinlichkeit einer Selbstsperre (VEP, Voluntary Exclusion Program) teilzunehmen. (Adaptiert nach Policy Analytics 2006)

moderierend auf die Entwicklung von Spielproblemen auswirke (Productivity Commission 1999). In schwer einsehbaren Plätzen fühlen sich die Spieler unbeobachtet und neigen zum Weiterspielen, da niemand die Verluste und die Reaktionen des Spielers auf die Verluste mitbekommt. Einschränkungen beim Aufstellungsort von z. B. Spielautomaten können somit die Prävalenz von Spielproblemen reduzieren.

10.2.2 Informationen

Informationen beschreiben hauptsächlich die öffentliche Wahrnehmung eines Gutes. Beispielsweise erhöht die Ziehung der Lottozahlen nach der Tagesschau im öffentlich-rechtlichen Rundfunk die Präsenz und Informationslage über das Produkt Lotto 6 aus 49 und erhöht damit dessen Verfügbarkeit. Je vertrauter ein Spiel, umso mehr verleitet es zum Spielen. Die Gründe hierfür sind Vertrauen, Erfahrung und erhöhter Spielspaß (Parke u. Griffiths 2007).

Werbung ist der bedeutendste Weg, um Informationen über ein Produkt zu verbreiten und eine höhere Präsenz zu erreichen. Ein Internet-Kasino mag nur wenige Mausklicks von einem potenziellen Spieler entfernt sein. Aber wenn dieser das Kasino nicht kennt und auch nicht z. B. durch Werbung darauf aufmerksam wird, so wird er sich nie dorthin verirren. Werbung ist zudem der am vierthäufigsten genannte Grund für das erstmalige Spielen (Abbott 2001). Sie spielt eine wichtige Rolle bei der Normalisierung von Glücksspielen als Konsumangebot, erhöht insgesamt die Spielteilnahme und begünstigt somit die Entwicklung von problematischem Spielverhalten (Adams 2004).

Werbung und pathologisches Spielen hängen eng miteinander zusammen. So gibt die Hälfte aller pathologischen Spieler an, dass Glücksspielwerbung bei ihnen als auslösendes Moment für die Glücksspielteilnahme wirkt (Grant u. Kim 2001). Dies mag auch darin begründet liegen, dass pathologische Spieler die weitaus besten Kunden für die Anbieter sind, da sie häufiger, länger und intensiver als Freizeitspieler spielen (Productivity Commission 2010). Aus dieser wirtschaftlichen Notwendigkeit zielt Werbung vornehmlich auf Populationen mit hoher individueller Risikodisposition bezüglich der Entwicklung einer Spielsucht ab, wie beispielsweise ethnische Minoritäten (Adams 2004). Empirische Studien, die den Zusammenhang zwischen Werbung und pathologischem Glücksspiel messen, fehlen jedoch (Abbott 2007). Es kann daher zwar davon ausgegangen werden, dass Werbebeschränkungen und -verbote die Prävalenz von Spielproblemen reduzieren, jedoch nicht in welchem Ausmaß.

10.3   Preiserhöhung

Bei Glücksspielen übersteigt die Einsatzhöhe den Erwartungswert des Spiels, weshalb die Spieler ihre Einsätze an die Anbieter verlieren. Der Erwartungswert wird auch als Ausschüttungsquote bezeichnet. Sie bezeichnet den Anteil der Einsätze, der in Form von Gewinnen an die Spieler ausgeschüttet wird. Der Rest verbleibt bei dem Anbieter als Gewinn. Der Preis eines Glücksspiels ist daher der Einsatz abzüglich der Gewinnerwartung. Die Gewinnerwartung ist der Einsatz multipliziert mit der Ausschüttungsquote, sodass gilt (Fiedler 2015):

> **Preis = Einsatz × (1-Ausschüttungsquote) = durchschnittlicher Verlust pro Spielteilnahme**

Mit steigender Ausschüttungsquote erhöht sich die Wahrscheinlichkeit einer Sucht. Dies hat drei Gründe:
- Die Abschreckung potenzieller Verluste ist geringer, sodass die Hürde für die ersten Spielteilnahmen gering ist.
- Geringere Verluste erlauben den Spielern längere Spielzeiten und je länger gespielt wird, umso höher ist das Suchtrisiko.
- Je ausgeglichener das Verhältnis von Gewinnen zu Verlusten, umso schwieriger ist es für den Spieler, die langfristig auftretenden Verluste zu erkennen.

Daraus ergibt sich die Forderung nach geringeren Ausschüttungsquoten, um das Suchtpotenzial zu begrenzen. Allerdings ist unklar, ob eine Erhöhung der Kosten für eine Spielteilnahme trotz der einschränkenden Wirkung auf das Suchtpotenzial tatsächlich einen **schadensmindernden Effekt** hat (Clotfelter 2005). Ein Grund hierfür ist, dass die

Konsumenten den Preis eines Glücksspiels aufgrund der streuenden Ergebnisse nicht erkennen, was sich an der hohen Beliebtheit von Spielen mit geringer Auszahlungsquote wie den Lotterien zeigt oder auch an der hohen Nachfrage nach gewerblichen Spielautomaten, obwohl der relative Preis im Durchschnitt 4,6-mal höher ist als bei Kasino-Automaten. Zudem erhöhen verringerte Ausschüttungsquoten die Kosten der Sucht in Form von erhöhten Spielverlusten.

Der bedeutendere Effekt des Preises auf die Problemprävalenz ergibt sich jedoch durch die geringere nachgefragte Glücksspielteilnahme. Je höher der Preis, umso geringer ist die nachgefragte Menge (Pindyck u. Rubinfeld 2009). Der Grund hierfür liegt in dem beschränkten Einkommen der Spieler, ihrer Budgetrestriktion. Die Stärke dieses Effekts wird als Preiselastizität bezeichnet. Sie gibt die prozentuale Änderung der nachgefragten Menge in Folge eines Preisanstiegs um 1 % an. Je stärker die Verminderung der Nachfrage (Spielteilnahme) bei einer Preisänderung ausfällt, desto höher ist die Elastizität. Und je geringer die nachgefragte Menge, umso geringer ist die Problemprävalenz.

☐ Tab. 10.1 gibt eine Übersicht über die verschiedenen Studien, die die Preiselastizität bei Glücksspielen gemessen haben. Je nach Produkt und Studie liegt die Preiselastizität zwischen –0,19 und –3,09. Das bedeutet, dass ein Preisanstieg um 1 % zu einem Nachfragerückgang zwischen 0,19 und 3,09 % führt. Die Schätzungen von Thalheimer und Ali (1995) weisen jedoch aufgrund der verwendeten Datenbasis methodische Schwierigkeiten auf und die geringe Elastizität bei US-Lotterien von –0,19 laut Gulley und Scott (1991) und damit die geringe Wirkung auf die Spielnachfrage ist der Betrachtung eines Sonderfalls geschuldet. Es ist daher anzunehmen, dass sich die Preiselastizität von Glücksspielen zwischen –0,75 und –2,17 bewegt. Preiserhöhungen bei Glücksspielen führen daher zu deutlich verringerten Glücksspielteilnahmen. Die empirischen Ergebnisse lassen den Schluss zu, dass die Preiselastizität bei Wetten am höchsten ist. Dies liegt vermutlich an den vielen Alternativprodukten für Wetten. Die Preiselastizität für Kasino-Produkte hängt maßgeblich von dem Angebotsort ab. Müssen die Spieler z. B. weit reisen, um zu spielen, so reagieren sie auch weniger stark auf Preisänderungen (Landers 2008). Hier zeigt sich, dass

◻ Tab. 10.1 Preiselastizitäten bei verschiedenen Glücksspielprodukten

Produkt	Preiselastizität		Quelle
	Untergrenze	Obergrenze	
Kasino-Produkte	–0,75	–0,87	Landers 2008
Kasino-Produkte	–0,9[a]	–1,5	Thalheimer u. Ali 2003
UK-Lotterien	–0,66	–1,03	Forrest et al. 1999
US-Lotterien	–0,19	–1,92	Gulley u. Scott 1991
Pferdewetten	–1,64	–1,64	Suits 1979
Pferdewetten	–2,85	–3,09	Thalheimer u. Ali 1995
Pferdewetten (Totalisator)	–1,59[b]	–2,73	Suits 1979
Sportwetten	–2,17	–2,17	Suits 1979
Wetten (Totalisator)	–1,3	–1,3	Morgan u. Vasché 1982

[a] Langfristige Elastizität.
[b] Laut Autor der wahrscheinliche Fall.

der Preiseffekt nicht unabhängig von anderen Größen wie denen der Transaktionskosten ist. Über die Preisvariable lässt sich jedoch unzweifelhaft erheblicher Einfluss auf die Nachfrage nach Glücksspielen nehmen.

Die Nachfrage nach Glücksspielen fällt aufgrund der durch die Sucht ausgelösten negativen Externalitäten zu hoch aus. Der Staat hat die Möglichkeit, über Lenkungsabgaben den Preis und damit die Nachfrage auf ein sozial erwünschteres Niveau zu verringern (Pigou-Lösung). Dies geschieht beispielsweise durch sog. Lenkungsabgaben auf Lotterie- und Spielbankprodukte sowie das staatliche Sportwettangebot. Die Vorteile von Lenkungsabgaben sind erheblich aufgrund ihrer doppelten Wirkung: Zum einen wird die Nachfrage nach Glücksspielen und damit die Problemprävalenz und die damit verbundenen staatlichen Transferleistungen vermindert und zum anderen nimmt der Staat Steuern ein und kann Steuern an anderer Stelle senken.

Ein Problem bei Preiserhöhungen durch Lenkungsabgaben ist jedoch, dass die Nachfrage von Spielsüchtigen inelastischer ist als die von Freizeitspielern (Productivity Commission 1999, Clarke 2008). Das bedeutet, dass Preiserhöhungen vermehrt die Personen aus dem Markt drängen, die (bisher) keine negativen Externalitäten mit sich bringen und für die kein dringlicher Grund besteht, dass sie am Spielen gehindert werden sollten. Es ist daher sinnvoll, Glücksspiele in Relation zu ihrem Suchtpotenzial zu besteuern. Dies hat zudem den zweiten großen Vorteil, dass das Ramsey-Kriterium erfüllt wird, nachdem der Staat Produkte mit inelastischer Nachfrage höher besteuern sollte (Philander 2012; Ramsey 1927).

Im Falle von Substitutionseffekten durch andere verwandte Produkte oder den Schwarzmarkt sind neben den Preiselastizitäten zudem die Kreuz-Preis-Elastizitäten zu anderen Produkten zu berücksichtigen. Es ist dabei also zu bedenken, ob und inwieweit sich eine zurückgehende Nachfrage eines Glücksspielprodukts auf ein anderes Spiel verschiebt. Empirisch zeigt sich beim Online-Poker, dass es nicht zu einer Substitution – also einem Kampf um denselben Markt – kommt, sondern dass Online-Poker ein Komplementärgut zu Kasino- und Automatenspielen darstellt und keinen Effekt auf die Nachfrage nach Lotterien aufweist (Philander u. Fiedler 2012).

10.4   Änderung der Produkteigen- schaften

Der dritte Baustein der Verhältnisprävention neben der Einschränkung der Verfügbarkeit und der Preiserhöhung ist die Änderung von Produkteigenschaften. Die Möglichkeiten sind je nach Glücksspielprodukt unterschiedlich. Es ist kaum möglich, die einzelnen Effekte im Hinblick auf ihre Wirkung auf die Prävalenz von Spielproblemen in ihrer Stärke empirisch zu evaluieren.

Im Folgenden wird ein ausgewählter Überblick über verschiedene bedeutende Produkteigenschaften von Glücksspielen sowie ihre Wirkung auf die Entwicklung von Spielproblemen gegeben. Die jeweiligen Darstellungen basieren im Wesentlichen auf Fiedler (2015).

■ **Einsatzhöhe**
Auf der einen Seite sind die Spielverluste und damit die Verluste der süchtigen Spieler höher, je höher der durchschnittliche Einsatz ist. Auf der anderen Seite ist das Suchtpotenzial höher, je geringer die Einsatzhöhe (Fiedler 2008). Ausschlaggebend hierfür sind die sog. »Response-Kosten«. Je geringer der Aufwand ist, um einen Verstärkungseffekt auszulösen, umso schneller wird gelernt (Miller 1970). Auf das Glücksspiel bezogen lässt sich die Popularität von Automatenspielen, Bingo, Lotto und Rubbellosen durch die geringen Response-Kosten erklären (Petry 2005). Bei Spielen mit geringen Einsätzen wird der Spieler schneller konditioniert und leichter in die Sucht getrieben, da die Hürde für die erste Spielteilnahme gering ist und die Hürde für weitere Spielteilnahmen gering ist und das Spiel häufig durchgeführt werden kann. Entsprechend rasch entwickelt sich die Toleranz im Sinne des DSM-5-Kriteriums und die Barriere vor höheren Einsätzen und anderen Spielen fällt.

■ **Spielgeschwindigkeit (Fiedler 2008)**
Beim Glücksspiel ist die Spielgeschwindigkeit die Dauer, die zwischen dem Abgeben eines Tipps und dem Bekanntwerden des Ergebnisses liegt. Beim Lotto sind das mindestens einige Stunden, beim Roulette 1–2 Minuten und beim Automatenspiel nur 5 Sekunden. Sie fördert zum einen das Suchtpotenzial von Spielen und zum anderen dient sie

als Multiplikator der Ausnutzung von Irrationalität. Die Individuen machen dabei den Fehler, dass sie nicht die Anzahl der Spielrunden planen, an denen sie teilnehmen möchten, sondern die Zeit, die sie für das Spiel aufbringen wollen. Je kürzer also die Ereignisfrequenz, umso höher ist die Zahl der durchgeführten Spielrunden: Doppelt so hohe Spielgeschwindigkeit = doppelt so viele Spielrunden (Ladouceur u. Sévigny 2006).

Die Spielgeschwindigkeit hat keine Bedeutung für einen Spieler, der rational ist und den Erwartungswert nicht systematisch überschätzt. Für die irrationalen Spieler ist sie jedoch ruinös. Die Bedeutung der Spielgeschwindigkeit hat auch Kellermann erkannt, der darin den maßgeblichen Grund für die Entwicklung von pathologischem Spielen sieht (Kellermann 1999).

■ **Jackpots**
Einige Geldspiele bieten eine sehr hohe Gewinnsumme bei einer extrem geringen Gewinnchance an. Diese sog. Jackpots sind insbesondere in Lotterien verbreitet und wachsen zumeist von Spielrunde zu Spielrunde an, wenn sie nicht »geknackt« werden. Für einen rationalen Akteur macht diese Form der Ausschüttung keinen Unterschied. Spieler, die sehr geringe Wahrscheinlichkeiten überschätzen, werden durch diese Ausschüttungsform jedoch angelockt. Sie setzen den potenziellen Gewinn in Relation zu dem Einsatz, ohne die dazugehörigen Wahrscheinlichkeiten entsprechend zu berücksichtigen (Petry 2005). Bei einem Jackpot von 30 Mio. Euro und einem Einsatz von einem Euro stehen die Spieler folglich Schlange, um Lose zu kaufen – auch wenn sich an der Ausschüttungsquote nur wenig verändert hat (Tolkemitt 2000).

Ebenfalls wird die Verfügbarkeitsillusion von Spielern durch Jackpots ausgenutzt. Die seltenen Gewinner werden durch Marketingmaßnahmen aus der Masse hervorgehoben und im Sinne eines »second-order-reinforcement« (2-stufiger Verstärkereffekt) in das Gedächtnis aller Spieler eingeprägt (Fiedler 2008). Entsprechend verstärkt sich die Überschätzung der Gewinnwahrscheinlichkeit eines Jackpots und damit des Erwartungswertes eines Spiels. Mit Jackpots verkaufen die Anbieter Hoffnung – der Begriff des Verkaufs von Hoffnung entstammt einer Analyse des amerikanischen Lotterie-

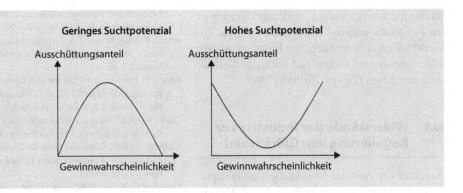

○ Abb. 10.4   Zusammenhang zwischen Suchtpotenzial und Ausschüttungsstruktur

marktes (Clotfelter u. Cook 1989) – auf eine schnelle und nachhaltige Änderung der Lebensumstände (Tolkemitt 2000). Es kann zudem argumentiert werden, dass Jackpots sich negativ auf die Arbeitseinstellung auswirken, da der Glauben an Reichtum ohne Arbeit genährt wird (Tolkemitt 2000).

▪ Kleingewinne

Trotz Jackpots bleiben Kleingewinne als sog. »Primer« notwendig, um die Spieler zum Spielen anzuregen, wie z. B. die Unbeliebtheit von »Jackpot-only-Automaten« in Las Vegas zeigt, bei denen lediglich Auszahlungen in der Jackpot-Klasse stattfinden, also nahezu jedes Spiel ohne Auszahlung endet (Petry 2005). Und da kleine Gewinne in der Regel sofort wieder eingesetzt werden, führen sie zu vermehrter Spielteilnahme. Die Folge ist eine erhöhte Wahrscheinlichkeit der Abhängigkeit sowie ein schnelleres Erreichen von Spielsucht. Ein für den Anbieter gewinnmaximierendes Spiel bietet somit sehr wenige sehr große extrem unwahrscheinliche Gewinne an und viele sehr kleine Gewinne, allerdings kaum mittlere Gewinne. Solche Spiele sind besonders suchtfördernd und verstärken kognitive Verzerrungen und systematische Fehldeutungen der Spielmechanismen und des Erwartungswertes (Fiedler 2008).

Werden die Ausführungen zu den Jackpots und den Kleingewinnen gemeinsam betrachtet, so ergibt sich der in ○ Abb. 10.4 – sehr vereinfachte – Zusammenhang zwischen dem Suchtpotenzial und der Ausschüttungsstruktur (dem Anteil der Ausschüttung, der in Klein-, Mittel- und Jackpot-Gewinnen fließt).

▪ Ton-, Licht- und Farbeffekte

Licht- und Farbeffekte können die Aufmerksamkeit der Spieler lenken und ihn in einen erhöhten Erregungszustand versetzen (Griffiths 1993). Insbesondere Rottöne führen zu vermehrtem Spielen und werden gezielt von neueren Automatenspielen in Großbritannien eingesetzt (Parke u. Griffiths 2007).

Auch Soundeffekte können das Spielverhalten stimulieren (Parke u. Griffiths 2007). Sie dienen dabei vor allem als Verstärker von Emotionen. Die Frustration bei Verlusten wird durch das Abspielen negativ assoziierter Töne oder Lauten bei Verlusten erhöht. Nach der Präferenztheorie von Kahneman und Tversky (1982) führt dies zu verstärktem Spielen. Dieser Effekt ist nach Parke u. Griffiths (2007) jedoch nur kurzfristig und langfristig würden solche Spiele eher gemieden. Entsprechend wird die Freude über Gewinne über das Abspielen von positiv assoziierten Tönen und Lauten verstärkt. Diese können auch neutral sein und ihre positive Wahrnehmung erst durch einen Konditionierungsprozess erlangen. Positiv assoziierte Laute wie das Klimpern von Geldmünzen fungieren auch als sog. »Cue« und können damit den Spieltrieb erst auslösen (Fiedler 2008).

Durch das schnellere Abspielen von Soundeffekten kann die Spannung erhöht werden, beispielsweise in Momenten, in denen Entscheidungen anstehen. Dies führt zu einer wahrgenommenen Dringlichkeit (»perceived urgency«, Edworthy et al. 1991) und zu schnelleren Entscheidungen (Parke u. Griffiths 2007). Die Kombination mit

Blinklichtern verstärkt diese Wirkung. Das Abspielen von Musik während eines Spiels kann die Zuversicht der Spieler erhöhen, ihre Erregung steigern oder entspannend wirken und vorherige Verluste vergessen lassen (Parke u. Griffiths 2005).

10.5 Widerstände der Industrie zur Regulierung von Glücksspiel

Aus Sicht der Anbieter bewirkt die Verhältnisprävention eine Verminderung ihrer Absatzmöglichkeiten und Gewinne. Dieses löst interessensbedingt Widerstände der Produzenten aus. Vorgesehene Spielerschutzmaßnahmen sollen abgeschwächt oder umgangen werden. Hier sei das Beispiel des Punktespiels bei den gewerblichen Automaten zur Umgehung der maximalen Einsatzhöhen und Verlustgrenzen als Beispiel genannt. Ein weiteres Problem ist, dass sich der Markt aus dem Bereich der Verhältnispräventionsmaßnahmen verschiebt, wie z. B. ins Ausland oder auf einen inländischen Schwarzmarkt.

Diese Probleme bestehen bei jeglichem wirksamen Spielerschutz. Wenn die bereits Spielsüchtigen am Spielen gehindert werden, so schrumpft der Markt mindestens um den Anteil, den diese Personen ausmachen. Dies ist auch der gewünschte Effekt und die Folgen für die Industrie müssen in Kauf genommen werden. Es gilt, jene Mittel zu finden, die den stärksten Effekt auf die Gruppe der Süchtigen haben und die Freizeitspieler nur so wenig wie möglich einschränken. Bei Spielen mit geringem Suchtpotenzial wie z. B. Lotto sind daher hohe Lenkungsabgaben unnötig, während sie beim Automatenspiel eine wirksame Maßnahme der Verfügbarkeitsbeschränkung darstellen. Bei Automaten ist zudem eine Angebotsbeschränkung durch eine Aufstellungsbeschränkung ausschließlich in Spielbanken notwendig.

Literatur

Abbott MW (2001) Problem and non-problem gambling in New Zealand: a report on phase two of the 1999 national prevalence study. Department of Internal Affairs, Wellington

Abbott MW (2007) Situational factors that affect gambling behavior. In: Smith G, Hodgins DC, WIlliams RJ (eds) Research and measurement Issues in gambling studies. Academic Press, Burlington, pp 252–272

Adams P (2004) Minimizing the impact of gambling in the subtle degradation of democratic systems. J Gambling Issues 11: 1–18

Adams M, Fiedler I (2014) Die sozialen Kosten von Glücksspielen. In: Gebhardt I (Hrsg) Glücksspiel: Ökonomie, Recht, Sucht, 2. Aufl. De Gruyter, Berlin (im Druck)

Clarke H (2008) Taxing sin: some economics of smoking, gambling and alcohol. Melbourne Rev 4: 30–36

Clotfelter C (2005) Gambling taxes. In: Cnossen S (ed) Theory and practice of excise taxation. Oxford University Press, New York, pp 84–119

Clotfelter C, Cook P (1989) Selling hope: state lotteries in America. Harvard University Press, Cambridge

Edworthy J, Loxley S, Dennis I (1991) Improving auditory warning design: Relationship between warning sound parameters and perceived urgency. Human Factors 33: 205–231

Fiedler IC (2008) Das Gefährdungspotential von Glücks- und Geschicklichkeitsspielen. Books on Demand, Norderstedt, S 75–81

Fiedler I (2015) Glücksspiele. Eine verhaltens- und gesundheitsökonomische Analyse mit rechtspolitischen Empfehlungen. Habilitationsschrift. Lang, Hamburg (im Druck)

Forrest D, Gulley OD, Simmons R (1999) Elasticity of demand for UK national lottery tickets. Nat Tax J 53: 853–863

Grant JE, Kim SW (2001) Demographic and clinical features of131 adult pathological gamblers. J Clin Psychiatry 62: 957–962

Griffiths MD (1993) Fruit machine gambling: the importance of structural characteristics. J Gambling Studies 9: 101–120

Gulley OD, Scott FA Jr (1991) The demand for wagering on state operated lotto games. Nat Tax J 45: 13–22

Kahneman D, Tversky A (1982) The psychology of preferences. Scientific American 246: 160–173

Kellermann B (1999) Psychosoziale Aspekte der Glücksspielsucht. In: Alberti G, Kellermann B (Hrsg) Psychosoziale Aspekte der Glücksspielsucht. Neuland, Geesthacht, S 51–61

Ladouceur R, Sévigny S (2006) The impact of video lottery game speed on gamblers. J Gambling Issues 17: 1–10

Ladouceur R, Jacques C, Sevigny E, Cantinotti M (2005) Impact of the format, arrangement, and availibility of electronic gaming machines outside casinos on gambling. Int Gambling Studies 5: 139–154

Landers J (2008) What's the potential impact of casino tax increases on wagering handle: estimates of the price elasticity of demand for casino gaming. Economics Bulletin 8: 1–15

Lester D (1994) Access to gambling opportunities and compulsive gambling. Int J Addictions 29: 1611–1616

Lockwood B (1987) Pareto efficiency. In: Eatwell J, Milgate M, Newman P (eds) The new palgrave: a dictionary of economics, 1st edn. Palgrave Macmillan

Miller KL (1970) Some punishing effects of response-force. J Experimental Analysis Behav 13: 215–220

Morgan WD, Vasché JD (1982) A note on the elasticity of demand for wagering. Applied Economics 14: 469–474

NGISC (1999) National Gambling Impact Study Commission. Final report. NGISC, Washington

NRC (1999) National Research Council. Pathological gambling: a critical review. Technical report, Committee on the Social and Economic Impact of Pathological Gambling, Committee on Law and Justice, Commission on Behavioral and Social Sciences and Education. National Academy Press, Washington DC

Parke J, Griffiths M (2005) The psychology of music in gambling environments: An observational research note. J Gambling Issues 13: 1–12

Parke J, Griffiths M (2007) The role of structural characteristics in gambling. In: Smith G, Hodgins DC, Williams RJ (eds) Research and measurement issues in gambling studies. Academic Press, Burlington, pp 231–237

Petry NM (2005) Pathological gambling etiology, comorbidity, and treatment. United Book Press, Washington, pp 30–33, 201–202

Philander K (2012) The impact of casino tax policy on gaming development, Dissertation an der University of Nevada, Las Vegas. ▶ http://digitalscholarship.unlv.edu/cgi/viewcontent.cgi?article = 2693 & context = thesesdissertations. Zugegriffen: 7. Juli 2014

Philander K, Fiedler I (2012) Online poker in North America: empirical evidence on its complementary effect on the offline gambling market. Gaming Law Review and Economics 16: 415–423

Pindyck R, Rubinfeld D (2009) Mikroökonomie, 7. Aufl. Pearson, München

Policy Analytics (2006) A benefit cost analysis of Indiana's riverboat casinos for FY 2005: a report to the Indiana legislative council and the Indiana gaming commission. Policy Analytics

Productivity Commission (1999) Australia's gambling industries. Canberra, p 8.22

Productivity Commission (2010) Gambling. Draft, Australian Government, p 10.1

Ramsey FP (1927) A contribution to the theory of taxation. Economic J 37: 47–61

SACES (2005) Study of the impact of caps on electronic gaming machines: final report. Technical report, South Australian Centre for Economic Studies

Shaffer HJ, Hall MN, Bilt JV (1997) Estimating the prevalence of disordered gambling behavior in the United States and Canada: a meta-analysis. Harvard Medical School Division on Addictions, Boston

Shaffer HJ (2004) Internet gambling and addiction. Division on Addictions, S 27

Suits DB (1979) The Quarterly. J Economics 93: 155–162

Thalheimer R, Ali MM (1995) The demand for pari mutuel horse race wagering and attendance. Management Sci 41: 129–143

Thalheimer R, Ali MM (2003) The demand for casino gaming. Applied Economics 35: 907–918

Thompson WN (1994) Legalized gambling: a reference handbook. ABC-CLIO, Santa Barbara

Tolkemitt T (2000) Die deutsche Glücksspielindustrie. Eine wirtschaftswissenschaftliche Analyse und rechtspolitische Empfehlungen. Lang, Hamburg

Welte JW, Wieczorek WF, Barnes GM et al. (2004) The relationship of ecological and geographic factors to gambling behavior and pathology. J Gambling Studies 20: 405–423

Williams RJ, Simpson RI, West BL (2007) Prevention of problem gambling. In: Smith G, Hodgins DC, Williams RJ (eds) Research and measurement issues in gambling studies. Academic Press, Burlington, pp 399–435

Verhältnisprävention bei stoffungebundenen Süchten

F. Rehbein, J. Kalke, P. Bleckmann, T.-G. Rüdiger, T. Mößle

11.1   Einleitung

In diesem Kapitel werden verhältnispräventive Maßnahmen dargestellt und ihre Bedeutung für die Verhinderung stoffungebundener Süchte diskutiert. Dabei konzentriert sich dieser Übersichtsbeitrag auf die Glücksspielsucht und die Computerspielsucht und damit auf jene beiden Störungen, bei denen aufgrund der aktuellen Datenlage die Auffassung als Verhaltenssucht besonders gerechtfertigt erscheint (▶ Kap. 1).

Grundsätzlich sind die in diesem Abschnitt diskutierten Inhalte auch für andere mögliche Verhaltenssüchte wie die Kaufsucht, Sexsucht oder Sportsucht sowie andere Formen der Internetsucht relevant. Da neben der Glücksspielsucht jedoch gerade zur Computerspielsucht eine mittlerweile überzeugende Evidenzlage im Hinblick auf klinische Relevanz und die Einordung als Verhaltenssucht besteht (▶ Kap. 2 und 3), fokussieren wir unsere Diskussion auf diese beiden Störungsbilder.

Wenngleich es sich bei Glücksspielen und Computerspielen um voneinander abgrenzbare Unterhaltungsprodukte handelt, deren Nutzung sehr unterschiedlichen rechtlichen Rahmenbedingungen unterliegt (van Rooij et al. 2010), wurde immer wieder auf strukturelle Gemeinsamkeiten zwischen Glücks- und Computerspielen – insbesondere zwischen Automatenspiel und Computerspiel – hingewiesen: In beiden Fällen handelt es sich um Spielangebote, bei denen der Spieler mit einer Maschine (d. h. einem programmierten Computersystem) interagiert, um bestimmte Erfolge zu erzielen und dafür belohnt zu werden (Griffith 2005). Zudem können beide Spielformen zu einem ähnlichen psychischen Erlebniszustand beitragen, da die Teilnahme sowohl beim Computerspielen als auch beim Glücksspiel mit einem starken Arousal und einem ausgeprägten Flow-Erleben einhergeht (Meyer et al. 2011, Rheinberg u. Vollmeyer 2003, Schiefel u. Roussakis 2006). Auch die diagnostischen Kriterien zwischen Glücksspiel- und Computerspielsucht weisen einen hohen Überschneidungsbereich auf, was sich am besten anhand des DSM-5 veranschaulichen lässt, in welchem die Glücksspielsucht als **Gambling Disorder** unter **Substance-Related and Addictive Disorders** und die Computerspielsucht als **Internet Gaming**

Disorder in Sektion III unter den **Conditions for Further Study** aufgenommen wurden (APA 2013, Petry et al. 2014). Dennoch bestehen zwischen Computer- und Glücksspiel auch wesentliche Unterschiede. Während beim Glücksspiel per Definition immer Geldgewinne als Anreizqualitäten in Aussicht gestellt werden, sind die Belohnungen beim Computerspiel zumindest nicht unmittelbar geldwerter, sondern komplexer Natur: Sie können neben sozialen Gratifikationserlebnissen abstrakte virtuelle Punkte und Spiel-Items sowie die Weiterentwicklung eines Spielcharakters oder einer Spielumgebung umfassen (King et al. 2010, Rehbein et al. 2010b, Yousafzai et al. 2014).

Spielitems und Belohnungen aus Computerspielen – insbesondere von Online-Spielen – können jedoch einen unmittelbaren Geldwert aufweisen, indem Spieler-Accounts, virtuelle Währungen oder Spielitems zum Teil zu erheblichen Preisen außerhalb oder innerhalb des jeweiligen Spiels verkauft oder getauscht werden können. In einigen Spielen werden zudem virtuelle Spielwährungen gegen echtes Geld erworben. Ein Handel außerhalb des Online-Spiels kann dabei über spezielle Internetseiten oder auch auf der Handelsplattform Ebay erfolgen. Teilweise ermöglichen Betreiber solche Geschäfte über verschiedene Mechanismen innerhalb der jeweiligen Spiele. So ist z. B. in dem Online-Spiel Diablo 3 (Blizzard) unmittelbar ein an Ebay erinnerndes Online-Auktionshaus implementiert.

Zudem wurde in der Abgrenzung zwischen Computer- und Glücksspiel argumentiert, dass sich beide Angebote stark im Hinblick auf die Beeinflussbarkeit des Spielergebnisses unterscheiden: Während bei Computerspielen die Fähigkeiten des Spielers in höherem Maße den Spielerfolg determinieren, lassen Glücksspiele faktisch keine (z. B. Lotto, Roulette, Automatenspiel) oder nur geringfügige (z. B. Sportwetten, Poker) Einflussmöglichkeiten auf den Spielausgang zu (Meyer u. Bachmann 2011). Wenngleich Computerspiele in der Regel deutlich auf den Erwerb bestimmter Fähigkeiten im Rahmen der Spiel-Spieler-Interaktion fokussieren, ist einschränkend darauf hinzuweisen, dass gerade in komplexeren Online-Spielen wie Shooter- und Online-Rollenspielen aufgrund der Interaktion mit anderen Mitspielern und Gegenspielern der Erfolg dieser Interaktionen zum Teil nicht vorhersehbar und kaum mehr allein durch die Kompetenzen des Spielers determiniert ist (Pfeiffer 2012). Dies trägt zusammen mit weiteren spezifischen Strukturmerkmalen (► Abschn. 11.6) dazu bei, die Belohnungsvergabe gerade in Online-Spielen sowohl zeitlich als auch inhaltlich weniger vorhersehbar zu gestalten und stärker vom Zufall abhängig zu machen (Plöger-Werner 2012, Rehbein et al. 2010b). Somit haben sich Computer- und Glücksspiele im Hinblick auf die Zufälligkeit von Spielergebnissen in den letzten Jahren strukturell deutlich angenähert.

Nach epidemiologischen Schätzungen weisen in Deutschland etwa 1,4 % der Bevölkerung ein risikoreiches, 0,3 % ein problematisches und weitere 0,35 % ein pathologisches Glücksspielverhalten auf (12-Monats-Prävalenz; Meyer et al. 2011, ► Kap. 2). Im Hinblick auf das Computerspielen ist davon auszugehen, dass etwa 0,2–0,5 % der Bevölkerung ein pathologisches Computerspielverhalten zeigen (Punktprävalenz; Festl et al. 2013, Schmidt et al. 2011). Für beide Störungen werden im Jugend- und jungen Erwachsenenalter deutlich höhere Prävalenzraten ermittelt (Duven et al. 2011, Hayer 2012, Rehbein et al. 2010a). Zudem sind von beiden Störungen männliche Personen in besonderem Maße betroffen (Hayer 2012, Meyer et al. 2011, Rehbein et al. 2010a, Schmidt et al. 2011). Sowohl glücksspielsüchtige als auch computerspielsüchtige Personen weisen ein bedeutsames Spektrum psychosozialer und gesundheitlicher Beeinträchtigungen und eine erhöhte Komorbidität zu anderen psychischen Erkrankungen auf, wobei die Evidenzlage für massive Verläufe und gravierende Folgeschäden im Hinblick auf die Glücksspielsucht besser elaboriert ist (Hayer 2012, Meyer et al. 2011, Rehbein u. Mößle 2013). Aufgrund des in der Regel geringen Erstkontaktalters mit Glücks- und Computerspielen, den vergleichsweise hohen Betroffenenzahlen im Jugendalter sowie den vielfältigen psychosozialen und gesundheitlichen Belastungen, die glücks- und computerspielsüchtige Personen aufweisen, kommt somit effektiven präventiven Strategien eine besondere Bedeutung zu.

▪ Verhaltens- und Verhältnisprävention

Im Hinblick auf die Prävention lassen sich im klassischen Sinne verhaltenspräventive von verhältnispräventiven Ansätzen abgrenzen (vgl. für eine alternative Taxonomie im Glücksspielbereich z. B. Ariyabuddhiphongs 2013). Während verhaltenspräventive Maßnahmen auf eine unmittelbare Verhaltensänderung bei Individuen oder Gruppen abzielen, betreffen verhältnispräventive Maßnahmen sozial-ökologische Umweltfaktoren und Lebensbedingungen, die einen Einfluss auf die Erkrankungswahrscheinlichkeit haben, dabei allerdings außerhalb der individuellen Handlungsmöglichkeiten liegen (Bauer 2005, Kalke u. Buth 2009). In der Regel lassen sich Präventionsmaßnahmen recht eindeutig als verhaltens- oder verhältnispräventiv einordnen (◘ Tab. 11.1).

Weder verhaltens- noch verhältnispräventiven Maßnahmen kann eine grundsätzlich überlegene Wirksamkeit zugesprochen werden (Kalke u. Buth 2009). In dem vorliegenden Artikel konzentrieren wir uns jedoch aus Gründen der Übersichtlichkeit ausschließlich auf verhältnispräventive Maßnahmen. Hierbei sollen jedoch auch solche Maßnahmen betrachtet werden, die sowohl verhältnispräventive wie auch verhaltenspräventive Aspekte beinhalten und sich damit nicht trennscharf einer dieser Kategorien zuordnen lassen. Dies gilt vor allem für Maßnahmen der Früherkennung und Frühintervention bei auffälligem Konsumverhalten, die hinsichtlich Personalschulungen primär die Verhältnisebene und hinsichtlich der intendierten Intervention bei Problemkonsumverhalten primär die Verhaltensebene betreffen.

Im Allgemeinen lässt sich der Begriff der **Verhältnisprävention** sehr weit fassen, indem er potenziell auf alle durch äußere Eingriffe veränderbaren Umweltfaktoren und Lebensbedingungen angewendet werden kann, denen eine Bedeutung für die Entwicklung pathologischer Verhaltensweisen (wie auch unterschiedlicher Suchterkrankungen und anderer psychischer Störungen) zukommen kann. In diesem Beitrag konzentrieren wir uns jedoch ausschließlich auf solche Konzepte, die spezifisch auf eine Risikominderung in den Bereichen Glücksspiel- und Computerspielkonsum angelegt sind. Unspezifische ressourcenorientierte Ansätze, die durch eine Verbesserung persönlicher Verhältnisse das Risiko für süchtiges Verhalten im Allgemeinen senken sollen, werden im ► Kap. 12 thematisiert.

◘ **Tab. 11.1**   Beispiele für verhaltens- und verhältnispräventive Ansätze[a] bei Suchterkrankungen

	Verhaltensprävention	Verhältnisprävention
Schulische Prävention, Aufklärung von Eltern	x	
Informationsmaterialien (Flyer, Internet)	x	
Öffentliche Kampagnen	x	
Beratungstelefon	x	
Selbsttest	x	
Früherkennung und Frühintervention bei auffälligem Konsumverhalten	x	x
Schutz von Minderjährigen		x
Externe Beschränkung der Konsummöglichkeiten		x
Selbstbeschränkung der Konsummöglichkeiten		x
Produktgestaltung		x
Werbebeschränkung		x
Regelungen zum Konsumumfeld		x

[a] Anmerkung: Die Punkte 6–12 sind Gegenstand des vorliegenden Kapitels

Aufgrund ihrer historischen Bedeutung und ihrer international festen Verankerung als Krankheitskonzept wurde gerade für die Glücksspielsucht bereits eine Vielzahl von präventiven Maßnahmen entwickelt und erprobt (Kalke u. Buth 2009, Kalke et al. 2012). Diese Erfahrungen und Forschungsdaten bilden den Ausgangspunkt der Ausführungen in den folgenden Abschnitten, und werden jeweils im Rahmen von Kurzdarstellungen zusammengefasst. Für eine vertiefende Auseinandersetzung mit verhältnispräventiven Maßnahmen im Glücksspielbereich sei auf ▶ Kap. 2 verwiesen. Im Anschluss daran soll vertiefend diskutiert werden, inwieweit sich solche oder ähnliche Maßnahmen auch auf die Computerspielsucht als weitere Verhaltenssucht übertragen lassen. Zielsetzung ist es somit, Maßnahmen der Verhältnisprävention anhand eines Einordnungsschemas zu diskutieren, welches sich nicht nur für den Glücksspielbereich, sondern auch für die Computerspielsucht sowie weitere mögliche Verhaltenssüchte eignet. In Anlehnung an eine Übersichtsarbeit von Kalke und Buth (2009) nutzen wir die folgenden 7 Kategorien verhältnispräventiver Ansätze und Maßnahmen: Früherkennung und Frühintervention bei auffäl-

ligem Konsumverhalten, Schutz von Minderjährigen, externe Beschränkung der Konsummöglichkeiten, Selbstbeschränkung der Konsummöglichkeiten, Produktgestaltung, Werbebeschränkung und Regelungen zum Konsumumfeld (◘ Tab. 11.2).

11.2   Früherkennung und Frühintervention

In diesem Abschnitt geht es um die Identifikation von Problemkonsumenten und das damit beabsichtigte frühzeitige Intervenieren, um eine Verfestigung der Problematik zu verhindern.

Im Glücksspielbereich fallen hierunter die Entwicklung valider Früherkennungsmerkmale anhand verschiedener Parameter des Spielverhaltens sowie Personalschulungen. Hinsichtlich möglicher Früherkennungsmerkmale kann nach Meyer und Hayer (2008) unterschieden werden zwischen Erkennungsmerkmalen auf der Basis von professionellen Erfahrungen und Beobachtungen sowie Vorgehensweisen, die sich den registrierten Informationen zum Spielverhalten auf einer elektronischen Kundenkarte oder im Internet bedienen, um

◘ **Tab. 11.2** Ausgewählte verhältnispräventive Ansätze und Maßnahmen im Bereich der Glücksspielsucht und ihre mögliche Übertragung auf den Bereich der Computerspielsucht

Maßnahmen	Glücksspielsucht	Computerspielsucht
Früherkennung und Frühintervention bei auffälligem Konsumverhalten	– Entwicklung valider Früherkennungsmerkmale anhand verschiedener Parameter des Spielverhaltens – Personalschulungen	– Entwicklung valider Früherkennungsmerkmale anhand verschiedener Parameter des Spielverhaltens – Personalschulungen
Schutz von Minderjährigen	– Generelles Mindestalter für Konsum	– Mindestalter für Konsum von Spielen mit erhöhtem Suchtpotenzial
Externe Beschränkung der Konsummöglichkeiten	– Staatliches Glücksspielmonopol – Begrenzung der Lizenzen – Generelles Verbot von Internetglücksspiel – Sperrstunden/begrenzte Öffnungszeiten – Fremdsperre (durch Anbieter)	– Verbot von Smartphones und mobilen Spielkonsolen in Schulen, Handy-Blocker – Verzicht auf Spielstationen in Kaufhäusern sowie in Kinderbetreuungs- und Jugendeinrichtungen – Befristete Nutzungsdauer pro Tag und Spiel, Zugangsbeschränkung für Minderjährige zu bestimmten Uhrzeiten
Selbstbeschränkung der Konsummöglichkeiten	– Selbstsperre – Besuchsvereinbarung	– Selbstsperre – Inhaltliche Sperrsysteme (Spiele, Genres, Alterseinstufungen) – Zeitliche Sperrsysteme (Spielzeitbegrenzungen)
Produktgestaltung	– Reduktion des Gefährdungspotenzials – Warnhinweise auf Spielgeräten, in Spieleinrichtungen und auf Glücksspielseiten	– Reduktion des Gefährdungspotenzials – Verzicht auf Monetarisierung und Wiederverkaufsmöglichkeit von Spielitems – Warnhinweise auf Produktverpackungen und Spieleseiten
Werbebeschränkung	– Verbot von Fernseh- und Kinowerbung – Werbeverbot in der Nähe von Schulen und Jugendeinrichtungen	– Verbot von Fernseh- und Kinowerbung für Spiele mit erhöhtem Suchtpotenzial – Werbeverbot in der Nähe von Schulen und Jugendeinrichtungen – Verbot des Bewerbens von »Free-2-Play-Spielen« als kostenlos
Regelungen zum Konsumumfeld	– Alkohol- und Nikotinverbot in Spielstätten – Trennwände zwischen Spielgeräten	

Frühwarnsysteme zu installieren. Eine zusammenfassende Befundbewertung lässt den Schluss zu, dass abgesicherte Erkenntnisse über objektivierbare Kriterien zur Früherkennung nur ansatzweise vorliegen. Insbesondere besteht ein Bedarf an validen und zugleich praxisfreundlichen Methoden der Früherkennung für die unterschiedlichen Spielsettings.

Während sich inzwischen einige Studien der Früherkennung angenommen haben, existieren bislang kaum fundierte Forschungen zur Frühintervention (vgl. Dufour et al. 2010, Ladouceur et al. 2004). Qualitative Befunde deuten jedoch an, dass sich Spielstättenmitarbeiter zwar subjektiv sicher in der Erkennung problematischer Spielverhaltensweisen fühlen, es ihnen jedoch schwer fällt, von sich aus zu intervenieren (Hing u. Nuske 2011). Entsprechend sollte die Förderung proaktiver Handlungsstrategien immer eine zentrale Aufgabe von Personalschulungen darstellen. Erste Evaluationsergebnisse aus Deutschland legen zudem nahe, dass durch die suchtpräventive Schulung des Personals von Lotto-Annahmestellen zumindest eine Verbesserung des Kenntnisstandes erreicht werden kann, vor allem bei den Themen »Glücksspielsucht« und »Hilfeangebot« (Kalke et al. 2011).

Warnsignale Im Computerspielbereich steht die Früherkennung und Frühintervention bei auffälligem Spielverhalten vor zwei grundsätzlichen Problemen: Was sind erstens geeignete Parameter des Spielverhaltens als valide Früherkennungsmerkmale und wer stellt zweitens das zu beschulende Personal dar? Hohe Computerspielzeiten als Parameter des Spielverhaltens bergen die Schwierigkeit, dass diese beispielsweise unter männlichen Jugendlichen durchaus zur Normalität gehören (Mößle 2012). Die Gefahr einer vorschnellen Pathologisierung eines normalen adoleszenten Verhaltens ist somit gegeben. Dennoch, hohe Computerspielzeiten sind zwar keine hinreichende, aber eine notwendige Bedingung für ein abhängiges Computerspielverhalten und somit als ein erstes geeignetes Warnsignal zu betrachten. Weitere Warnsignale könnten aber Berücksichtigung finden: Aus der Forschung sind beispielsweise ein Absinken der schulischen Leistungen, Probleme in der eigenen Peergroup sowie ein Interessenverlust an realweltlichen Hobbys als Korrelate einer Computerspielabhängigkeit gut belegt (Mößle 2012, Rehbein u. Mößle 2012). Auch wenn diese nicht zwangsläufig auf ein abhängiges Computerspielverhalten zurückgeführt werden müssen, eignen sie sich präventiv im Sinne einer Früherkennung und Frühintervention.

Personalschulung Das Problem der Personalschulungen bei Computerspielen könnte allenfalls Personal bei öffentlichen terrestrischen Angeboten (z. B. Spielemessen, Computerspielturniere, LAN-Parties) betreffen oder auch das Verkaufspersonal von Computerspielen. Dies erscheint jedoch wenig zielführend. Besser wären hier Selbstverpflichtungen der Spieleanbieter, bei auffälligem exzessivem Spielverhalten oder hohen Geldausgaben im Spiel mit Warnmeldungen, Hinweis-E-Mails und der Vermittlung von weiterführenden Hilfsangeboten reagieren zu müssen. Des Weiteren erscheint denkbar und machbar, dass Spieleanbieter in ihren Datenbanken Problemspieler anhand extrem hoher Nutzungszeiten in den Spielprotokollen erkennen

und diesen Tipps für ein kontrolliertes Spielverhalten sowie Informationsangebote und Beratungsoptionen zukommen lassen (Yousafzai et al. 2014). In einer Studie zum Online-Glücksspielverhalten konnte gezeigt werden, dass sich die Häufigkeit und Qualität von E-Mail-Kommunikation als Indikatoren für eine glücksspielbedingte Fehlentwicklung heranziehen lassen (Häfeli et al. 2011). Somit könnte zusätzlich geprüft werden, ob auch die Kommunikation von Computerspielern mit Hotlines oder Beschwerdestellen herangezogen werden können, um ein problematisches Computerspielverhalten frühzeitig zu erkennen. Eine verhältnispräventive Maßnahme könnte sodann darin bestehen, Mitarbeiter solcher Hotlines für diese Merkmale zu sensibilisieren und zu schulen. Verbunden hiermit ist die grundsätzlich Frage nach der Auswahl von Gamemastern und Systemadministratoren, deren spezifische Aufgabenbeschreibung und deren Aus- und Weiterbildung. Auch hier wären Steuerungsmöglichkeiten für Maßnahmen der Frühintervention und Früherkennung gegeben.

Weitere Möglichkeiten sind dann gegeben, wenn der Gedanke der Personalschulungen noch etwas weiter gefasst wird und jenes »Personal« einbezogen wird, welches zwar nicht mit Computerspielen aber dafür mit Kindern und Jugendlichen zu tun hat: pädagogische Fachkräfte (vgl. Kleimann 2009). Auch diese sollten mittels entsprechender Fortbildungsveranstaltungen dafür sensibilisiert werden, frühzeitig Verhaltensauffälligkeiten bei Kindern und Jugendlichen, welche im Zusammenhang mit einem exzessivem oder abhängigem Computerspielverhalten stehen, zu erkennen.

11.3   Schutz von Minderjährigen

Beim Schutz von Minderjährigen handelt es sich um eine besonders zentrale verhältnispräventive Maßnahme, die Kinder und Jugendliche vor dem Kontakt mit Substanzen und Verhaltensangeboten schützen soll, die sich beeinträchtigend oder entwicklungsgefährdend auf sie auswirken können. Klassische verhältnispräventive Ansätze zum Schutz von Minderjährigen sind insbesondere aus dem Alkohol- und Tabakbereich bekannt. In den letzten Jahren haben sich hier die Schutzmechanisnen spürbar verschärft. Neben den seit dem Jahr 2003 für den Raum der Europäischen Union verbindlichen Warnhinweisen auf Zigarettenpackungen – in Deutschland normiert in § 7 Abs. 1 der Tabakprodukt-Verordnung – wurde auch der Erwerb und Konsum von Zigaretten und alkoholischen Produkten erschwert. So ist es Verkäufern gemäß § 9 des Jugendschutzgesetzes (JuschG) verboten, an Minderjährige hochprozentigen Alkohol und gemäß § 10 JuschG Tabakprodukte zu verkaufen, oder den Konsum zuzulassen. Um diese rechtlichen Vorgaben zu erfüllen, ist es gemäß § 2 JuschG für den Verkäufer wiederum zwingend notwendig, im Zweifelsfall das Alter seiner Kunden sicher festzustellen. Dies erfolgt typischerweise durch das Vorlegen eines Altersnachweises.

Für den **Glücksspielbereich** besteht nach geltendem Recht ein generelles Mindestalter von 18 Jahren für den Aufenthalt »in öffentlichen Spielhallen oder ähnlichen vorwiegend dem Spielbetrieb dienenden Räumen« (§ 6 Abs. 1 JuschG). Auch Lotto, Sportwetten und Rubbellose sind für Minderjährige verboten. Gleichzeitig ist jedoch die Tatsache gut belegt, dass diese kommerziellen Glücksspielangebote und auch selbstorganisierte Spiele um Geldgewinne zur Lebenswirklichkeit vieler junger Menschen dazugehören, z. B. gelten in Deutschland etwa 40 % der Heranwachsenden – operationalisiert über die 12-Monats-Prävalenz einer Spielteilnahme – als aktuelle Glücksspieler (für einen Überblick s. Hayer 2012).

Wie in anderen Suchtfeldern auch, scheint ein frühes Einstiegsalter mit risikoerhöhenden Effekten für den weiteren Entwicklungsverlauf assoziiert zu sein: So weisen Personen mit einem frühen, (prä-) adoleszenten Einstieg in die »Welt des Glücksspiels« in der Regel schwerwiegendere Beeinträchtigungen und Belastungen auf als Individuen, deren erste Berührungspunkte mit dem Glücksspiel während einer späteren Entwicklungsphase erfolgen (Burge et al. 2006). Zudem berichten erwachsene pathologische Spieler nicht selten von Spielteilnahmen, die bereits vor ihrem 18. Geburtstag stattgefunden haben (Meyer u. Hayer 2005). Somit stellt das gesetzliche Mindestalter für den Konsum zwar für sich genommen eine wichtige verhältnispräventive Maßnahme im Glücksspielbereich dar, die Wirksamkeit muss jedoch noch erhöht werden. So sollte insbesondere ein besserer Schutz Minderjähriger vor Glücksspielangeboten im Internet bestehen; insbesondere Glücksspielsurrogate müssen als kritisch erachtet werden, die als Einstieg auch Kindern und Jugendlichen zur Verfügung stehen (Hayer 2012).

Im **Computerspielbereich** soll der Schutz von Minderjährigen über den Kinder- und Jugendmedienschutz sichergestellt werden. Im Hinblick auf einen verhältnispräventiven Schutz im Bereich der Computerspielsucht sind im Kinder- und Jugendmedienschutz jedoch maßgebliche Defizite zu konstatieren; eine genuine Zuständigkeit dessen wird ebenso kontrovers diskutiert (Altenhain u. Liesching 2011, Rehbein et al. 2010b). Ein erstes Problem besteht darin, dass reguläre Alterskennzeichen und die damit verbundenen effektiven Altersverifikationen nur für den Bereich der datenträgergebundenen Spiele bestehen, die noch klassisch im Einzelhandel erworben werden. Hierfür ist die Unterhaltungssoftware Selbstkontrolle (USK) als Einrichtung der freiwilligen Selbstkontrolle in Kooperation mit den obersten Landesjugendbehörden zuständig. Die Alterskennzeichnungen, die durch die USK vorgenommen werden, sind für den Einzelhandel verpflichtend. Bei einem Kauf von datenträgergebundenen Computerspielen ohne Jugendfreigabe sind die Verkäufer dann – ähnlich wie bei Tabak- und Alkoholprodukten – verpflichtet das Alter der Erwerbenden zweifelsfrei festzustellen.

Für den Bereich der sog. Telemedien – zu denen auch Spielprogramme gezählt werden, die über das Internet bezogen werden – greifen diese Regelungen jedoch nicht. Vielmehr unterliegen die Betreiber hier den Jugendschutzauflagen des Jugendmedienschutz-Staatsvertrags (JMStV), der ursprünglich primär für Fernsehmedien Anwendung fand. So hat ein Anbieter von entwicklungsbeeinträchtigenden Inhalten gemäß § 5 Abs. 1 JMStV, verpflichtend dafür Sorge zu tragen »dass Kinder oder Jugendliche der betroffenen Altersstufen diese Angebote »üblicherweise nicht wahrnehmen« können. Dies kann der Betreiber erreichen, indem er vor dem Konsum eine Altersüberprüfung vornimmt oder seine Inhalte erst ab 22 Uhr frei schaltet. Anbieter von Online-Spielen entscheiden sich zumeist für eine einfache Altersverifikation, indem der Nutzer vorab sein Geburtsdatum angeben muss. Hierdurch ergeben sich sehr geringe Zugangshürden für minderjährige Nutzer (Rüdiger 2013b). Besonders problematisch einzustufen sind Spiele, die ausschließlich online vermarktet werden, da hier entweder nur auf freiwilliger Basis eine Kennzeichnung durch die USK eingeholt wird oder die Jugendschutzmechanismen des JMStV Anwendung finden. Hierbei erfüllt der Anbieter von Online-Spielen seine Verpflichtungen, wenn er seine Programme für ein durch die Kommission für Jugendmedienschutz (KJM) anerkanntes Jugendschutzprogramm ausweist. Die Alterseinstufung erfolgt hier in der Regel durch das Ausfüllen eines Fragebogens, welcher z. B. durch die Freiwillige Selbstkontrolle Multimedia (FSM) online angeboten wird (▸ http://www.altersklassifizierung.de). Nach dem erfolgreichen Durchlaufen dieses Fragebogens erfolgt eine Alterseinschätzung für das Programm und eine entsprechende Labelvergabe, was jedoch – soweit es sich nicht um eine Freigabe »Ab 18 Jahren« handelt – manuell durch den jeweiligen Anbieter korrigiert werden kann. Dieses Label zeichnet dann die entsprechende Seite, z. B. das Browsergame, mit einer Alterseinstufung aus. Ein aktiviertes Jugendschutzprogramm blockiert dann Programme und Seiten, wenn deren Alterslabel nicht mit der Freigabe durch den Anwender übereinstimmt. Gänzlich ungesichert ist die Rechtslage und Zuständigkeit des Kinder- und Jugendschutzes bei Handy-Anwendungen, wie z. B. Computerspiel-Apps, die für Smartphones angeboten werden.

Neben einem unzureichenden Schutz Minderjähriger vor nicht datenträgergebundenen Computerspielen besteht ein zweites wesentliches Defizit darin, dass das Vorhandensein spezifischer spielstruktureller Belohnungsmerkmale und die allgemeine Bindungswirkung der Spiele bislang nicht Gegenstand der Altersprüfung sind. So erhalten Online-Rollenspiele, die ähnlich wie die Spielautomaten im Glücksspielbereich als besonders kritische Angebote im Computerspielbereich gelten, häufig eine Jugendfreigabe (Rehbein et al. 2009, Rüdiger 2013b). Das sowohl aus empirischen Studien als auch aus Einzelfallberichten als besonders auffällig bekannte Online-Rollenspiel »World of Warcraft« (Blizzard Entertainment) wurde etwa ab 12 Jahren eingestuft, das Online-Rollenspiel »Play-

mobil World« (Geobra Brandstätter) mit seinem bunten Spielzeugfigurensetting wird sogar bereits ab dem Alter von 6 Jahren empfohlen (▸ http://playmobil-world.browsergames.de). Neben der Bindungswirkung sind auch die dem Gamedesign zugrunde liegenden Monetarisierungsstrategien bislang nicht Gegenstand der Altersprüfung von Computerspielen. Zahlreiche Computerspiele wie »Gladiatus« (Gameforge), »Farmerama« (Bigpoint), »OGame« (Gameforge) oder »Ikariam« (Gameforge) werden gegenwärtig als Free-2-Play-Spiele und somit als vermeintlich kostenlos beworben und gleichzeitig mit der Alterskennzeichnung »Ab 0 Jahren« vermarktet. Tatsächlich jedoch wird in den Spielen der Kauf von Spielitems und Zusatzleistungen über verschiedene Finanzierungsmodalitäten angeregt. Einige Spiele enthalten sogar die Möglichkeit einer telefonischen Bezahlung über eine 0900-Nummer oder über ein SMS-System. Entsprechende Gerichtsurteile in Deutschland verpflichteten die Eltern regelmäßig, die missbräuchliche Nutzung dieser Funktion durch ihre Kinder zu begleichen, weil sie die 0900-Nummern hätten sperren können.

Anders beurteilte diese Rechtslage bisher das LG Saarbrücken (AZ. 10 S 60/10 und AZ. 10 S 99/10). Dieses bezeichnete telefonische Bezahlmodelle in Spielen, die keine effektive Altersüberprüfung aufweisen konnten, als sittenwidrig. In beiden Fällen wurden die betroffenen Eltern durch die jeweiligen Kammern von der Begleichung von Rechnungen in Höhe von 2.818 € und 1.983 €, die ihre minderjährigen Kinder in Online-Spielen angehäuft haben, freigesprochen. Es sei angemerkt, dass das im Verfahren 10 S 60/10 im Mittelpunkt stehende Online-Spiel »Gladiatus« (Gameforge) eine Freigabe durch die USK »Ab 0 Jahren« und das im Verfahren 10 S 99/10 genutzte Spiel »Metin2« eine Altersfreigabe ab 12 Jahren trägt, beide Spiele also für Kinder freigegeben wurden.

Somit muss konstatiert werden, dass dem Kinder- und Jugendmedienschutz in seiner gegenwärtigen Ausrichtung keine maßgebliche verhältnispräventive Bedeutung für die Verhinderung von Computerspielabhängigkeit zugesprochen werden kann. Im Gegenteil: Durch die mangelnde Regulation des Marktes und die gleichzeitige Öffnung der Alterslabels für Spielprogramme, die in keiner Weise als kindgerecht gelten können, drängt sich der Eindruck auf, dass sich der Jugendmedienschutz aktuell »nicht zum Gärtner, sondern zum Bock« der Spieleindustrie macht. Besonders problematisch erscheint die unzeitgemäße Trennung der rechtlichen Grundlagen nach Datenträgern und Telemedien. Um diesen Defiziten zu begegnen, müsste eine Einrichtung geschaffen werden, die für alle Computerspiele, ob auf Datenträger ausgeliefert oder online bereitgestellt, eine verbindliche Alterseinstufung vornimmt. Diese Alterseinstufungen müssten klare Hinweise auf die vorhandenen Bezahlmodelle und die Bindungswirkung des jeweiligen Spiels geben, um bei Eltern eine entsprechende Sensibilisierung sicherzustellen. Alterseinstufungen von Spielen müssten dann diese Aspekte berücksichtigen und Spiele mit entsprechenden Merkmalen mit einer höheren Alterseinstufung versehen. Online-Spiele, die an eine jüngere Altersgruppe vermarktet werden sollen, müssten wiederum wirksame Schutzmechanismen implementieren, die den aufgefundenen Risiken wirksam entgegenstehen. Sodann müssten die Kosten beim Kauf von virtuellen Leistungen und Items transparenter gestalten und in Euro ausgewiesen werden. Insbesondere sollte eine Verschleierung der Kosten durch das Ausschildern mit virtuellen Ersatzwährungen grundsätzlich verboten oder zumindest grundsätzlich mit einer höheren Alterseinstufung versehen werden. Im Umkehrschluss müssten Online-Spiele, die eine entsprechende hohe Alterseinstufung erhalten, sicherstellen, dass sich keine Kinder in diesen anmelden können. Bei bestimmten Computerspielen wäre zudem zu prüfen, ob sie als sog. Glücksspielsurrogate (siehe Ausführungen oben) juristisch wie Glücksspiele behandelt werden können.

Als Glücksspiel gelten nur Produkte, bei denen reales Geld verspielt werden kann. Hieraus ergibt sich die für die Verhältnisprävention höchst problematische Situation, dass Kinder und Jugendliche ungehindert Glücksspielprodukte nutzen und diese auch an sie vermarktet werden dürfen, wenn im Spiel lediglich eine Spielwährung zum Einsatz kommt. So zeichnet die USK beispielsweise Pokersimulationen in der Regel mit dem Siegel »Ab 0 Jahren« aus.

11.4 Externe Beschränkung von Spielangebot und Konsummöglichkeiten

Mit einer externen Begrenzung der Konsummöglichkeiten wird verhältnispräventiv darauf abgezielt, Personen entweder erst gar nicht mit problematischen Produkten in Kontakt kommen zu lassen oder aber Konsumgelegenheiten zu vermindern.

Im **Glücksspielbereich** bezieht sich ein hierbei weitreichendes Mittel auf die räumliche Beschränkung von Angeboten wie z. B. Spielhallen, Kasinos oder Wettbüros. Hier nimmt das staatliche Glücksspielmonopol eine sehr zentrale Bedeutung ein, indem die meisten Glücksspielformen einer Regulierung unterliegen. Dies führt zu einer regulierten Angebotsdichte mit begrenzten Lizenzen und auch dazu, dass bestimmte Glücksspielformen im Internet nicht zulässig sind. Ein weiteres etabliertes Mittel stellt die Fremdsperre von Spielern dar, welche ein auffälliges Glücksspielverhalten aufweisen.

Obwohl einer Beschränkung des Spielangebotes in der Präventionsforschung häufig eine sehr wichtige verhältnispräventive Funktion zugeschrieben wird, ist der wissenschaftliche Kenntnisstand über den Zusammenhang zwischen der Angebotsdichte von Glücksspielen und dem Ausmaß glücksspielbezogener Probleme in der Bevölkerung derzeit Gegenstand kontroverser Diskussionen (Meyer u. Hayer 2010a, ▶ Kap. 10, für ein aktuelles systematisches Review s. Vasiliadis et al. 2013). Weitere Variablen wie der generelle Sättigungsgrad des lokalen Glücksspielmarktes, die Implementierung angemessener Spielerschutzmaßnahmen oder die soziokulturelle Bedeutung des Glücksspiels in einem bestimmten Land erschweren die Ergebnisinterpretation erheblich. In Anlehnung an Meyer und Hayer (2010a) lässt sich zumindest ein kurzfristiger Einfluss der Verfügbarkeit auf das Problemausmaß konstatieren. Aus der Perspektive der Suchtprävention ist eine restriktive Grundausrichtung staatlicher Glücksspielpolitik mit einem kleinen, konsequent regulierten Glücksspielmarkt zu empfehlen.

Im **Computerspielbereich** stößt das Anliegen einer räumlichen Begrenzung der privaten Produktverfügbarkeit auf große Herausforderungen. Dies lässt sich anhand der Ausstattung von Jugendlichen mit Informationstechnologien veranschaulichen. Inzwischen sind rund 98 % der deutschen Haushalte, in denen Jugendliche aufwachsen, mit einem Internetanschluss ausgestattet (Feierabend et al. 2012). Die Ausstattung mit Spielkonsolen in deutschen Jugendzimmern stieg im Zweitraum zwischen 2000 und 2012 von 31 auf 50 % und die mit Computern von 46 auf 82 % (Feierabend et al. 2012, Feierabend u. Klingler 2000). Inzwischen verfügen zudem 96 % der Jugendlichen über ein Mobiltelefon und jeder zweite Jugendliche über ein Smartphone (Feierabend et al. 2012). So muss nicht überraschen, dass sich die tägliche Beschäftigungszeit mit Computerspielen bei jugendlichen Neuntklässlern zwischen den Jahren 2000 und 2007 mehr als verdoppelt hat: Bei den Mädchen ist sie von 19 auf 55 und bei den Jungen von 68 auf 141 Minuten angestiegen (Rehbein 2011).

Diese Zahlen verdeutlichen, dass Möglichkeiten, den privaten Zugang zu Computerspielgelegenheiten über verhältnispräventive Maßnahmen zu beeinflussen, deutlich eingeschränkt sind (vgl. auch ▶ Abschn. 11.5 und ▶ Abschn. 11.6).

Einschränkungen des privaten Medienkonsums bei Kindern und Jugendlichen durch die Eltern, wie etwa eine geringere Ausstattung mit Bildschirmgeräten im Zimmer oder zeitliche und inhaltliche Nutzungsbeschränkungen, erscheinen durchaus erfolgversprechend. Interventionen zur Stärkung elterlicher Medienerziehungskompetenzen, wie z. B. das grundschulbasierte Programm MEDIA PROTECT (Bleckmann et al. 2014), sollen zwar aus der Sicht der Kinder »gesunde Verhältnisse« schaffen, sind aber als verhaltenspräventive Maßnahmen einzuordnen, weshalb sie hier nicht weiter behandelt werden.

Eine Vorreiterrolle bei der Begrenzung der Konsummöglichkeiten nimmt der asiatische Raum mit den Ländern Südkorea und China ein. Hier ist das Problembewusstsein zum Themenbereich Computerspielsucht besonders weit fortgeschritten und es wurden bereits entsprechende Maßnahmen ergriffen. So wurde in Südkorea das sog. Shutdown- bzw. Cinderella-Gesetz etabliert, welches Jugendlichen unter 16 Jahren verbietet, zwischen Mitternacht und 6 Uhr morgens Online-Spiele zu nutzen (Caoili 2011). Weiterhin wurde ein sog. Cooling-Off-Gesetz beschlossen, welche alle minderjährigen

Personen unter 18 Jahre betrifft. Im Rahmen dieses Gesetzes wurde festgelegt, dass sich Online-Spiele nach 2 Stunden von selbst deaktivieren müssen und erst nach 10-minütiger Pause wieder gestartet werden können. Im Anschluss daran darf nur noch maximal weitere 2 Stunden gespielt werden, bis sich das Spiel erneut von selbst beendet und erst am nächsten Tag wieder gestartet werden kann (Caoili 2012). In China wurde per Gesetz zuvor eine ähnliche verhältnispräventive Maßnahme beschlossen, welche den Zugang zu Online-Spielen für unter 18-Jährige nach 3 Stunden Spielzeit sperrt (Griffith u. Meredith 2009). Inwieweit diese Maßnahmen tatsächlich dazu beigetragen haben, Computerspielabhängigkeit in diesen Ländern präventiv zu begegnen, kann anhand der Quellenlage nicht eingeschätzt werden. Möglicherweise lassen sich die im asiatischen Raum gemachten Erfahrungen aber dazu nutzen, vergleichbare verhältnispräventive Maßnahmen auch in den westlichen Ländern zu etablieren. Inwieweit dies unter den rechtlichen Rahmenbedingungen der jeweiligen Ländern möglich ist oder ob hier besser mit entsprechenden Selbstverpflichtungen gearbeitet werden sollte, müsste eingehender geprüft werden.

Daneben könnten verhältnispräventive Maßnahmen auch Konsummöglichkeiten von Computerspielen im öffentlichen Raum betreffen. Insbesondere für Kinder- und Jugendliche sollte sichergestellt werden, dass öffentliche Einrichtungen das Computerspielen nicht in unverhältnismäßiger Weise anregen. Eine mögliche Maßnahme könnte darin bestehen, in Kaufhäusern oder Fachgeschäften mit Spielstationen nicht gezielt Kinder und Jugendliche anzusprechen, sondern diese nur erwachsenen Personen zugänglich zu machen. Ein weiterer und besonders wichtiger Anwendungskontext besteht in der Schule und in Kindergärten. Hier könnte in Orientierung an das im Jahr 2008 bundesweit durchgesetzte Rauchverbot an Schulen (Kalke u. Buth 2009) durch geeignete Maßnahmen konsequenter darauf hingewirkt werden, dass Computerspiele in Bildungseinrichtungen und Kinder- und Jugendbetreuungseinrichtungen von Minderjährigen nicht unkontrolliert genutzt werden können. Hierzu könnte z. B. die grundsätzliche Regelung beitragen, dass Schüler keine Smartphones und mobilen Spielkonsolen in die Schule mitbringen dürfen. Auch erscheint es wichtig, bei der Implementierung von Informationstechnologien an Schulen dafür Sorge zu tragen, dass diese nicht gleichzeitig von den Schülern für Computerspiele genutzt werden können, sofern diese nicht pädagogisch angeleitet oder im Rahmen bestimmter Unterrichtsprojekte verwendet werden (Strasburger u. Hogan 2013). Um die Nutzung von Online-Spielen (z. B. während der Schulpausen oder heimlich im Unterricht) zu unterbinden, könnten zusätzlich Handy-Blocker eingesetzt werden, die zwar weiterhin das Telefonieren ermöglichen, aber keine Datenverbindungen erlauben. Damit würde im schulischen Bereich ein effektiver Schutz vor diesen Angeboten sichergestellt und damit auch andere schulische Ziele wie einer geringeren Ablenkung der Schüler durch digitale Medien und der Verhinderung anderer problematischer Nutzungskontexte (Cybermobbing, Austausch problematischer Videos, Cyber Grooming) erreicht werden.

11.5 Selbstbeschränkung von Spielangebot und Konsummöglichkeiten

In diesem Abschnitt sollen verhältnispräventive Möglichkeiten der Selbstbeschränkung diskutiert werden, die es Konsumenten ermöglichen, ihr Konsumverhalten selbstständig zu begrenzen und besser kontrollieren zu können.

Im **Glücksspielbereich** sind hier sowohl Maßnahmen im terrestrischen Bereich als auch im Online-Glücksspiel erprobt worden. Für den terrestrischen Bereich können hier Selbstsperren an der Teilnahme an Glücksspielen in Kasinos sowie Besuchsvereinbarungen (Häufigkeit des Besuchs und gesamte Einsatzhöhe am Spieltag) genannt werden. Für Online-Glücksspiele finden sich beispielsweise eine individuelle Budgetverwaltung (Festsetzung von Limits) oder eine Selbstlimitierung sowie die Möglichkeit der Selbstsperre als Maßnahmen der Selbstbeschränkung.

Der wissenschaftliche Kenntnisstand lässt sich derart zusammenfassen, dass die Möglichkeit zur Selbstsperre, sei es terrestrisch oder online, eine wirksame Maßnahme zum Schutz von Glücksspielern darstellt. Der Problemstatus der Betroffenen

verbessert sich deutlich und es ist eine bemerkenswerte Steigerung der gemessenen Lebensqualität festzustellen (Ladouceur et al. 2000, 2007, Meyer u. Hayer 2010a, Nelson et al. 2010). Die Veränderungen im Spielverhalten selbst sind hingegen vergleichsweise gering. Nicht eindeutig sind die Befunde hinsichtlich der Bedeutung flankierender Hilfeangebote. Während in der Studie von Meyer und Hayer (2010a) die Befragten diesbezüglich keine Notwendigkeit sahen, empfehlen Nelson et al. (2010) aufgrund der Ergebnisse ihrer eigenen Studie ausdrücklich, begleitende Angebote zur Hilfe und Selbsthilfe in zukünftige Sperrkonzepte zu integrieren. Des Weiteren wird aus den Befunden deutlich, dass Spielersperren nur dann ihr Spielerschutzpotenzial voll entfalten können, wenn deren Einhaltung streng kontrolliert wird und die Sperrverfügungen möglichst spielartübergreifend gültig sind.

Für den **Computerspielbereich** können der Forschung zum Online-Glücksspiel erste Hinweise darauf entnommen werden, dass sich die Möglichkeit einer Selbstsperre auch bei Computerspielen als effektiv erweisen könnte. So konnten Meyer und Hayer (2010a) zeigen, dass Online-Glücksspieler, die sich den Zugang zu einer Glücksspielseite sperren, davon im Hinblick auf ihre Rückfallneigung ähnlich gut profitieren wie Kasinospieler von realweltlichen Sperrungen. Somit erscheint die Annahme naheliegend, dass auch problematische Computerspieler von Möglichkeiten profitieren könnten, sich selbst im Hinblick auf ein bestimmtes Computerspiel, einen bestimmten Computerspielanbieter oder bestimmte Spieleseiten selbst zu sperren. Im Glücksspielbereich wurden ferner im Hinblick auf die Spielersperre Forderungen zur Verbesserung der aktuell gängigen Praxis aufgestellt, die sich möglicherweise ebenfalls auf den Computerspielbereich übertragen lassen. So wird etwa gefordert, dass es eine spielformübergreifende Sperrdatei geben müsse, in der alle für Glücksspielsucht relevanten Spielformen berücksichtigt sind (Kalke et al. 2012). In ähnlicher Weise könnten übergreifende Internet-Vertriebsplattformen von Computerspielen (z. B. Steam, U-Play, PlayStation Store, Xbox Games Store) dazu verpflichtet werden, einzelspielübergreifende Selbstsperren für ihre Kunden anzubieten. Spieler könnten so etwa die Möglichkeit bekommen, ihren Nutzer-Account für bestimmte Spielgenres (z. B. Online-Rollenspiele oder Strategiespiele) selbst zu sperren, sodass Spiele dieser Genres nicht mehr gekauft und installiert werden können und der Spieler durch die Vertriebsplattformen auch keine Werbung mehr zu diesen Spielen erhält.

Ein weiteres klassisches System der Selbstregulation besteht darin, dem Spieler zu ermöglichen sein Spielverhalten durch zeitliche oder auch finanzielle Sperrsysteme zu begrenzen. Im Glücksspielbereich haben Selbstbeschränkung der Spielzeit und des Spielbudgets einen nachweislich positiven Effekt auf intensive Online-Glücksspieler, die hierdurch mehr Kontrolle über ihr Spielverhalten gewinnen (Griffith u. Auer 2012). Im Computerspielbereich sind solche Systeme nahezu ausschließlich als optionale Zusatzsoftware zu erwerben oder werden im Rahmen einiger Spiele im Rahmen sog. Parental Controls angeboten (Yousafzai et al. 2014). Für eine effektive Selbstregulation erscheint es jedoch naheliegend, nicht nur Eltern zu ermöglichen, das Spielverhalten ihrer Kinder zu begrenzen, sondern auch Spielern selbst ein Mittel an die Hand zu geben, ihr Spielverhalten zu begrenzen. Hierfür wäre es erforderlich, zeitliche Sperrsysteme für alle Spiele bereitzustellen, die nicht nur von Dritten, sondern auch vom Nutzer selbst genutzt werden können. Ähnlich wie im Bereich des Online-Glücksspiels könnten die Spieler im Rahmen von Selbstlimitationen Zeitkontingente festlegen, die sie täglich oder auch wöchentlich maximal mit dem Spiel verbringen möchten. Nur nach gewissen Zeitabständen darf der Spieler Erhöhungen seines Spielzeitkontingentes festlegen. Dies könnte Problemspielern dabei helfen, bei Einsicht in ihre Problematik Reduktionen zu beschließen, die dann verpflichtend (z. B. für die nächsten 14 Tage) eingehalten werden müssen. Auch hier erscheint die Ermöglichung einer einzelspielübergreifenden Zeitbegrenzung z. B. über die genannten Internet-Vertriebsplattformen sinnvoll, da gefährdete Spieler andernfalls ohne viel Aufwand auf alternative Spiele ausweichen könnten. Im Rahmen von nachträglich monetarisierenden Free-2-Play-Spielen können Selbstlimitierungskonzepte aus dem Glücksspielbereich nahezu unverändert übernommen werden, indem monatliche Maximalbeträge festgelegt und

dann nicht mehr überschritten werden können. Für junge Spieler erscheint hier zusätzlich die Möglichkeit einer durch die Erziehungsberechtigten festzulegenden Ausgabenobergrenze notwendig. Zudem sollten Nutzer die Möglichkeit haben, vorab die möglichen Zahlungswege zu bestimmen, die ihm im Spiel angeboten werden. Gegebenenfalls könnte hier auch eine freiwillige Einschränkung der Bezahlmöglichkeiten auf Prepaid-Systeme, z. B. über Paysafe-Cards oder Gaming-Cards, angedacht werden. Hierbei müsste jedoch auch beachtet werden, ob für den Spieler alternative Möglichkeiten des Itemerwerbs, losgelöst von dem Betreiber, bestehen (Rüdiger 2013).

11.6   Produktgestaltung

In diesem Abschnitt werden verhältnispräventive Maßnahmen des anbieterseitigen Eingriffs in die Produktstruktur beschrieben, von denen angenommen werden kann, dass sie das Gefährdungspotenzial des jeweiligen Produktes reduzieren können (▶ Kap. 10). Derartige Maßnahmen werden häufig unter dem Begriff der unternehmerischen Sozialverantwortung diskutiert und prägen ein anbieterseitiges Konzept zur Vermeidung von Folgeschäden, die durch die Produktnutzung drohen können. Eine freiwillige Reduktion des Gefährdungspotenzials kann für Unternehmen vielfältige Vorteile haben. So kann das Unternehmen damit sein eigenes Image verbessern und auch restriktiveren gesetzlichen Regelungen vorbeugen, die möglicherweise zu Verboten oder zu Vermarktungsbeschränkungen führen (van Rooij et al.2010).

Eine solche unternehmerische Selbstverpflichtung kann für den **Glücksspielbereich** bisher nicht festgestellt werden. Hier gibt es gesetzliche Vorgaben, um das psychotrope Potenzial bestimmter Glücksspielformen zu reduzieren (z. B. weitgehendes Verbot von Live-Wetten). Geldspielautomaten bergen diesbezüglich im Vergleich zu vielen anderen Glücksspielformen ein besonders hohes Risiko, dass die daran teilnehmenden Personen eine Spielsucht entwickeln (vgl. Meyer u. Bachmann 2011, Meyer u. Hayer 2010b). Als Ursache hierfür werden bestimmte Charakteristika der Automatenspiele angesehen (z. B. extrem schnelle Abfolge von Einzelspielen). Um das Suchtpotenzial der Automatenspiele zu reduzieren, müssten demnach dessen Spielparameter präventiv verändert werden (vgl. Meyer u. Bachmann 2011, Meyer u. Hayer 2010b). Weiterhin wurden Warnhinweise auf den Spielgeräten und in Spieleinrichtungen sowie auf Glückspielseiten als verpflichtend festgelegt. So hat die Automatenbranche gemäß der Spielverordnung »an Geldspielgeräten deutlich sichtbare sich auf das übermäßige Spielen und auf den Jugendschutz beziehende Warnhinweise sowie Hinweise auf Beratungsmöglichkeiten bei pathologischem Spielverhalten anzubringen. Der Aufsteller hat in einer Spielhalle Informationsmaterial über Risiken des übermäßigen Spielens sichtbar auszulegen« (§ 6 Abs. 4 SpielV). Als Konsequenz finden sich Warnhinweise zu Gefahren des übermäßigen Spielens sowie die Info-Telefonnummer der Bundeszentrale für gesundheitliche Aufklärung (BZgA) an der Vorderseite von Spielautomaten.

Insbesondere hinsichtlich des psychotropen Potenzials konnten verschiedene Studien einzelne Bestandteile identifizieren, denen eine besondere Bedeutung zugemessen werden muss, wie z. B. die Länge des Auszahlungsintervalls (Chóliz 2010), das Vorhandensein einer Stopptaste (Ladouceur u. Sévigny 2005) sowie das Vorhandensein von Fast-Gewinnen (Côté et al. 2003). Dagegen bringen die oben genannten Warnhinweise, die in Form von Piktogrammen auf den Frontscheiben der Geräte platziert sind, nicht die gewünschten Effekte für den Spielerschutz mit sich (Meyer 2012).

Im **Computerspielbereich** gelten Online-Rollenspiele aber auch Online-Shooterspiele und Strategiespiele als besonders kritisch, da Nutzer dieser Spiele besonders häufig ein zeitlich exzessives und abhängiges Spielverhalten aufweisen (Batthyány et al.2009, Elliot et al. 2012, Mößle u. Rehbein 2013, Rehbein et al. 2010a, Smyth 2007). In einer Schülerbefragung mit Neuntklässlern konnte darüber hinaus gezeigt werden, dass sich selbst unter Spielern verschiedener Spieltitel ein sehr unterschiedlicher Anteil von abhängigen Spielern befindet (Rehbein et al. 2009). Dabei zeigt sich auch, dass nicht zwangsläufig besonders verbreitete und beliebte Spiele besonders problematisch sind. Somit erscheint es plausibel, dass hierfür weiterführende spielstrukturelle Merkmale verantwortlich sind.

Welche Merkmale sich in Computerspielen als besonderes relevant erweisen und ob es möglich ist, aufgrund bestimmter Strukturmerkmale auf das Gefährdungspotenzial des Spielproduktes zu schließen, ist jedoch noch nicht abschließend geklärt und wird derzeit intensiv erforscht (Elliot et al. 2012, King et al. 2011, 2010, Plöger-Werner 2012, Rehbein et al. 2010b). Auf Basis erster Studien lassen sich einige erste kritische Merkmale benennen. Grundsätzlich gelten offene Spielkonzepte ohne festes Ende bzw. abgeschlossene Spielhandlung, die repetitive Spielhandlungen bieten und online genutzt werden können als besonders kritisch. Weiterhin gelten Free-2-Play-Spiele, die virtuelle Itemshops in die virtuelle Spielumgebung integrieren und Einkäufe gegen reale Bezahlung möglich machen, als kritisch. Dies ist insbesondere dann der Fall, wenn in diesen Shops erfolgssteigernde oder den Verlust mindernde Güter erworben werden können (vgl. hierzu auch Pfeiffer 2012). Derartige bislang häufig verdeckte Monetarisierungsstrategien könnten die Bindung der Spieler weiter erhöhen und müssen allein deshalb als kritisch gelten, weil sie Computerspiele strukturell in eine besondere Nähe zu Glücksspielangeboten rücken. Ein bislang kaum beachteter jedoch in letzter Zeit zunehmend diskutierter Aspekt in diesem Zusammenhang ist die Begehung von Begleit- und Beschaffungsdelikten zur Aufrechterhaltung eines problematischen Spielverhaltens. Insbesondere im asiatischen Raum können immer wieder kriminelle Handlungen – insbesondere durch Minderjährige – auf eine suchtartige Spielweise zurückgeführt werden (Rüdiger 2013). Es ist somit zu befürchten, dass entsprechende Delikte zukünftig gerade im Falle problematischer Monetarisierungsstrategien auch im europäischen Raum vermehrt registriert werden.

Weiterhin gelten die Algorithmen als entscheidend, welche die Vergabe von Belohnungen innerhalb des Spieldesigns regulieren. In einer qualitativen Analyse des Kriminologischen Forschungsinstituts Niedersachsens zum Abhängigkeitspotenzial von Online-Rollenspielen anhand der Spiele Metin2 und World of Warcraft konnte gezeigt werden, dass der Belohnungsvergabe in diesen Spielen häufig gerade zu Beginn kontinuierliche und vorhersehbare und im späteren Spielverlauf zunehmend unvorhersehbaren und intermittierenden Verstärkerpläne zugrunde liegen (Plöger-Werner 2012). Die Analyse der Spielwelt im gesamten Spielverlauf konnte persistente Elemente herausstellen, die in Metin2 sogar Nachteile für den Spieler bei längerer Offline-Zeit entstehen lassen. Im Rahmen des spielstrukturellen Umgangs mit Belohnungen könnten sich auch Strukturen als problematisch erweisen, die virtuelle Spielitems und Fortschritte in besonderer Weise hervorheben, z. B. durch Ranglistensystem oder spezielle Visualisierungen von Ausrüstungsgegenständen und Auszeichnungen.

Weiterführende Forschung ist jedoch gerade im Computerspielbereich notwendig, um die Relevanz der einzelnen spielstrukturellen Merkmale für die Entstehung eines abhängigen Computerspielverhaltens ermitteln zu können. Wenn diese besser verstanden werden, könnten selbstverpflichtende Maßnahmen auf Seiten der Anbieter dazu beitragen, das Suchtpotenzial der Spiele zu reduzieren. So wurde bereits vorgeschlagen, dass Spielaufgaben abgekürzt, die notwenigen Punkte für einen Level-Aufstieg reduziert und mehr Speicherpunkte angelegt werden könnten, damit Spieler in einem geringerem Maße zu einem zeitintensiven Spielverhalten angeregt werden und das Spiel flexibler beenden können (Yousafzai et al. 2014). Auch könnten die Anbieter Belohnungsreduktionen über den Zeitverlauf vorsehen, sodass die Belohnungsvergabe innerhalb eines Tages mit fortschreitender Nutzungszeit des Spiels immer geringer ausfällt und das Spielerlebnis damit zunehmend unattraktiv wird. Besonders vielversprechend erscheint jedoch ein vollständiger Verzicht auf spielstrukturelle Merkmale, die unmittelbar ein exzessives Spielverhalten anregen oder mit hoher Wahrscheinlichkeit das Suchtpotenzial massiv erhöhen. So sollte darauf verzichtet werden, Spieler bei längerer Abwesenheit in irgendeiner Weise zu bestrafen oder sie im Rahmen einer persistenten Spielwelt beständig dazu aufzufordern, ihren Spielstatus zu kontrollieren, um bestimmte Vorteile nicht zu versäumen oder bestimmte Nachteile zu vermeiden.

Ein populäres Beispiel für eine in diesem Sinne persistente Spielwelt ist das Online-Spiel **O-Game** (Gameforge), in welchem der Spieler eine Raumflotte unterhält, die jederzeit, auch während der Abwesenheit des Spielers, von anderen Spielern angegriffen und vernichtet werden kann (Fritz 2009).

Weiterhin sollte darauf geachtet werden, dass intermittierende Belohnungen, bei denen Zeitpunkt und Höhe nicht vorhersehbar sind, nicht das Spieldesign dominieren (Rehbein et al. 2010b).

Dass manche Spieleentwickler diese Mechanismen bewusst einsetzen, vermittelt ein Grundlagenartikel von Hopson (2001), in welchem für eine Implementierung intermittierender Belohnungsstrukturen der Begriff des **Behavioral Game Designs** verwendet und argumentiert wird, dass lernpsychologischen Kenntnissen eine zentrale Bedeutung für die Spielerbindung zukommt.

Einzelne Veränderungen wurden von Anbietern bereits umgesetzt. So hat etwa Blizzard Entertainment, der Anbieter von »World of Warcraft«, die Vergabe einer virtuellen Auszeichnung aus dem Spiel entfernt, die Spieler bei einem besonders schnellen Aufstieg ihrer Spielfigur auf Level 80 erwerben konnten (Yousafzai et al. 2014). Diese wurde zuvor in Nutzerforen stark kritisiert, weil sie Spieler zu einem besonders exzessiven Spielverhalten angeregt habe. Anhand dieses Beispiels wird erkennbar, dass Spieleanbieter Einfluss auf die Spielstruktur nehmen können, um das Spieldesign zu »entschärfen«. Kenntnisse über die Spielmerkmale könnten jedoch nicht nur verhältnispräventiv in die Produktgestaltung einfließen sondern auch einen effektiveren Jugendmedienschutz ermöglichen, indem Spiele noch vor ihrem Erscheinen im Rahmen einer jugendschutzrechtlichen Begutachtung bezüglich ihres Gefährdungspotenzials bewertet werden könnten.

Eine weitere verhältnispräventive Maßnahme im Bereich der Produktgestaltung von Computerspielen betrifft Warnhinweise im Spiel. Hierbei handelt es sich um die bislang sichtbarste Maßnahme der Verhältnisprävention, die von Spieleanbietern umgesetzt wird. So erschien beispielsweise auf dem Ladebildschirm des Online-Rollenspiels »World of Warcraft« (Blizzard Entertainment) der Hinweis »Konsumiere alles in Maßen (sogar World of Warcraft)« oder in »Final Fantasy XI« (Square Enix) »Vana'diel zu erkunden ist eine aufregende Erfahrung. Während deiner Zeit hier wirst du die Möglichkeit haben mit vielen zu sprechen, zusammenzuarbeiten und Abenteuer zu erleben und eine Erfahrung zu machen, die einmalig für ein Online-Spiel ist. Dies vorausgeschickt haben wir kein Interesse daran, dass hierdurch dein reales Leben in Mitleidenschaft gezogen wird. Vergiss nicht deine Familie, deine Freunde, deine Schule und deine Arbeit.« (Yousafzai et al. 2014, Übersetzung durch Autor). In dem Aufbausimulationsspiel »Anno 1404« (Ubisoft) erscheinen gestaffelt alle 2 Stunden humoristische Hinweise, die auf die zunehmend lange und ununterbrochene Spielzeit hinweisen und immer nachdrücklicher zum Pause machen auffordern, wie etwa »Wie wäre es mit einem Kaffee?«, »Was macht eigentlich Ihre Familie« oder »Haben Sie heute überhaupt schon etwas gegessen?«. Über derartige bereits in einigen Spielprodukten aufzufindenden Maßnahmen hinaus könnten auch globale Warnhinweise auf die notwendige Spielzeit und die Tatsache informieren, dass ein bestimmtes Spiel ein zeitintensives Spielverhalten anregt und der Spieler auf einen Ausgleich mit realweltlichen Aktivitäten achten soll. Die Industrie könnte sich verpflichten, diese Warnhinweise einheitlich auf alle Spielprodukte der Genres Online-Rollenspiel, Online-Shooterspiel und -Strategiespiel zu verwenden, die bislang als besonders kritisch gelten. Weiterhin zu diskutieren sind Warnhinweise auf den Spieleverpackungen oder unmittelbar beim Online-Kauf der Spiele, sodass gefährdete Spieler den Kauf eines bestimmten Spiels überdenken können. Bei all diesen Maßnahmen ist jedoch die Zweischneidigkeit zu beachten: So ist zu befürchten, dass alleinige Hinweise auf hohe Spielzeiten und ein besonderes »Suchtpotenzial« von vielen Spielern als Qualitätsprädikat für ein besonders involvierendes und anhaltend motivierendes Spielerlebnis verstanden werden. Somit müssten die Warnhinweise einen ernsthaften und seriösen Anstrich erhalten und empirisch auf ihre Wirksamkeit überprüft werden. Dabei sollten auch die möglichen Folgeschäden von Computerspielsucht – ähnlich wie bei Warnhinweisen für stoffgebundene Drogen – explizit benannt werden.

11.7 Werbebeschränkungen

Werbebeschränkungen sollen zum einen dazu dienen, Kinder und Jugendliche nicht auf problematische Produkte aufmerksam zu machen, die für ihr Alter nicht geeignet sind und zum anderen bereits problematische Konsumenten davor schützen, mit suchtassoziierten Reizen konfrontiert zu werden. Für stoffgebundene Süchte wie Alkohol und Zigaretten kann die verhältnispräventive Wirkung von Werbeverboten als gut belegt gelten (Kalke u. Buth 2009).

Für den **Glücksspielbereich** beziehen sich Werbebeschränkungen auf ein Verbot von Fernseh- und Kinowerbung sowie auf ein Werbeverbot in der Nähe von Schulen. Es liegen zwar Untersuchungen zu einer Ausweitung innovativer, auch indirekter Marketingstrategien bei Glücksspielanbietern vor (Monaghan et al. 2008), sowie Studien, welche Auswirkungen von Glücksspielwerbung auf die Kognitionen von Kindern und Jugendlichen belegen (Derevensky et al. 2010), aber es mangelt an Studien, die die Wirksamkeit von Werbeverboten direkt untersucht haben. In der Werberichtlinie zum Glücksspielstaatsvertrag (2012) ist detailliert ausgeführt, in welcher Form glücksspielbezogene Werbung in Deutschland zulässig ist. So ist sie im Fernsehen und Internet grundsätzlich nicht gestattet, im Kino erst nach 18:00 Uhr. Andere Werbemaßnahmen dürfen nicht explizit für eine Teilnahme werben, sondern dürfen nur inhaltlich über das betreffende Spiel informieren und sich dabei nicht an Minderjährige oder andere gefährdete Gruppen richten.

Für den **Computerspielbereich** könnten sich Werbebeschränkung am Glücksspielbereich orientieren. Bei Glücksspielprodukten wird für das Ausmaß an Werbeeinschränkung nach unterschiedlichem Gefährdungspotenzial unterschieden. So könnte auch bei Computerspielen ein anhand eines Kriterienkatalogs ermitteltes hohes Suchtgefährdungspotenzial (▶ Abschn. 11.3) zum Verbot der Bewerbung in verschiedenen Medien, oder zumindest von der Bewerbung zu bestimmten Zeiten bzw. innerhalb von Kindersendungen in Hörfunk und Fernsehen führen. Weiterhin könnte ähnlich wie im Glücksspielbereich ein generelles Werbeverbot von Computerspielen in der Nähe von Schulen und Jugendeinrichtungen diskutiert werden.

Die genannte Werberichtlinie aus dem Glücksspielbereich verbietet zudem Werbung, die »irreführend ist, insbesondere unzutreffende Aussagen über die Gewinnchancen oder Art und Höhe der

Gewinne oder über die angebotenen Glücksspiele enthält«. Als irreführende Werbeaussage im Computerspielbereich kann die Bewerbung sog. Free-2-Play-Spiele als kostenlos gelten. Zwar können die Spiele tatsächlich kostenlos gespielt werden, viele dieser Spiele sind aber so konsequent auf eine nachträgliche Monetarisierung ausgerichtet, dass engagierte Spieler irgendwann zwangsläufig Geld für digitale Spielgegenstände wie Kleidungsstücke oder Ausrüstungsgegenstände ausgeben, um noch im Spiel mithalten zu können (Rüdiger 2013b). Die Anbieter sollten somit verpflichtet werden, nachträglich vorgesehene Kosten bereits vor der ersten Spielteilnahme transparent offenzulegen. Spiele, bei denen sich die Weigerung zum Kauf digitaler Spielitems oder Währungen nachteilig auf den Spielerfolg, die Geschwindigkeit des Voranschreitens im Spiel (z. B. Level-Aufstieg) oder auf das Vorhandensein der verfügbaren Spieloptionen auswirkt, sollten nicht als kostenlos beworben werden dürfen. In diesem Zusammenhang ist insbesondere die häufige Spielteilnahme minderjähriger Nutzer (▶ Abschn. 11.3) und die gleichzeitige (häufig zunächst verdeckte) Monetarisierung von Spielitems als Irreführung und unangemessene Beeinflussung zu beklagen. Kürzlich entschied der Bundesgerichtshof (BGH), dass Kinder in Free-2-Play-Spielen nicht explizit zum Kauf von digitalen Spielitems aufgefordert werden dürfen (BGH, Urteil vom 17.07.2013, Az.: I ZR 34/12, Stöcker 2013). Der Bundesverband der Verbraucherzentralen hatte zuvor gegen die Praxis der Firma Gameforge im Falle des Spiels »Runes of Magic« geklagt, in welchem der Kauf digitaler Spielitems mit dem Satz »Schnapp dir die günstige Gelegenheit und verpasse deiner Rüstung & Waffen das gewisse Etwas« beworben wurde. Direkt unterhalb der Werbeaussage befand sich ein Link zu dem zugehörigen Itemshop. Der Bundesgerichtshof befand, dass dieses Vorgehen nicht mit dem geltenden Recht in Vereinbarung zu bringen wäre. Allerdings handelt es sich bei der hier zitierten Entscheidung des BGH lediglich um ein sog. Versäumnisurteil, gegen das noch Einspruch eingelegt werden konnte. Ob dies zwischenzeitlich geschehen ist, lässt sich derzeit den einschlägigen Datenbanken nicht entnehmen (Stand: November 2013).

11.8   Regelungen zum Konsumumfeld

In diesem Abschnitt werden Maßnahmen beschrieben, die verhältnispräventiv auf das Konsumumfeld einwirken sollen.

So wird beispielsweise im **Glücksspielbereich** das Konsumumfeld in Spielhallen durch ein allgemeines Alkoholverbot (teilweise auch Rauchverbot) in Spielstätten sowie durch Trennwände zwischen den Spielgeräten geregelt. Der wissenschaftliche Kenntnisstand über den Zusammenhang zwischen der Regelung des Konsumumfeldes und glücksspielbezogener Präventionseffekte ist jedoch nicht eindeutig. So stehen sich in der Literatur Studien, welche schon beim Genuss von geringen Mengen Alkohol eine bedeutsame Reduzierung der Kontrolle des Spielverhaltens von Automatenspielern feststellen (Baron u. Dickerson 1999, Cronce u. Corbin 2010, Kyngdon u. Dickerson 1999) und Untersuchungen, welche keine eindeutige Beziehung zwischen dem Trinken von Alkohol und dem Glücksspielen feststellen konnten (Breslin et al. 1999, Ellery et al. 2005), gegenüber. Auch gibt es weltweit nicht viele Untersuchungen, die die Frage untersucht haben, inwiefern mit einem Rauchverbot in Spielstätten auch glücksspielbezogene Präventionseffekte erzielt werden können. Die hierzu bekannten Ergebnisse kommen aus Australien: Demnach ist es durch das Rauchverbot zu einem generellen Rückgang der Spielumsätze gekommen und damit verbunden haben die Spieler auch weniger Geld verloren (Lal u. Siahpush 2008). Es ist jedoch unklar, welche Wirkungen das Rauchverbot auf die Spieler im Einzelnen hatte: ob durch das Rauchverbot nur auf andere Glücksspielformen ausgewichen worden ist oder ob tatsächlich die Rauchpausen einen kontrollierteren Umgang mit dem Automatenspiel bewirkt haben. Dieser Befund wird jedoch gestützt durch die Ergebnisse einer Befragung von Automatenaufstellern, die das Rauchverbot als effektivste aller Maßnahmen zur Schadensminimierung bezeichneten (Williams u. Simpson 2008).

Im **Computerspielbereich** sind gegenüber dem Glücksspielbereich kaum äußere Eingriffsmöglichkeiten in das Konsumumfeld zu konstatieren, denn die Nutzung von Computerspielen findet größtenteils im privaten Raum statt. Computerspielverantaltungen wie Spielemessen, öffentlich zugängliche Arcarde-Spielgeräte, LAN-Partys und professionell veranstaltete Computerspielturniere stellen zwar Formen der öffentlichen Darbietung dar, können aber für die Ausübung des regelmäßigen Spielverhaltens nicht als zentral gelten. Sicherlich könnte in diesen öffentlichen Spielkontexten eine vergleichbare Beschränkung des Konsums von Alkohol und Nikotin wie in Kasinos und Spielhallen diskutiert werden. Sofern es sich um Veranstaltungen für minderjährige Personen handelt, wären diese Verbote ohnehin aus jugendschutzrechtlichen Überlegungen heraus angezeigt. Es fehlen jedoch bislang Studien dazu, ob derartige Maßnahmen tatsächlich eine nennenswerte verhältnispräventive Wirkung entfalten können. Insgesamt dürfte sich hier für den Computerspielbereich kein zentraler Ansatzpunkt für die Prävention ergeben.

11.9 Ausblick

In diesem Kapitel wurde eine Vielzahl verhaltenspräventiver Maßnahmen in den Bereichen Glücksspiel- und Computerspielsucht diskutiert. Es konnte gezeigt werden, dass die Glücksspielsucht als historischer Prototyp stoffungebundener Suchterkrankungen einen geeigneten Referenzrahmen bietet, um die Bedeutung verhaltenspräventiver Maßnahmen auch für andere diskutierte, jedoch bislang nicht klinisch anerkannte Verhaltenssüchte auszuloten. Dies zeigt, dass für die Prävention stoffungebundener Süchte bereits bestehende Erfahrungen aus der Glücksspielsucht berücksichtigt werden sollten, um nicht in jeder Hinsicht »das Rad neu erfinden zu müssen«. Auf der anderen Seite erscheint aber auch eine mutige Offenheit für bislang noch gänzlich unerprobte Maßnahmen sowie eine begriffliche Weiterentwicklung notwendig, damit sich Konzepte der Verhältnisprävention auch über den Glücksspielbereich hinaus systematisieren lassen und nicht auf diesen beschränkt bleiben.

Die Ausführungen zeigen, dass mit der gegenwärtigen Studienlage eine evidenzbasierte Einschätzung der Wirksamkeit verhältnispräventiver Maßnahmen im Glücksspielbereich zumindest unter gewissen Einschränkung möglich ist, wenngleich noch ein großer Forschungsbedarf besteht (Kalke et al.

2012). Als besonders wirksam gelten die Begrenzung der generellen Verfügbarkeit von Glücksspielen, der technische Spielerschutz sowie Beschränkungen des Alkohol- und Tabakkonsums während des Glücksspiels (► Kap. 2). Dennoch ist für den Glücksspielbereich zu konstatieren, dass viele Maßnahmen bislang offenbar nur halbherzig umgesetzt wurden und noch aussagekräftigere Studien durchgeführt werden müssen, um differenzierte Aussagen über die Wirksamkeit der Verhältnisprävention – auch in ihrem Zusammenspiel mit verhaltenspräventiven Maßnahmen – zu ermöglichen.

Die Einschätzung des Nutzens verhältnispräventiver Maßnahmen im Computerspielbereich ist bislang aufgrund fehlender empirischer Forschungsdaten nicht möglich und bislang haben sich auch theoretische Arbeiten kaum mit diesem Thema beschäftigt. Daher wurde bei Erstellung dieses Kapitels ein Schwerpunkt darauf gelegt, mögliche Maßnahmen in Anlehnung an den Glücksspielbereich zu skizzieren und deren mögliche Reichweite aber auch Grenzen unter pragmatischen Gesichtspunkten zu diskutieren. Hierbei zeigt sich, dass auf die krankheitsauslösenden Verhältnisse, die die Computerspielsucht begünstigen, bislang in kaum einer Weise präventiv eingewirkt wurde. So wurden bislang keinerlei erkennbare Früherkennungsmaßnahmen seitens der Anbieter etabliert, um problematische Computerspieler zu erkennen und adäquate Interventionen (seien es auch nur einfache Informationsangebote) einzuleiten. Der Jugendmedienschutz muss im Hinblick auf seine Effektivität zur Verhinderung von Computerspielsucht als hochgradig defizitär eingeschätzt werden. So ist dieser zum einen bislang primär auf datenträgergebundene Spielprodukte ausgerichtet und nicht auf online vermarktete Spiele. Da aber auch weiterhin ein zunehmender Trend zur Online-Distribution von Computerspielen und der Bereitstellung von Online-Erlebniswelten zu erwarten ist, könnte sich diese Problematik irgendwann bis zu einem Punkt verschärfen, in der sich der Jugendmedienschutz zu Computerspielen quasi selbst abgeschafft oder überflüssig gemacht hat. Zum anderen ist der Jugendmedienschutz bislang extrem defizitär im Hinblick auf die besondere Bindungswirkung und das Suchtpotenzial bestimmter Spiele und Spielgenres. Das gleiche gilt für problematische

Monetarisierungsstrategien seitens der Anbieter von Free-2-Play-Spielen, welche Computerspiele in die strukturelle Nähe von Glücksspielen rücken. Diesen im Rahmen dieses Kapitels nur in Ansätzen skizzierten Problemen sollte dringend durch eine weitreichende Reform des Jugendmedienschutzes begegnet werden.

Weiterhin bestehen bislang noch unausgeschöpfte Möglichkeiten im Hinblick auf die externe Beschränkung von Konsummöglichkeiten. Angesichts der hohen und beständigen Verfügbarkeit interaktiver Medien im privaten Raum sollte gerade der öffentliche Raum ein ausgleichendes Element darstellen, indem insbesondere Schulen und Jugendeinrichtungen »computerspielfrei« bleiben und in Kaufhäusern minderjährige Personen nicht mit Spielstationen »geködert« werden. Inwieweit in Anlehnung an die skizzierten Maßnahmen in China und Südkorea auch hierzulande äußere Eingriffe in die private Computerspielnutzung Minderjähriger möglich und sinnvoll sind, muss jedoch kritischer gesehen werden. Auf der einen Seite kann argumentiert werden, dass die Einschränkungen vergleichsweise milde erscheinen, wenn minderjährigen Spielern beispielsweise eine 4-stündige Nutzung pro Tag noch erlaubt wird oder sie nur vom nächtlichen Spielen abgehalten werden. Auf der anderen Seite dürfte in solchen Maßnahmen ein äußerer Eingriff in das grundgesetzlich geschützte allgemeine Persönlichkeitsrecht der Jugendlichen als auch das durch die Verfassung verbürgte Erziehungsrecht der Eltern gesehen werden. Ob und inwieweit solche Eingriffe in unsere Rechtsordnung überhaupt möglich sind, lässt sich im Rahmen dieses Übersichtsbeitrages nicht beantworten.

Vergleichsweise leicht umsetzbar erscheint es hingegen, Computerspielern von Seiten der Anbieter Möglichkeiten der Selbstbeschränkung ihres Spielverhaltens an die Hand zu geben. Es sollten Studien dazu durchgeführt werden, inwieweit solche Maßnahmen von Intensiv- und Problemspielern angenommen werden und ob sie tatsächlich dahingehend wirken, dass Spieler eine bessere Kontrolle über ihr Spielverhalten erlangen. Auch auf elektronische (interaktive) Warnhinweise sollte hingewirkt werden. Auch hier muss jedoch tatsächlicher Spielerschutz im Vordergrund stehen. Die Maßnahmen dürfen also nicht vordergründig

dazu dienen, eine vermeintliche unternehmerische Sozialverantwortung nach außen zu signalisieren, die in Wirklichkeit primär der eigenen Imagepflege dient. Ähnliches gilt für die skizzierten Eingriffe in die Produktgestaltung, um Spieldesigns in psychotroper Hinsicht zu »entschärfen«. Auch hier sind die Anbieter ganz offensichtlich einem Ambivalenzkonflikt ausgesetzt, indem Sie auf der einen Seite besonders unterhaltsame, bindende und auch marktwirtschaftlich tragfähige Angebote entwickeln müssen, während die ihnen dafür zur Verfügung stehenden Gestaltungsmittel gleichzeitig das Risiko erhöhen, Konsumenten computerspielsüchtig zu machen. Dieser Konflikt lässt sich nur unter der Voraussetzung zufriedenstellend auflösen, dass dieser nicht ausschließlich den Anbietern überlassen wird, sondern auch in die Zuständigkeit des bereits skizzierten Jugendmedienschutzes fällt. In diesem Kontext sollte auch über ganz pragmatische Lösungen nachgedacht werden, indem beispielsweise bestimmte Computerspiele mit verdeckten Monetarisierungsstrategien oder aber bestimmten spielerbindenden Strukturmerkmalen als Glücksspielsurrogate aufgefasst werden und damit den gleichen Verbreitungs- und Vermarktungsbeschränkungen wie echte Glücksspielangebote unterliegen.

Werbebeschränkungen sollten gesetzlich in einer Weise verankert werden, dass sie gleichfalls diesen Überlegungen und Ausrichtungen Rechnung tragen. Auch dazu wurden in diesem Beitrag einige mögliche Wege skizziert, die jedoch ebenfalls auf ihre Wirksamkeit und Umsetzbarkeit überprüft werden müssen. Den für den Glücksspielbereich relevanten Beschränkungen der Konsummöglichkeiten durch Alkohol- und Rauchverbote in Spielstätten wird – wie bereits dargestellt – vermutlich kein hoher Stellenwert für die Prävention von Computerspielsucht zukommen.

Insgesamt wird sich jedoch die Frage, inwieweit sich als erfolgreich geltende Konzepte der Glücksspielsuchtprävention auch auf den Computerspielbereich übertragen lassen, nur im Rahmen von empirischen Studien klären lassen. Somit stehen diese Ausführungen nicht nur als Anregung für gesundheitspolitische Akteure, sondern auch als Ideenquelle für wissenschaftliche Studien, welche die Implementierung entsprechender Maßnahmen wissenschaftlich vorbereiten oder begleiten.

Literatur

Altenhain K, Liesching M (2011) »Computerspielsucht «im Jugendmedienschutzrecht. BPMJ-Aktuell 1: 3–18

APA (2013) American Psychiatric Association. Diagnostic and Statistical Manual of Mental Disorders Fifth Edition DSM-5. American Psychiatric Publishing, Arlington, VA

Ariyabuddhiphongs V (2013) Problem gambling prevention: before, during, and after measures. Int J Ment Health Addiction 11: 568–582

Baron E, Dickerson M (1999) Alcohol consumption and self-control of gambling behaviour. J Gambl Stud 15: 3–15

Batthyány D, Müller KW, Benker F et al. (2009) Computerspielverhalten: Klinische Merkmale von Abhängigkeit und Missbrauch bei Jugendlichen. Wiener Klin Wochenschr 121: 502–509

Bauer U (2005) Das Präventionsdilemma: Potenziale schulischer Kompetenzförderung. Prävention. Z Gesundheitsförderung 25: 67–70

Bleckmann P, Rehbein F, Seidel M et al. (2014) MEDIA PROTECT – a program targeting parents to prevent children's problematic use of screen media. J Children's Services (in press)

Breslin FC, Sobell MB, Cappell H et al. (1999) The effects of alcohol, gender, and sensation seeking on the gambling choices of social drinkers. Psychol Addictive Behav 13: 243

Burge AN, Pietrzak RH, Petry NM (2006) Pre/early adolescent onset of gambling and psychosocial problems in treatment-seeking pathological gamblers. J Gambl Stud 22: 263–274

Caoili E (2011) South Korea's shutdown law goes into effect. ► http://www.gamasutra.com/view/news/38251/South_Koreas_Shutdown_Law_Goes_Into_Effect.php. Zugegriffen: 5. Juli 2014

Caoili E (2012) 'Cooling Off System' and blocking minors from betas, this week in Korean news. ► http://www.gamasutra.com/view/news/129363/Cooling_Off_System_and_blocking_minors_from_betas_this_week_in_Korean_news.php. Zugegriffen: 5. Juli 2014

Chóliz M (2010) Experimental analysis of the game in pathological gamblers: effect of the immediacy of the reward in slot machines. J Gambl Stud 26: 249–256

Côté D, Caron A, Aubert J et al. (2003) Near wins prolong gambling on a video lottery terminal. J Gambl Stud 19: 433–438

Cronce JM, Corbin WR (2010) Effects of alcohol and initial gambling outcomes on within-session gambling behavior. Experimental Clin Psychopharmacol 18: 145

Derevensky J, Sklar A, Gupta R et al. (2010) An empirical study examining the impact of gambling advertisements on adolescent gambling attitudes and behaviors. Int J Ment Health Addiction 8: 21–34

Dufour J, Ladouceur R, Giroux I (2010) Training program on responsible gambling among video lottery employees. Int Gambl Stud 10: 61–79

Duven E, Giralt S, Müller KW et al. (2011) Problematisches Glücksspielverhalten bei Kindern und Jugendlichen in Rheinland Pfalz. In: Johannes Gutenberg-Universität, Mainz

Ellery M, Stewart SH, Loba P (2005) Alcohol's effects on video lottery terminal (VLT) play among probable pathological and non-pathological gamblers. J Gambl Stud 21: 299–324

Elliott L, Golub A, Ream G et al. (2012) Video Game Genre es a Predictor of Problem Use. Cyberpsychol Behav Soc Netw 15: 1–7

Feierabend S, Klingler W (2000) JIM 2000 – Jugend, Information, (Multi-)Media. Basisuntersuchung zum Medienumgang 12 bis 19-Jähriger in Deutschland. Medienpädagogischer Forschungsverbund Südwest, Baden-Baden

Feierabend S, Karg U, Rathgeb T (2012) JIM-Studie 2012. Jugend, Information, (Multi-)Media. Basisuntersuchung zum Medienumgang 12- bis 19-Jähriger. Medienpädagogischer Forschungsverbund Südwest, Stuttgart

Festl R, Scharkow M, Quandt T (2013) Problematic computer game use among adolescents, younger and older adults. Addiction 108: 592–599

Fritz J (2009) Spielen in virtuellen Gemeinschaften. In: Quandt T, Wimmer J, Wolling J (Hrsg) Die Computerspieler. Springer, pp 135–147

Griffiths MD (2005) Relationship between Gambling and Video-game Playing: a response to Johansson and Gotestam. Psychological reports 96: 644–646

Griffiths MD, Meredith A (2009) Videogame addiction and treatment. J Contemporary Psychotherapie 39: 47–53

Griffiths MD, Auer M (2012) Voluntary limit setting and playercChoice in most intensive online gamblers: an empirical study of gambling behaviour. J Gambl Stud

Häfeli J, Lischer S, Schwarz J (2011) Early detection items and responsible gambling features for online gambling. Int Gambl Stud 11: 273–288

Hayer T (2012) Jugendliche und glücksspielbezogene Probleme: Risikobedingungen, Entwicklungsmodelle und Implikationen für präventive Handlungsstrategien. Lang, Frankfurt a. M.

Hing N, Nuske E (2011) Assisting problem gamblers in the gaming venue: an assessment of practices and procedures followed by frontline hospitality staff. Int J Hospitality Management 30: 459–467

Hopson J (2001) Behavioral Game Design. ► http://www.gamasutra.com/view/feature/131494/behavioral_game_design.php. Zugegriffen: 5. Juli 2014

Kalke J, Buth S (2009) Verhältnisorientierte Suchtprävention. ProJugend 3: 4–8

Kalke J, Verthein U, Buth S et al. (2011) Glücksspielsucht-Prävention bei den staatlichen Lotterien: Evaluation der Schulungen des Annahmestellenpersonals. Suchttherapie 12: 178–185

Kalke J, Buth S, Hayer T (2012) Indizierte Prävention im Glücksspielbereich: Wissenschaftlicher Kenntnisstand und zukünftige Herausforderungen. Sucht 58: 359–368

King DL, Delfabbro PH, Griffiths MD (2010) Video game structural characteristics: a new psychological taxonomy. Int J Ment Health Addiction 8: 90–106

King DL, Delfabbro PH, Griffiths MD (2011) The role of structural characteristics in problematic video game play: an empirical study. Int J Ment Health Addiction 9: 320–333

Kleimann M (2009) Medienerziehung als Herausforderung zwischen Prävention und Dauerintervention. Psychiatrische Praxis 80: 50–52

Kyngdon A, Dickerson M (1999) An experimental study of the effect of prior alcohol consumption on a simulated gambling activity. Addiction 94: 697–707

Ladouceur R, Sévigny S (2005) Structural Characteristics of Video Lotteries: Effects of a Stopping Device on Illusion of Control and Gambling Persistence. J Gambl Stud 21: 117–131

Ladouceur R, Jacques C, Giroux I et al. (2000) Brief communications analysis of a casino's self-exclusion program. J Gambl Stud 16: 453–460

Ladouceur R, Boutin C, Doucet C et al. (2004) Awareness Promotion About Excessive Gambling Among Video Lottery Retailers. J Gambl Stud 20: 181–185

Ladouceur R, Sylvain C, Gosselin P (2007) Self-exclusion program: A longitudinal evaluation study. J Gambl Stud 23: 85–94

Lal A, Siahpush M (2008) The effect of smoke-free policies on electronic gaming machine expenditure in Victoria, Australia. J Epidemiol Commun Health 62: 11–15

Meyer G (2012) Stellungnahme zu dem Antrag der Abgeordneten Angelika Graf, Bärbel Bas, Elke Ferner und weiterer Abgeordneter der Fraktion der SPD »Glücksspielsucht bekämpfen« Deutscher Bundestag, Berlin

Meyer G, Bachmann M (2011) Spielsucht: Ursachen, Therapie und Prävention von glücksspielbezogenem Suchtverhalten. Springer, Berlin Heidelberg

Meyer G, Hayer T (2005) Das Gefährdungspotenzial von Lotterien und Sportwetten – Eine Untersuchung von Spielern aus Versorgungseinrichtungen. Ministerium für Arbeit, Gesundheit und Soziales des Landes Nordrhein-Westfalen, Düsseldorf

Meyer G, Hayer T (2008) Die Identifikation von Problemspielern in Spielstätten. Prävention Gesundheitsförderung 3: 67–74

Meyer G, Hayer T (2010a) Die Effektivität der Spielsperre als Maßnahme des Spielerschutzes. Eine empirische Untersuchung von gesperrten Spielern. Lang, Frankfurt a. M.

Meyer G, Hayer T (2010b) Problematisches und pathologisches Spielverhalten bei Glücksspielen: Epidemiologie und Prävention. Bundesgesundheitsblatt 53: 295–305

Meyer C, Rumpf H-J, Kreuzer A et al. (2011) Pathologisches Glücksspielen und Epidemiologie (PAGE): Entstehung, Komorbidität, Remission und Behandlung. Endbericht an das Hessische Ministerium des Innern und für Sport. Universitäten Greifswald und Lübeck, Greifswald/Lübeck

Monaghan S, Derevensky J, Sklar A (2008) Impact of gambling advertisements and marketing on children

and adolescents: Policy recommendations to minimise harm. J Gambl Issues 22: 252–274

Mößle T (2012) dick, dumm, abhängig, gewalttätig? Problematische Mediennutzungsmuster und ihre Folgen im Kindesalter. Ergebnisse des Berliner Längsschnitt Medien. Nomos, Baden Baden

Mößle T, Rehbein F (2013) Predictors of problematic video game usage in childhood and adolescence. Sucht 59: 129–142

Nelson SE, Kleschinsky JH, Labrie RA et al. (2010) One decade of self exclusion: Missouri casino self-excluders four to ten years after enrollment. J Gambl Stud 26: 129–144

Petry NM, Rehbein F, Gentile DA et al. (2014) An international consensus for assessing Internet gaming disorder using the DSM-5 approach. Addiction doi: 10.1111/add.12457

Pfeiffer R (2012) Hochprozentiges für Kinder, Jugendliche und Erwachsene – Das Abhängigkeitspotenzial von Online-Rollenspielen und Browserspielen. In: Möller C (Hrsg) Internet- und Computersucht. Ein Praxishandbuch für Therapeuten, Pädagogen und Eltern. Kohlhammer, Stuttgart

Plöger-Werner M (2012) Wie Onlinerollenspiele süchtig machen – am Beispiel von World of Warcraft und Metin2. Tectum, Marburg

Rehbein F (2011) Mediengewalt und Kognition. Eine experimentelle Untersuchung der Wirkung gewalthaltiger Bildschirmmedien auf Gedächtnis- und Konzentrationsleistung am Beispiel der Computerspielnutzung. Nomos, Baden Baden

Rehbein F, Mößle T (2012) Risikofaktoren für Computerspielabhängigkeit: Wer ist gefährdet? Sucht 58: 391–400

Rehbein F, Mößle T (2013) Video game addiction and Internet addiction: Is there a need for differentiation? Sucht 59: 153–164

Rehbein F, Kleimann M, Mößle T (2009) Computerspielabhängigkeit im Kindes- und Jugendalter. Empirische Befunde zu Ursachen, Diagnostik und Komorbiditäten unter besonderer Berücksichtigung spielimmanenter Abhängigkeitsmerkmale. Kriminologisches Forschungsinstitut Niedersachsen e. V. (KFN), Hannover

Rehbein F, Kleimann M, Mößle T (2010a) Prevalence and Risk Factors of Video Game Dependency in Adolescence: Results of a German Nationwide Survey. Cyberpsychol Behav Soc Netw 13: 269–277

Rehbein F, Mößle T, Zenses E-M et al. (2010b) Zum Suchtpotential von Computerspielen. Onlinerollenspiele wie "World of Warcraft" bergen ein erhöhtes Abhängigkeitsrisiko und erfordern Konsequenzen in den Bereichen Jugendmedienschutz und Prävention. Jugendmedienschutz-Report 6: 8–12

Rheinberg F, Vollmeyer R (2003) Flow-Erleben in einem Computerspiel unter experimentell variierten Bedingungen. Z Psychol 211: 161–170

Rüdiger T-G (2013a) Gamecrime und Metacrime. In: Bigl B, Stoppe S (eds) Playing with virtuality: Theories and methods of computer game studies (Medienrausch). Lang, Frankfurt a. M. pp 397–417

Rüdiger T-G (2013b) Sex offenders in the virtual worlds. In:
Fachhochschule der Polizei des Landes Brandenburg
(Hrsg) Oranienburger Schriften Sonderausgabe 2013.
Oranienburg

Schiefele U, Roussakis E (2006) Die Bedingungen des Flow-
Erlebens in einer experimentellen Spielsituation. Z
Psychol 214: 207–219

Schmidt J-H, Drosselmeier M, Rohde W et al. (2011) Prob-
lematische Nutzung und Abhängigkeit von Compu-
terspielen. In: Fritz J, Lampert C, Schmidt J-H, Witting
T (Hrsg) Kompetenzen und exzessive Nutzung bei
Computerspielern: Gefordert, gefördert, gefährdet.
Vistas, Berlin, S 201–251

Smyth JM (2007) Beyond Self-Selection in Video Game Play:
An Experimental Examination of the Consequences of
Massively Multiplayer Online Role-Playing Game Play.
Cyberpsychol Behav 10: 717–721

Stöcker C (2013) BGH-Urteil: Gameforge darf digitales Spiel-
zubehör nicht bei Kindern bewerben. Spiegel Online.
► http://www.spiegel.de/netzwelt/netzpolitik/bgh-
urteil-gameforge-darf-nicht-fuer-item-sales-an-kinder-
werben-a-911888.html. Zugegriffen: 10. Juli 2014

Strasburger VC, Hogan MJ (2013) Police Statement. Children,
Adolescents, and the Media. Pediatrics 132: 958–961

Van Rooij AJ, Meerkerk GJ, Schoenmakers TM et al. (2010) Video game addiction and social responsibility. Addiction
Res Theory 18: 489–493

Vasiliadis SD, Jackson AC, Christensen D et al. (2013) Physical
accessibility of gaming opportunity and its relationship to gaming involvement and problem gambling: A
systematic review. J Gambl Issues: 1–46

Williams RJ, Simpson RI (2008) Promising practices in the
prevention of problem gambling. Ontario Problem
Gambling Research Centre

Yousafzai S, Hussain Z, Griffiths MD (2014) Social responsibility in online videogaming: what should the videogame
industry do? Addiction Res Theory 22(3): 181–185.
doi:10.3109/16066359.2013.812203

Verhaltensprävention von pathologischem Glücksspielen

B. Braun, A. Kräplin, G. Bühringer

12.1   Einführung

Bei der Planung von Maßnahmen zur Prävention pathologischen Glücksspielens (PG; ▶ Kap. 2) bzw. von Störungen durch Glücksspielen (DSM-5; APA 2013) sind drei Besonderheiten zu beachten:

- Der Anteil an Glücksspielern in der Bevölkerung ist hoch, aber nur ein sehr kleiner Prozentanteil entwickelt eine Störung: Bei einer 12-Monats-Prävalenz des Glücksspielens in Deutschland von etwa 45 % werden etwa 0,3 % der Bevölkerung (Meyer et al. 2011, Sassen et al. 2011a) bzw. 0,5 % der aktuellen Glücksspieler (Sassen et al. 2011a) als Personen mit der Diagnose PG eingestuft (aufgrund von Selbstangaben in Fragebögen oder strukturierten Interviews).
- Personen mit PG weisen einen hohen Anteil komorbider psychischer Störungen auf, beispielsweise für affektive Störungen bis zu 64 %, für alkoholbezogene Störungen bis zu 73 % (▶ Abschn. 12.2.2, Überblick bei Lorains et al. 2011, Sleczka et al. 2013).
- Remissionen ohne formelle Hilfe sind häufig, je nach Studie bis zu 80 % (Meyer et al. 2011). Für verhaltenspräventive Maßnahmen bedeutet diese Ausgangslage u. a., dass universelle Ansätze nur eine geringe Zielgruppe erreichen und Kosten-Nutzen-Überlegungen besonders relevant sind, dass die komorbiden psychischen Störungen besonders berücksichtigt sowie Remissionen ohne formelle Hilfe genau untersucht und vermehrt unterstützt werden sollten. Nach der üblichen Konvention werden zur Verhaltensprävention personenbezogene Maßnahmen eingesetzt, mit dem Ziel sowohl des Abbaus von Risikofaktoren/Senkung der Vulnerabilität als auch der Förderung von Schutzfaktoren/Förderung der Resilienz (vgl. Bühler u. Bühringer 2014). Diese können auf Ebene der universellen, selektiven und indizierten Prävention umgesetzt werden (Mrazek u. Haggerty 1994).

In diesem Kapitel werden zunächst personenbezogene Korrelate und Risikofaktoren für PG dargestellt, da die Konzeptentwicklung präventiver Strategien auf der Kenntnis relevanter Einflussfaktoren und daraus abgeleiteter ätiologischer Modelle für PG basieren sollte. Anschließend werden **verhaltenspräventive Ansätze** und Maßnahmen vorgestellt: Dabei soll der wissenschaftliche Kenntnisstand zur Wirksamkeit von Präventionsmaßnahmen anhand aktueller Überblicksarbeiten zusammengefasst werden. Ein weiterer Schwerpunkt ist die Frage nach der Verbesserung der derzeit geringen Erreichbarkeit von Glücksspielern, die erste Anzeichen einer beginnenden Störung zeigen und die somit die Zielgruppe für selektive und indizierte Präventionsmaßnahmen bilden könnten. Zuletzt erfolgt eine Darstellung der in der Literatur empfohlenen Leitlinien für Präventionsstrategien.

12.2   Korrelate und Risikofaktoren für pathologisches Glücksspielen

Für eine adäquate Interpretation der Studienbefunde wird zunächst der Begriff ,Risikofaktor' definiert (◘ Abb. 12.1). Faktoren, für die sich statistisch signifikante Zusammenhänge mit PG zeigen, gelten als Korrelate. Ein Risikofaktor setzt voraus, dass der Faktor dem Störungsbeginn vorausgeht (Kraemer et al. 1997). Ist ein solcher Risikofaktor nicht veränderbar, wie z. B. Ethnie oder Geschlecht, spricht man von einem festen Marker. Variable Risikofaktoren können sich dagegen ändern. Ein variabler Risikofaktor, dessen Manipulation nachweislich eine Veränderung des Risikos der PG-Entwicklung bewirkt, wird als kausaler Risikofaktor bezeichnet. Ansonsten spricht man von variablen Markern wie z. B. die Variable Alter, welche nicht beeinflusst werden kann.

Hinsichtlich der Entwicklung von Präventionsmaßnahmen stehen kausale Risikofaktoren im Vordergrund. Diese lassen sich jedoch nur mit Längsschnittstudien nachweisen. In Querschnittsbefunden, bei denen meist (retrospektive) Korrelate erhoben werden, kann es dagegen zu einer Konfundierung von Risikofaktoren, Symptomen und Folgen von PG kommen. Trotzdem können diese Studien wertvolle Hinweise für potenzielle Risikofaktoren erbringen, die wiederum Ausgangspunkt für die Testung im Längsschnitt sowie für die Entwicklung von selektiven und indizierten Präventionsstrategien sein können. Im Folgenden werden daher sowohl Risikofaktoren als auch Korrelate von PG dargestellt.

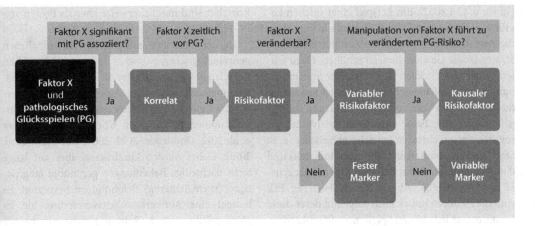

■ Abb. 12.1 Überblick zur Einordnung von Korrelaten, Risikofaktoren und Markern (Adaptiert nach Kraemer et al. 1997)

12.2.1 Soziodemografische Merkmale

Bisherige Studien weisen darauf hin, dass die Variable Alter ein wichtiger variabler Marker für PG ist, wobei ein jüngeres Alter mit einem höheren Risiko zusammenhängt (z. B. Götestam u. Johansson 2003, Hurrelmann et al. 2003, National Research Council 2003, Volberg et al. 2001). Weiterhin zeigte sich in zwei Überblicksarbeiten, dass Geschlecht ein wichtiger fester Marker ist (für einen Überblick s. Johansson et al. 2009, National Research Council 2003). So haben Männer ein höheres Risiko für eine Diagnose. Ebenso ist die Zugehörigkeit zu einer ethnischen Minderheit ein fester Marker (z. B. Mason u. Arnold 2007, National Research Council 2003, Sassen et al. 2011a, Volberg et al. 2001, Welte et al. 2004).

Als weitere sozioökonomische Korrelate für PG werden ein niedriger sozioökonomischer Status und geringeres Einkommen, Arbeitslosigkeit, ein geringerer Schulabschluss sowie der ledige Familienstand diskutiert (z. B. Götestam u. Johansson 2003, Johansson et al. 2009, Welte et al. 2004). Jedoch ist die Befundlage hier weniger eindeutig (z. B. Bondolfi et al. 2000, Götestam u. Johansson 2003). Dies könnte auf länderspezifische, aber auch methodische und stichprobenbezogene Unterschieden zurückzuführen sein (Sassen et al. 2011b).

12.2.2 Komorbide Störungen

Ein auffälliges Korrelat bei epidemiologischen und klinischen Untersuchungen zu PG ist die erhöhte Rate an komorbiden Störungen. Besonders prävalent sind affektive Störungen, Angststörungen und Substanzstörungen (Hodgins et al. 2005), vor allem Alkohol- und Nikotinabhängigkeit (z. B. Kessler et al. 2008, Petry et al. 2005, Premper u. Schulz 2008; für einen Überblick s. Lorains et al. 2011, Sleczka et al. 2013). Weiterhin zeigen Untersuchungen eine erhöhte Komorbidität mit Impulskontrollstörungen und Persönlichkeitsstörungen (z. B. Grant u. Kim 2003, Grüsser et al. 2005) sowie einer Reihe von externalisierenden Störungen wie ADHS oder Verhaltensstörungen (Kessler et al. 2008). Retrospektiv erfragt zeigte sich bei Kessler et al. (2008), dass einige Störungen gänzlich oder zum größten Teil zeitlich vor der Entwicklung von PG vorzuliegen scheinen. Dazu gehören z. B. ADHS, Depression oder einige Angststörungen wie Phobien. Unklar ist bisher, ob und in welcher Form diese Störungen zur Entwicklung von PG beitragen.

12.2.3 Kognitive Faktoren

Ein gut untersuchtes Korrelat des PGs sind kognitive Verzerrungen (z. B. Fortune u. Goodie 2011, Johansson et al. 2009), u. a. hinsichtlich der eigenen Glücksspielkompetenz und des Spielgeschehens

(Raylu u. Oei 2002). Ein Beispiel einer solchen kognitiven Verzerrung ist die Kontrollillusion, d. h. die Annahme, dass bestimmte Kompetenzen oder Strategien die Gewinnchancen erhöhen. Dazu fehlen bisher aber Studien in natürlicher Spielumgebung sowie im Längsschnitt. Daher ist unklar, ob diese kognitiven Verzerrungen der Störung vorausgehen oder eine Folge exzessiven Spielverhaltens mit den entsprechenden Spielcharakteristika (z. B. Start- und Stopptasten an Geldspielautomaten) und damit geförderten Lernprozessen sind (Blaszczynski u. Nower 2002). Aber auch im letzteren Fall sind die Faktoren unbekannt, aufgrund derer diese Lernprozesse bei einigen Spielern zu PG führen.

12.2.4 Persönlichkeitsfaktoren

Immer wieder wurden bestimmte Persönlichkeitseigenschaften mit PG in Verbindung gebracht. Bisherige korrelative Untersuchungen zeigen einen positiven Zusammenhang von PG mit erhöhter Impulsivität (van Holst et al. 2010, Verdejo-Garcia et al. 2008) oder »Sensation Seeking« (Johansson et al. 2009, Raylu u. Oei 2002). Für Impulsivität wurde auch im Längsschnitt Evidenz für einen Zusammenhang von früher Impulsivität und späterem PG geliefert (Liu et al. 2013, Shenassa et al. 2012, Slutske et al. 2005, Vitaro et al. 1997, 1999). Zum Nachweis, dass es sich um einen kausalen Risikofaktor handelt, wären Studien notwendig, die nachweisen, dass Impulsivität veränderbar ist und dass eine solche Veränderung ein verändertes Risiko für PG zur Folge hat.

12.2.5 Biologische Faktoren

Hinsichtlich **neurobiologischer Faktoren** fanden sich im Zusammenhang mit PG bisher gehäuft biochemische Besonderheiten, wie z. B. Dysfunktionen in spezifischen Transmittersystemen (für einen Überblick s. Goudriaan et al. 2004, Johansson et al. 2009, Raylu u. Oei 2002). Diese Ergebnisse sind jedoch auf Grund der Komplexität des Neurotransmittersystems schwer interpretierbar. Weiterhin zeigte sich eine erhöhte Erregung während des Spielens (z. B. Goudriaan et al. 2004, Johansson et al. 2009, Raylu u. Oei 2002, Sharpe 2002). Beide

Korrelate sind möglicherweise eher als Folgen von PG einzustufen.

Neuere Studien fokussieren auf möglichen neurobiologischen und neuropsychologischen Korrelaten wie veränderter Belohnungs- bzw. Bestrafungssensitivität oder Aufmerksamkeitsverzerrung bei gleichzeitig verringerten kognitiven Kontrollfunktionen (für einen Überblick s. Bühringer et al. 2012, Goudriaan et al. 2004, van Holst et al. 2010): Dabei werden kurzfristige, aber auf lange Sicht nachteilige Belohnungen gegenüber langfristigen (vorteilhafteren) Belohnungen bevorzugt. Es besteht eine Aufmerksamkeitsverzerrung hin zu glücksspielbezogenen Reizen; gleichzeitig ist die Kontrolle über diese Aufmerksamkeits- und Handlungsprozesse defizitär. Bildgebungsstudien liefern erste entsprechende Befunde zu neuronalen Korrelaten dieser psychologischen Prozesse (van Holst et al. 2010). Jedoch fehlen auch hier Längsschnittuntersuchungen, um Aussagen über eine ursächliche Rolle veränderter Lern- und Aufmerksamkeitsprozesse sowie kognitiver Kontrolldefizite treffen zu können.

Mit festen **genetischen Markern** von PG beschäftigt sich eine Reihe von Untersuchungen. Im Fokus stehen meist Marker, die mit den Rezeptoren, Neurotransmittern oder anderen regulierenden Elementen des dopaminergen, serotonergen, noradrenergen oder opioiden Neurotransmittersystems in Verbindung stehen. Entsprechend wird angenommen, dass Unterschiede in diesen Regulierungselementen mit Unterschieden in der Neurotransmission und damit in Prozessen assoziiert sind, die z. B. die Reaktion auf Belohnung oder die Stimmungsregulation betreffen (Ibañez et al. 2003). Jedoch ist festzuhalten, dass keiner der genetischen Marker spezifisch für PG ist, sondern sich Zusammenhänge dieser Genvarianten auch mit anderen psychischen Störungen oder Persönlichkeitseigenschaften finden. Weiterhin ist die genaue Wirkung der einzelnen Variationen durch die Komplexität des Zusammenspiels von genetischen, epigenetischen und umweltbedingten Faktoren nicht geklärt.

12.2.6 Weitere Faktoren

Es gibt Hinweise, dass die nähere **soziale Umwelt** das Glücksspielen ebenfalls beeinflusst. So finden sich bezüglich familiärer Faktoren weitere Korrelate von PG: z. B. der elterliche Substanzkonsum, geringerer familiärer Zusammenhalt und Unterstützung oder elterliches Glücksspielen (Hardoon 2004, Langhinrichsen-Rohling et al. 2004, Wickwire et al. 2007). Besonders elterliches Glücksspielen wurde in einer Längsschnittstudie als wahrscheinlicher kausaler Risikofaktor für problematisches Glücksspielen bestätigt (Winters et al. 2002). Die Freunde betreffend findet sich ein korrelativer Zusammenhang von PG mit geringerer sozialer Unterstützung durch Freunde und einer höheren Anzahl spielender Freunde (Hardoon et al. 2004, Langhinrichsen-Rohling et al. 2004, Wickwire et al. 2007). Bezüglich **Verlaufscharakteristika** zeigte sich, dass die Entwicklung von erstem Glücksspielen über reguläres Glücksspielen hin zu PG sehr unterschiedlich ist (Benschop u. Korf 2009), wobei frühe erste Glücksspielprobleme ein (retrospektives) Korrelat von PG darstellen (Jimenez-Murcia et al. 2010).

Im Folgenden werden die in der Literatur untersuchten Präventionsmaßnahmen vorgestellt. Inwieweit sich die Befunde zu Korrelaten und Risikofaktoren in den präventiven Ansätzen wiederfinden, wird am Ende des Beitrags diskutiert.

12.3 Übersicht zu verhaltenspräventiven Maßnahmen

In den letzten Jahren sind einige Übersichtsarbeiten und systematische Reviews sowie eine Metaanalyse zu Präventionsmaßnahmen bei Glücksspielern erstellt worden (Dickson-Gillespie et al. 2008, Gray et al. 2007, Williams et al. 2008). Aktuell stehen in deutscher Sprache die Übersichtsarbeiten von Buth und Kalke (2012) zu Effekten universeller und selektiver Präventionsmaßnahmen sowie Kalke et al. (2012) zu indizierter Prävention zur Verfügung. Weiterhin wurden Präventionsansätze für Jugendliche, die meist schulbasiert waren, von Ladouceur et al. (2013) in einem Review zusammengefasst. Die folgenden Ausführungen zu Effekten von universellen, selektiven und indizierten Präventionsmaßnahmen beziehen sich auf diese Arbeiten.

Insgesamt ist ein Schwerpunkt der publizierten Maßnahmen die Wissensvermittlung. Das liegt vor allem daran, dass insbesondere für universelle Präventionsmaßnahmen ein Nachweis von Effekten auf Verhaltens- bzw. Störungsebene methodisch schwer zu erfassen ist (notwendig wären Langzeitbeobachtungen veränderter Inzidenzen ohne Möglichkeiten des Ausschlusses von Störvariablen). Weiterhin setzen die Präventionsmaßnahmen auf der Einstellungsebene an, soweit sozial-kognitive Modelle als theoretische Grundlage dienen (z. B. Theorie des geplanten Verhaltens, Modelle gesundheitlicher Überzeugungen, sozial-kognitive Lerntheorie, Zielsetzungstheorie, vgl. Bühler 2013) und dabei davon ausgegangen wird, dass Einstellungen über die Entwicklung von Verhaltensabsichten das Verhalten beeinflussen.

12.3.1 Universelle Präventionsansätze

Universelle Maßnahmen beziehen sich auf die Personengruppe mit durchschnittlichem Risiko für eine Entwicklung von PG, ohne besondere Berücksichtigung der zuvor dargestellten Risikofaktoren. Im Folgenden werden Medien- und Aufklärungskampagnen sowie schulbasierte Präventionsprogramme als die derzeit zentralen Maßnahmen dargestellt.

▪ Medien- und Aufklärungskampagnen
In dem Review von Buth und Kalke (2012) wurden 3 Studien zu Medienkampagnen eingeschlossen, wovon 2 den Einfluss von Radio-Spots und Anzeigen in Zeitungen bzw. Radio- und TV-Spots auf das Problembewusstsein untersuchten. Die Ergebnisse waren gemischt: In einer Studie war die Wahrnehmung der Kampagne nur gering (8 % von 800 Personen; Najavits et al. 2003), in der anderen Studie wurde eine Steigerung des Problembewusstseins sowie eine verstärkte Inanspruchnahme einer Telefon-Hotline erzielt (Jackson 2002). Das Lesen einer Informationsbroschüre zu PG führte bei Personen aus der Allgemeinbevölkerung (zumindest kurzfristig) zu einem Wissenszuwachs (Ladouceur et al. 2000b). In einer qualitativen Befragung von Jugendlichen ergaben sich als präferierte Kommunikationsstrategien die Darstellung negativer Konsequenzen, Geschichten aus dem »wahren Leben«, die Nutzung von emotionalen Botschaften sowie

die Illustration grundlegender Aspekte von Glücksspielen durch einfache Botschaften, die Problembewusstsein fördern, ohne dabei verurteilend zu sein
(Messerlian u. Derevensky 2007).

Zur Wahrnehmung von Aufklärungskampagnen in Deutschland liefert die Wiederholungsbe-
fragung der Bundeszentrale für gesundheitliche
Aufklärung (BZgA) Hinweise: Demnach hat die
Wahrnehmung von Informationsmaterial zum Ge-
fahrenpotenzial von Glücksspielen und zu Hilfsmöglichkeiten zwischen den Jahren 2007 und 2013
tendenziell zugenommen und rund 75 % der Befragten erreichten Informationen über Gefahren
durch Glücksspiel über irgendein Medium. Hinsichtlich eines grundsätzlichen Problembewusstseins gaben über 60 % der Befragten an, dass es bei
»Menschen, die wetten oder um Geld spielen, oft
bzw. immer zu persönlichen Belastungen kommt«
(BZgA 2014).

▪ Schulbasierte Programme

Ladouceur et al. (2013) unterschieden in ihrem Review zwischen rein glücksspielspezifischen Präventionsprogrammen und Präventionsprogrammen,
die auf Glücksspiele und andere damit zusammen-
hängende Fertigkeiten bzw. Lebenskompetenzen
ausgerichtet waren. Bei ersteren kam in 3 von 9
eingeschlossenen Studien das Video »Lucky« zum
Einsatz, das einen Wissenszuwachs sowie eine
Modifikation von Fehlwahrnehmungen bezüglich
Glücksspielen erzielen soll. In den anderen Präventionsprogrammen wurden Unterrichtseinhei-
ten eingesetzt, deren Ziele Wissensvermittlung zu
Glücksspielen und PG, Einstellungsänderung und
teilweise Veränderung des Glücksspielverhaltens
(3 Studien) sowie der Aufbau alternativer Coping-
Fertigkeiten waren. Zu Präventionsprogrammen,
die auf Glücksspiele und andere damit zusammen-
hängende Fertigkeiten bzw. Lebenskompetenzen
ausgerichtet sind, wurden 6 Studien eingeschlossen. Dabei wurden Wissen über Glücksspiele und
PG, Fertigkeiten zu Entscheidungsprozessen, soziale Problemlösefertigkeiten sowie Bewältigungs-
fertigkeiten vermittelt (Williams et al. 2010, Williams 2002, Williams et al. 2004). Weitere Inhalte
waren Fertigkeiten, über Glücksspiele zu reden und
die Glücksspielgewohnheiten anderer zu hinterfra-
gen (Ferland et al. 2005) oder kognitiv-behaviorale

Techniken des Selbstmonitorings (Turner et al.
2008).

Für die rein glücksspielspezifischen Präventionsprogramme konstatierten die Autoren, dass
diese einen Wissenszuwachs erzielen, teilweise die
positive Einstellung zu Glücksspielen verringern
oder Einstellungen hinsichtlich eines verantwor-
tungsvollen Spielens aufbauen. Effekte hinsichtlich einer Modifikation des Glücksspielverhaltens
zeigten sich bei keiner der Studien. Langzeiteffekte
sind aufgrund zu kurzer oder fehlender Follow-up-
Zeiträumen nicht abzuschätzen. Die Präventionsprogramme mit Bezug zu Lebenskompetenztrai-
ning zeigten keine oder geringe Effekte auf diese;
hinsichtlich einer Verringerung des Glücksspielverhaltens bzw. glücksspielbezogener Probleme gab
es gemischte Effekte, wobei das Ausbleiben einer
Veränderung mit der geringen Prävalenz glücksspielbezogener Probleme in Zusammenhang gebracht wurde.

Über diese Studien hinaus wurden bei Buth
und Kalke (2012) 2 weitere Studien aufgenommen.
Zum einen das Programm »Dicey Dealings«, dessen Einsatz in Pilotschulen evaluiert wurde und
ebenfalls auf Wissens- und Einstellungsebene Erfolge zeigte (Glass u. Williams 2007). Und zum
anderen das Schweizer Projekt »1×1 des Glücksspiels«, in dem Bausteine für den Mathematik- und
naturwissenschaftlichen Unterricht einen Wissenszuwachs sowie eine erhöhte Reflexion über das
eigene Spielverhalten erzielten (Mezzera 2004).
Die unseres Wissens bislang einzige Evaluation
eines deutschen schulbasierten Präventionsprojek-
ts (durchgeführt in Schleswig-Holstein) richtete
sich an die Klassen 6 und 7; eine 90-minütige Einheit zu Glücksspielen war eingebettet in das Me-
dienkompetenztraining »Vernetzte www.Welten«
mit insgesamt 4 Einheiten (Walther et al. 2013). In
einem Prä-Post-Design wurden rund 2.109 Schüler
(M=12 Jahre, SD=0,85) untersucht, die cluster-
randomisiert dem Programm oder der Kontrollgruppe ohne Intervention zugewiesen wurden. In
der Experimentalgruppe waren ein erhöhtes Wissen über Glücksspiele, verringerte problematische
glücksspielspezifische Einstellungen sowie eine Reduktion der aktuellen Spielteilnahme festzustellen,
wobei die Effektstärken gering waren (d=0,02 bis
0,18). Weiterhin kann aufgrund des Fehlens einer

Follow-up-Untersuchung keine Aussage über langfristige Effekte gemacht werden.

12.3.2 Selektive und indizierte Präventionsansätze

Selektive und indizierte Maßnahmen setzen definitionsgemäß bei Risikogruppen und -personen an, z. B. Personen mit Migrationshintergrund, deren Eltern spielen und/oder die selbst spielen und möglicherweise bereits glücksspielbezogene Probleme zeigen. Bislang konzentrieren sich derartige Präventionsprogramme hauptsächlich auf die Gruppe der aktuellen (problematischen) Glücksspieler, und reichen, wie im Folgenden deutlich wird, von Informations-, Beratungs- und Selbsthilfeangeboten über Früherkennung in Spielstätten bis hin zu Einschränkungen des Spielens.

▪ Informationsangebote und -materialien

Bei Informations- und Aufklärungsmaßnahmen, die an Spieler gerichtet sind, z. B. Videos oder Warnhinweise, waren in einigen Labor- und naturalistischen randomisiert kontrollierten Studien überwiegend positive Ergebnisse zu verzeichnen, allerdings wiederum hauptsächlich auf Wissenszuwachs zu Glücksspielrisiken bezogen (Boutin et al. 2009, Steenbergh et al. 2004). Für Informationsprogramme, die speziell auf Automatenspieler zugeschnitten waren, wurden in 2 Studien Effekte auf das Spielverhalten und das Risiko für die Entwicklung von PG erzielt (Doiron u. Nicki 2007, Wohl et al. 2010). Allerdings gingen diese Angebote über reine Informationsvermittlung hinaus, denn sie beinhalteten Trainingselemente wie Tipps zum Limit setzen und/oder Strategien zur Vermeidung von Entwicklung von spielbezogenen Problemen.

▪ Telefonische und Online-Beratungsangebote

Telefonische Beratungsangebote sind nach Kalke et al. (2012) eine weltweit etablierte Präventionsmaßnahme. Eine Befragung 4 Wochen nach telefonischer Beratung ergab, dass sich das Funktionsniveau verbessert hatte; zudem wurden konkrete Empfehlungen zu weiterführenden Beratungs- und Hilfsangeboten von allen Personen umgesetzt, die eine solche erhalten hatten (Shandley u. Moore 2008).

Internetbasierte Angebote, z. B. Foren, scheinen das Verständnis für die eigene Glücksspielproblematik zu stärken (Wood u. Wood 2009) und häufig einen ersten Ansatzpunkt für Inanspruchnahme von Hilfeangeboten zu bieten. So gaben 70 % der Teilnehmer des Online-Angebots »GAweb« an, Face-to-face-Kontakte vermieden zu haben (Cooper 2004). Besonders relevant bei Online-Angeboten ist, dass die Person sich (v. a. am Anfang) ausschließlich informieren kann, die Kontrolle über ihren Öffnungsprozess hat und somit Befürchtungen bezüglich einer Stigmatisierung verringert werden. In einer Untersuchung des Online-Beratungsangebots der BZgA (► http://www.check-dein-spiel.de) bestätigte sich der hohe Anteil von Personen, die einen Erstkontakt zum Hilfesystem wahrnahmen (Jonas et al. 2012). Eine Befragung nach Durchlaufen des Online-Beratungsprogramms deutet auf eine hohe Programmakzeptanz und -zufriedenheit hin, was sich in einer Haltequote von 56 % äußerte. In der Follow-up-Befragung nach 3 Monaten wurde eine Reduktion des Glücksspielens bzw. Glücksspielabstinenz, eine Reduktion der subjektiven Belastung sowie der Folgen des Glücksspielens angegeben (allerdings bestand die Stichprobe nur aus 24 % der Teilnehmer am Programm, was die Aussagekraft erheblich einschränkt).

▪ Selbsthilfematerialien

Nach Kalke et al. (2012) weisen Selbsthilfematerialien, die im Sinne von Minimalinterventionen eingesetzt werden, zwar einen generellen Nutzen, aber insgesamt nur geringe Effekte auf. In 2 Studien wurde als Maßnahme personalisiertes Feedback mit oder ohne normative Handlungsempfehlung untersucht, wobei sich unterschiedliche Ergebnisse zeigten: Während sich in einer Untersuchung nur bei der Gruppe ohne Handlungsempfehlung eine Veränderung des Spielverhaltens ergab (Cunningham et al. 2012), zeigten sich in der anderen (Pilot-) Studie für die Gruppe mit Handlungsempfehlung die besseren Ergebnisse (Cunningham et al. 2009). Auch für das Selbsthilfeprogramm »Your First Step to Change: Gambling« (LaBrie et al. 2012), das diverse Strategien zur Reflexion des eigenen Spielverhaltens und Aufbau von Veränderungsmotivation vereint, wurden positive Ergebnisse berichtet.

- **Früherkennung und Frühintervention durch das Aufsichts- bzw. Verkaufspersonal**

Der potenzielle Nutzen von Früherkennung von Glücksspielern, die bereits Anzeichen einer Störung aufweisen, für indizierte Präventions- bzw. Frühinterventionsmaßnahmen ist unmittelbar einleuchtend. Noch nicht abschließend geklärt ist allerdings, welche Kriterien zur Früherkennung herangezogen werden sollen, auch wenn es mittlerweile ein (deutschsprachiges) entsprechendes Beobachtungsinstrument für Spielstättenmitarbeiter gibt (Hayer et al. 2013). Beispielsweise werden Verhaltensbeobachtung (in Spielstätten) oder die Erfassung von Spielverhaltensdaten (z. B. über eine personenbezogene Spielerkarte) diskutiert (Meyer u. Hayer 2008).

Bezüglich der Früherkennung mittels Verhaltensbeobachtung durch Spielstättenmitarbeiter ergab sich, dass die Erkennungsquoten eine geringe Übereinstimmung mit Selbstberichten aufweisen. In einer Untersuchung mit Automatenspielern mit einer einmaligen Beobachtungsgelegenheit wurden dabei als richtig-positiv 36 % und als falsch-positiv 5 % eingestuft (Delfabbro et al. 2012). Auch waren in einer Schweizer Untersuchung bei einer Überprüfung der Übereinstimmung zwischen Erfassung im Früherkennungsprozess und Spielersperren nur ungefähr 17 % der gesperrten Personen erkannt worden (Häfeli u. Lischer 2010). Möglicherweise lassen sich durch Inhaltsanalysen der Kontaktaufnahme von Spielern zu Spielanbietern bessere Kriterien für die Früherkennung herausfinden. In einer Untersuchung mit Online-Spielern wurden Unterschiede zwischen den E-Mails von Personen, die eine Selbstsperre anstrebten, im Vergleich zu einer Kontrollgruppe gefunden (Häfeli et al. 2011). Nach Einschätzung von Kalke et al. sind deswegen sowohl Spielverhaltensdaten als auch kommunikationsbasierte Informationen zur Früherkennung zu berücksichtigen. Obwohl die bisherigen Befunde zur Früherkennung nicht von durchschlagenden Erfolgen zeugen, liegt nach Einschätzung des Servicepersonals das Problem weniger in der Früherkennung als vielmehr in der tatsächlichen Umsetzung von Interventionen (Ladouceur et al. 2004). Hierbei spielen Schulungen eine wichtige Rolle: gut geschultes Personal interveniert häufiger

als nicht geschultes (Befragung von 500 geschulten und nicht geschulten Personen); da diese Effekte aber nach 8 Monaten nicht mehr nachzuweisen waren, sind Wiederholungs- und Auffrischungsschulungen unabdingbar (Dufour 2010). Auch in Deutschland zeigten Schulungen des Verkaufspersonals von Lotto-Annahmestellen positive Effekte hinsichtlich des Wissenstands zu PG und Hilfeangeboten sowie zu Frühinterventionsmaßnahmen, z. B. der Ansprache von möglicherweise problematischen Spielern oder Ausgabe von Informationsmaterial (Kalke et al. 2011).

- **Selbstinitiierte Spielersperren und Einsatzlimits**

Diese beiden Maßnahmen können sowohl unter Verhaltens- als auch Verhältnisprävention eingeordnet werden: Beispielsweise können Sperren, also der Ausschluss vom Spielbetrieb, durch Glücksspielanbieter, aber auch durch den Betroffenen selbst vorgenommen werden. Deshalb sollen diese beiden Maßnahmen an dieser Stelle kurz dargestellt werden.

Selbstsperren   In einer ersten Untersuchung gaben 36 % an, trotz der Sperre für Kasinos dort gespielt zu haben, 50 % berichteten von Spielteilnahme an anderen Glücksspielen. Immerhin 30 % waren allerdings während der Sperre glücksspielabstinent (Ladouceur et al. 2000a). Eine Längsschnittuntersuchung (2 Jahre) bei selbstgesperrten Kasinospielern zeigte, dass eine Sperre deutlich positive Effekte auf Symptome von PG und Lebensqualität hatte, obwohl auch hier 50 % während der Sperre nicht abstinent waren (Ladouceur et al. 2007). Bei einer Befragung von (hauptsächlich auf Eigeninitiative hin) gesperrten Spielern im deutschsprachigen Raum zeigten sich innerhalb eines 12-Monats-Zeitraums eine Reduktion der Glücksspielintensität, des Anteils von pathologischen Glücksspielern (von 61 auf 14 %) und der emotionalen Belastung sowie ein Anteil von ungefähr 20 % Glücksspielabstinenten und eine Verbesserung der Lebensqualität (Meyer u. Hayer 2010). Ähnliche Ergebnisse ergab eine andere Untersuchung, bei der 58 % der Befragten keinerlei Veränderung ihres Spielverhaltens berichteten; eine zumindest kurzzeitige

◻ **Tab. 12.1**   Übersicht über Studienlage zu verhaltenspräventiven Maßnahmen

	Verhaltenspräventive Maßnahme	Studienergebnisse (Wirksamkeit)
Universell	Medien- und Aufklärungskampagnen	Wissenszuwachs
	Schulbasierte Programme	Wissenszuwachs, Einstellungsänderung, keine Effekte auf Spielverhalten
Selektiv	Informationsangebote und -materialien	
	– Reine Lektüre	– Wissenszuwachs
	– Mit Vorschlägen	– Effekte auf Spielverhalten
	– Zielgruppenspezifisch, z. B. mehrsprachig	– *Keine Literatur*
Indiziert	Selbsttests	*Keine Literatur*
	Telefonische und Online-Beratungsangebote	Effekte auf Spielverhalten und Funktionsniveau
	Selbsthilfeprogramme – Inklusive normative Rückmeldung – Unklare Ergebnisse	Geringe, eher positive Effekte auf Spielverhalten – Unklare Ergebnisse
	Früherkennung/-intervention in Spielstätten	Geringe Erkennungsquote, Ansprachen nur bei regelmäßigen Schulungen
	Selbst initiierte Spielersperren	Effekte auf Spielverhalten und Funktionsniveau
	Selbst initiierte Einsatzlimits	Geringe freiwillige Nutzung

Aufgrund fehlender Langzeituntersuchungen sind für alle dargestellten Maßnahmen die langfristigen Effekte unklar. Zwischen selektiven und indizierten Maßnahmen kann häufig nicht trennscharf unterschieden werden.

Spielabstinenz gaben 25 %, eine Einschränkung des Glücksspielens (kein Kasino) 18 % der Befragten an (Nelson et al. 2010). Der Anteil von Personen mit PG verringerte sich von 79 auf 15 %, wobei unklar ist, ob dies auf die Spielersperre zurückgeht. Zudem war ein Anstieg der Inanspruchnahme von Hilfeangeboten zu verzeichnen.

Einsatzlimits Neben den Einsatz-, Verlust- und Gewinngrenzen wie sie z. B. bei Geldspielgeräten gesetzlich festgelegt (und damit der Verhältnisprävention zuzurechnen) sind, besteht z. B. bei Online-Glücksspielen teilweise die Möglichkeit, die Einzahlsummen zu deckeln. Eine derartige Selbstbeschränkung nutzten 1,2 % der Spieler (von insgesamt n = 47.134), die dabei den Einsatz ihrer Wetten nicht verringerten, sondern weniger spielten (Nelson et al. 2008). Demnach erscheinen Selbstlimitationen hinsichtlich des Spielverhaltens zwar vielversprechend, allerdings stellt sich angesichts des niedrigen Anteils die Frage, ob selbstbestimmte Grenzen nicht verpflichtend von den Anbietern vorgeschrieben werden sollten.

In ◻ Tab. 12.1 sind alle vorgestellten Maßnahmen und die Studienergebnisse zur Wirksamkeit, so vorhanden, zusammengefasst.

Abschließend sollen zusammenfassend die Ergebnisse der bisher einzigen Metaanalyse zur Wirksamkeit von Präventions- und Frühinterventionsmaßnahmen (nicht ausschließlich verhaltenspräventiv) berichtet werden, in der 13 cluster-randomisierte kontrollierte oder randomisierte kontrollierte Studien eingeschlossen wurden (Gray et al. 2007). Dabei kamen hauptsächlich kognitive und kognitiv-behaviorale Interventionen (Korrektur fehlerhafter Kognitionen, imaginative Desensibilisierung, Exposition mit Reaktionsverhinderung, kognitive Umstrukturierung) und Selbsthilfemaßnahmen (Selbstkontrolle mittels Selbstmonitoring, Funktionsanalyse, Zielsetzung, Selbstverstärkung) zum Einsatz. Folgende Methoden wurden verwendet: Video, Vorträge und kommentierte Spielaktivitäten, Video und kommentierte Spielaktivitäten, pädagogische Programme, Warnbotschaften, Selbsthilfebuch und »Motivational Interviewing«. In den kommentierten Spielaktivitäten wurden Charakteristika des Glücksspiels und die Unmöglichkeit, das Ergebnis zu kontrollieren, vermittelt. Der Einsatz von Videos, vor allem in Verbindung mit kommentierten Spielaktivitäten, zeigte sich als besonders geeignet zur Vermittlung von Informationen und präventiven Botschaften. Auch für die Methode Selbsthilfebuch und motivierendes Interview ergaben sich positive Ergebnisse. Die höchsten Effektstärken zeigten sich für Maßnahmen mit einem Fokus auf der Korrektur fehlerhafter Kognitionen und auf einem Wissenszuwachs. Zu den Maßnahmen bezüglich des Spielverhaltens waren die Ergebnisse gemischt, hinsichtlich des Aufbaus alternativer Problemlösestrategien zeigten sich keine Effekte.

12.3.3 Problem der Erreichbarkeit: Lösungsansatz Online-Angebote?

Grundsätzlich stellt sich – das Vorliegen effektiver und effizienter Präventionsmaßnahmen vorausgesetzt – die Frage, wie Glücksspieler, die keine oder wenige Probleme durch ihr Glücksspielen erleben, erreicht und für Präventionsmaßnahmen motiviert werden können (Stichwort Präventionsdilemma: Präventionsangebote sind zwar effektiv, werden aber von der Zielgruppe nicht in Anspruch genommen, vgl. z. B. Bauer 2005). Deswegen ist ein deutlicher Vorteil des schulbasierten Vorgehens die gute Erreichbarkeit der Zielgruppe. Hier gilt es allerdings, einen »Overload« an Präventionsmaßnahmen zu allen möglichen potenziellen Risiken zu vermeiden, weswegen sich eine Einbettung in eine schulbasierte Gesamtpräventionsstrategie anbietet (Lebens- und Medienkompetenzprogramme). Eine weit größere Herausforderung stellt die Erreichbarkeit im außerschulischen Kontext dar; insbesondere von Glücksspielern, die einer Risikogruppe angehören und/oder erste Anzeichen einer möglichen Störung zeigen. Diese haben beim

Glücksspielen (noch) überwiegend positive Konsequenzen wie Kick-Situationen durch (Beinahe-)Gewinne, den Freizeitwert des Spielens oder die Ablenkung von Problemen. Negative Konsequenzen wie finanzielle Schwierigkeiten, Konflikte mit Familienangehörigen/Freunden oder nachfolgende emotionale Störungen liegen (noch) nicht vor oder zumindest nicht in einem Ausmaß, das zur Inanspruchnahme von Hilfe motiviert. Dies geschieht meist erst bei gravierenden Problemen und bei Erfüllen der Diagnose PG (Braun et al. 2013b, Evans u. Delfabbro 2005, Hodgins u. El-Guebaly 2000, Laging 2009).

Wie in ▶ Abschn. 12.3.2 bereits dargestellt, könnte die vermehrte Nutzung von internetbasierten Angeboten ein Lösungsansatz für die selektive und indizierte Prävention sein: Aufgrund des generellen gesellschaftlichen Trends, dass das Internet mittlerweile häufig zur Informationsgewinnung genutzt wird, des Anstiegs der Spielteilnahme bei Online-Glücksspielen (Ludwig et al. 2012) sowie der Möglichkeit von niedrigschwelligen Online-Hilfsangeboten kann vermutlich eine breite Spielergruppe erreicht werden. Dafür spricht auch, dass Problemspieler zwar einen Bedarf an Internet-Beratungsangeboten berichten und eher keinen Ausbau herkömmlicher Hilfsangebote wünschen (Brodbeck et al. 2009), sondern eher von computerbasierten Programmen oder Selbsthilfebüchern (Cunningham et al. 2008). Bei internetbasierten Präventionsprogrammen ist eine Kombination aus personalisiertem normativem Feedback und kurzen Anweisungen möglicherweise vielversprechend in Hinblick auf eine Reduktion der problematischen Spielhäufigkeit (Lostutter 2010).

Eine Online-Studie basierend auf einem Online-Selbsttest zeigte, dass über das Medium Internet durchaus Glücksspieler mit subklinischen Symptomen von PG (SPG; Erfüllen von 1–4 DSM-IV-Kriterien; Hilfskonzept, da es zu wenig gesicherte Daten zu Spielmerkmalen gibt, die mit einem erhöhten Risiko verbunden sind) erreicht werden können (Braun et al. 2013a). Ein deutlich höherer Anteil von SPG (36,3 %) war im Vergleich zur Versorgungsstudie in bayerischen ambulanten Suchthilfeeinrichtungen (6,7 %; Braun et al. 2013b) zu verzeichnen; in der Bevölkerungsstichprobe des Epidemiologischen Suchtsurveys 2006 und 2009

◘ **Tab. 12.2** Mögliches Präventionscurriculum nach Motiv-/Spielertyp

Spielertyp	Einstiegsspieler	Lustgewinnspieler	Problembewältigungsspieler
Maßnahmen	Informationen und Limits setzen	Informationen und Limits setzen	Informationen und Limits setzen
		Aufbau alternativer Freizeit-aktivitäten	Aufbau alternativer Freizeit-aktivitäten
			Alternative Emotionsregulations- und Problemlösestrategien

Kraus u. Baumeister 2008, Kraus u. Pabst 2010) waren von denjenigen, die 1–10 Kriterien erfüllten, 34,6 % als SPG einzuordnen. Weitere Vergleiche zwischen den Stichproben zeigten, dass möglicherweise vermehrt Frauen und Glücksspieler, deren Spielverhalten sich nicht hauptsächlich auf Geldspielgeräte konzentriert, online erreichbar sind. Von den Selbsttestteilnehmern mit mindestens einem DSM-Kriterium bejahten 49,1 % eine (hypothetische) Teilnahme an einem Online-Programm; die Bereitschaft hing mit der Anzahl erfüllter DSM-Kriterien zusammen. Weiterhin ergaben sich für die Stichprobe anhand ihrer Motive für Glücksspielen 3 Gruppen (Latente Klassenanalyse), von denen eine nahezu ausschließlich »Spaß« angab (»Einstiegsspieler«), die zweite »Spaß, Nervenkitzel sowie die Möglichkeit Geld zu gewinnen« (»Lustgewinnspieler«) und die dritte fast alle weiteren möglichen Motive, insbesondere das »Spielen bei Deprimiertheit/Sorgen und zur Stressbewältigung« (»Problembewältigungsspieler«) positiv beantwortete. Die Gruppen unterschieden sich u. a. hinsichtlich der Anzahl erfüllter DSM-Kriterien, was auf unterschiedliche Schweregrade einer Glücksspielproblematik hindeutet.

Aus diesen Ergebnissen können einige erste Implikationen abgeleitet werden:

— Das Medium Internet ist möglicherweise gut für die selektive und indizierte Prävention geeignet, da ein substanzieller Anteil an Risikopersonen (SPG) mit einem Interesse an einem Online-Angebot erreicht werden kann.

— Aufgrund der unterschiedlichen Spielertypen, die theoretisch existieren (Pfadmodell nach Blaszczynski u. Nower 2002) und in dieser Stichprobe gefunden wurden, ist nicht davon

auszugehen, dass ein »One-size-fits-all-Ansatz« die Methode der Wahl ist. Vielmehr sollte im Sinne eines »Stepped-care-Ansatzes« (Sobell et al. 1992) eine dem Problemgrad angepasste Maßnahmenauswahl angeboten werden, wie beispielhaft in ◘ Tab. 12.2 dargestellt.

12.3.4 Empfehlungen für Präventionsmaßnahmen aus der Literatur

Leitlinien zur Gestaltung präventiver Maßnahmen und deren Ziele wurden in einigen Übersichtsarbeiten aus bisherigen Ergebnissen zusammengestellt. So sind laut Williams und Simpson (2008) die Vermittlung von Wissen, Einstellungen und Fertigkeiten angezeigt, um die Entwicklung von sozialem zu problematischem Spielen zu verhindern. Als Setting sind Schulen und Universitäten, Spielstätten, kommunale Einrichtungen, postalische Anschreiben und Medien wie Radio, Fernsehen, Internet etc. geeignet, um folgende **Präventionsziele** zu erreichen:

— Verbesserung des Wissens über Glücksspielen und problematischer Formen in Hinblick auf Suchtpotenzial, Anzeichen für Kontrollverlust oder problematisches Glücksspielen, negative Konsequenzen aus problematischem Glücksspielen, Gewinnwahrscheinlichkeiten, normative Vorgaben für Zeit- und Geldaufwand sowie weitere Verhaltensregeln;

— Korrektur fehlerhafter Kognitionen;

— Fördern angemessener Einstellungen und Selbsteinschränkungen: Spieleinsätze sollten nur von Geld für Freizeitaktivitäten gemacht werden, dessen Verlust nicht problematisch ist;

Kredit- oder EC-Karten sollten nicht benutzt werden; geliehenes Geld sollte nicht für Spielen verwendet werden; die Aufnahme von risikoreichem Spielstrategien und risikoreichen Kognitionen erhöhen die Wahrscheinlichkeit, PG zu entwickeln;

— Fördern von Fertigkeiten, um das Glücksspielverhalten zu verändern, z. B. durch Programme mit dem Ziel, ein »smart gambler« (schlauer Spieler) zu sein (z. B. Williams et al. 2010).

Aus den Ergebnissen ihrer Metaanalyse leiteten Gray et al. (2007) folgende Richtlinien für Präventionsmaßnahmen ab: Die Maßnahmen sollten inhaltlich psychoedukativ sein und in der Gestaltung verschiedene Interventionen kombinieren (Video + kommentierte Spielaktivitäten + Vortrag inklusive Diskussionsmöglichkeit). Die Durchführenden sollten ausreichend geschult worden sein und die Maßnahmen sollten bei Jugendlichen zwischen 12 und 14 Jahren eingesetzt werden und schulbasiert sein (Gray et al. 2007).

12.4   Diskussion und Schlussfolgerungen

Insgesamt ist die wissenschaftliche Evidenz zu ätiopathologischen Prozessen bei der Entwicklung von PG gering. Aufgrund der Dominanz von korrelativen Querschnittuntersuchungen fehlen kausale Analysen von Längsschnittverläufen. Mögliche Analogien zur Ätiologie von substanzbezogenen Störungen sind zwar naheliegend und häufig diskutiert (Petry 2006), aber wegen der physiologischen Unterschiede nur mit Vorsicht vorzunehmen (Bühringer et al. 2012). Ebenso fehlt gesichertes Wissen zu einzelnen Entwicklungsstufen von PG (analog zu z. B. riskantem und abhängigen Alkoholkonsum), das für eine exakte Definition von Zielgruppen und -personen für die selektive und indizierte Prävention hilfreich wäre. Die Forschung zur Prävention von PG ist zudem nicht ausreichend belastbar, um von evidenzbasierten Maßnahmen sprechen zu können. Somit besteht ein erheblicher Forschungsbedarf zur Verbesserung der Grundlagen für eine effektive Verhaltensprävention. Es fehlen:

— Längsschnittstudien zum Verständnis der Einflussfaktoren und Prozesse bei der Entwicklung von PG.
— Analyse relevanter Merkmale für die (frühzeitige) Erkennung riskanten Glücksspielverhaltens bzw. risikobehafteter Personenmerkmale durch Beobachtungen Dritter (z. B. durch Angehörige und Personal in Spielstätten) bzw. durch automatisierte Analysen des Spielverhaltens.
— Konzept-, Prozess- und Struktur- sowie Ergebnisevaluation von Maßnahmen der selektiven und indizierten Prävention.

Aus den bisherigen Befunden lassen sich als Ausgangslage für präventive Maßnahmen folgende Punkte zusammenfassen:

— Universelle Maßnahmen im nichtschulischen Kontext sind nicht oder nur wenig wirksam und zudem bei dem geringen Anteil von pathologischen Glücksspielern unter der Gesamtheit der Glücksspieler extrem aufwendig und deshalb aus Kosten-Nutzen-Überlegungen nur sehr eingeschränkt zu empfehlen.
— Als gesichert ist anzusehen, dass schulbasierte Präventionsmaßnahmen einen Wissenszuwachs und eine Einstellungsänderung erzielen können, aber nur teilweise eine Änderung des Glücksspielverhaltens. Hinsichtlich des Aufbaus von Lebenskompetenzen im Zusammenhang mit Glücksspielen sind die Befunde nicht eindeutig. Ob diese Effekte langfristig aufrechterhalten werden und zu einer Senkung der Neuerkrankungsrate bzw. Prävalenz von PG führen, ist unklar.
— Aus den Befunden zu Korrelaten und Risikofaktoren von PG kann die Zielgruppe für selektive und indizierte Präventionsstrategien abgeleitet werden: So sollten Personen jüngeren Alters, männlichen Geschlechts, mit der Zugehörigkeit zu einer ethnischen Minderheit oder bei elterlichem Glücksspielen sowie Personen mit den dargestellten psychischen Störungen bzw. Symptomen als potenzielle Risikogruppe betrachtet werden. Bislang ist eine spezifische Ausrichtung der selektiven und indizierten Prävention auf diese Zielgruppe(n) nicht erkennbar; die Maßnahmen greifen vor

allem allgemein an der Gruppe aller aktiven Glücksspieler an.

- Reine Informationsprogramme und -materialien im Rahmen der selektiven und indizierten Prävention erhöhen lediglich den Wissensstand; Maßnahmen mit Trainingselementen bzw. Hinweisen zur Verhaltensänderung (Telefon-, Online-Beratung, Selbsthilfematerialien) zeigen auf Verhaltensebene positive, aber teilweise nur geringfügige Effekte.
- Studien zu Verhaltensbeobachtungen von potenziell gefährdeten Glücksspielern durch das Personal in Spielstätten ergaben mit den bisherigen Beobachtungssystemen nur eine geringe Erkennungsquote.

Aufgrund des aktuellen Kenntnisstands sind die im Folgenden aufgeführten Maßnahmen empfehlenswert. Dabei wird als heuristisches ätiologisches Modell zugrunde gelegt, dass für die Entwicklung riskanten Glücksspielverhaltens in der Adoleszenz und im frühen Erwachsenenalter eher externe (Struktur-)Merkmale relevant sind (Bezugsgruppe, Werbung, Zugangsmöglichkeiten), während für den Übergang zu PG die individuelle Vulnerabilität (genetische Faktoren, frühkindliche Erfahrungen, aktuelle psychische Störungen und Persönlichkeitsmerkmale, Störungen der Kognition und Impulskontrolle) im Vordergrund stehen (Bühringer et al. 2013):

- Zur Prävention des Übergangs von sozialem zu riskantem bzw. problematischem Glücksspielen sollte der Schwerpunkt bei verhältnispräventiven Maßnahmen liegen (z. B. Altersbegrenzung und -kontrollen, verpflichtende Einsatz-Selbstbegrenzung pro Zeiteinheit), für die Prävention des Übergangs von riskantem zu pathologischem Glücksspielen eher auf verhaltenspräventiven Maßnahmen (Früherkennung problematischer Personen- und Spielverhaltensmerkmale und Frühintervention). Diese sollen strukturell im Rahmen der Glücksspielkontrolle durch Veranstalter verankert sein.
- Universelle verhaltenspräventive Maßnahmen sind zwar wenig verhaltensrelevant, doch im Rahmen eines allgemeinen Public-Health-Ansatzes im Sinne sachlicher Informationen und Aufklärung notwendig: So kann z. B. Informationsvermittlung zu Art der Glücksspiele, zu positiven Aspekten und Risiken sowie zum Zufallsprinzip und zur Wahrscheinlichkeit von Gewinnen normaler Bestandteil der schulischen Ausbildung sein.
- Detaillierte Informationen, z. B. zu Durchschnittsausgaben (absolut und in Prozent), Kontrollillusionen, eigene potenzielle Risikomerkmale, Eigenhilfe und Hilfsangebote sollten insbesondere im Rahmen der Durchführung von Glücksspielen erfolgen. Es ist z. B. denkbar, dass Online-Angebote bei erstmaliger Nutzung erst nach Bestehen eines Wissenstests zu obigen Themen einen Zugang freischalten.
- Der Fokus der Verhaltensprävention sollte auf selektiven und indizierten Maßnahmen für Risikogruppen und -personen liegen, die durch verhältnispräventive Maßnahmen wie z. B. Fremdsperren ergänzt werden können.
- Früherkennung durch Dritte und durch die eigene Person von riskanten Personenmerkmalen (z. B. Impulsivität, kognitive Kontrollstörungen, falsche Gewinn- und Manipulationserwartungen) sowie Spielmerkmalen (z. B. fortdauernde und steigende spielbezogene Anspannung und Erregung, Steigerung von Frequenz, Dauer und Einsatz, Eingenommenheit durch Glücksspielen, zunehmend hoher Geldbedarf) sollte im Mittelpunkt selektiver und indizierter verhaltenspräventiver Maßnahmen stehen. Dazu gehören auch geeignete Interventionen mit einer Abstufung von Eigenmaßnahmen (»Abkühlung«, Reduzierung des Spielens, Selbstsperre) bis zu nichtprofessionellen und professionellen Maßnahmen durch Dritte (Ratschläge, Beratung, Behandlung, Fremdsperre).
- Angesichts der schwierigen Erreichbarkeit von Glücksspielern zur selektiven und indizierten Prävention können internetbasierte Angebote einen Lösungsansatz darstellen. Zum aktuellen Stand derartiger Angebote ist zu sagen, dass eine Vielzahl an Internetseiten existiert, bei denen Interessierte und Betroffene, die sich über Hilfsangebote informieren wollen, möglicherweise schnell den Überblick verlieren. Deshalb wäre ein Online-Angebot als gemeinsamer Internetauftritt verschiedener Stellen sinnvoll.

Zusammenfassend ist zwar der Forschungsstand zur Entwicklung und Evaluation verhaltenspräventiver Ansätze gering, dennoch können derzeit bereits zahlreiche Maßnahmen auf der universellen, selektiven und indizierten Ebene umgesetzt werden. Der Schwerpunkt sollte bei risikobehafteten Spielergruppen liegen, mit einer Kombination von verhaltens- und verhältnispräventiven Maßnahmen.

Literatur

APA (2013) American Psychiatric Association. Diagnostic and Statistical Manual of Mental Disorders: DSM-5. American Psychiatric Pub

Bauer U (2005) Das Präventionsdilemma: Potenziale schulischer Kompetenzförderung im Spiegel sozialer Polarisierung. VS Verlag für Sozialwissenschaften, Wiesbaden

Benschop A, Korf D J (2009) The dynamics of gambling: a prospective study of the natural course of gambling behaviour. Sucht 55 (1): 10–18

Blaszczynski A, Nower L (2002) A pathways model of problem and pathological gambling. Addiction 97: 487–499

Bondolfi G, Osiek C, Ferrero F (2000) Prevalence estimates of pathological gambling in Switzerland. Acta Psychiat Scand 101 (6): 473–475

Boutin C, Tremblay N, Ladouceur R (2009) Impact of visiting an Onsite Casino Information centre on perceptions about randomness and gambling behaviours. J Gambl Stud 25: 317–330

Braun B, Sleczka P, Kraus L, Bühringer G (2013a) Welche Glücksspieler sind online erreichbar? Eine vergleichende Charakterisierung. Poster, Deutscher Suchtkongress 2013, Bonn

Braun B, Ludwig M, Kraus L et al. (2013b) Ambulante Suchthilfe für pathologische Glücksspieler in Bayern: Passung zwischen Behandlungsbedarf und -angebot. Suchttherapie 14 (1): 37–45

Brodbeck J, Duerrenberger S, Znoj H (2009) Prevalence rates of at risk, problematic and pathological gambling in Switzerland. Eur J Public Health 23 (2): 67–75

Bühler A (2013) Stellungnahme zum HTA-Bericht "Föderale Strukturen der Prävention von Alkoholmissbrauch bei Kindern und Jugendlichen", Addendum 112a, zur Beurteilung der Wirksamkeit der Alkoholprävention in Deutschland. IFT Institut für Therapieforschung, München. ▶ http://www.ift.de/fileadmin/downloads/Stellungnahme_HTA_Bericht_112a_Buehler_050313.pdf. Zugegriffen: 5. Juli 2014

Bühler A, Bühringer G (2014) Prävention von substanzbezogenen Störungen. In: Hurrelmann K, Klotz, T, Haisch J (Hrsg) Lehrbuch Prävention und Gesundheitsförderung, 4. Aufl. Huber, Göttingen, S 255–265

Bühringer G, Kräplin A, Behrendt S (2012) Universal characteristics and consequences of the addiction syndrome. In: Shaffer HJ (ed) APA Addiction syndrome handbook: Vol. 1. Foundations, influences, and expressions of addiction. American Psychological Association, Washington, DC, S 291–316

Bühringer G, Braun B, Kräplin A et al. (2013) Gambling- two sides of the same coin: recreational activity and public health problem. ALICE RAP Policy Paper Series-Policy Brief 2, Dresden München

Bundeszentrale für gesundheitliche Aufklärung (2014) Glücksspielverhalten und Glücksspielsucht in Deutschland. Ergebnisse des Surveys 2013 und Trends. Bundeszentrale für gesundheitliche Aufklärung, Köln

Buth S, Kalke J (2012) Effekte von universellen und selektiven Präventionsmaßnahmen im Glücksspielbereich. Eine internationale Literaturübersicht. Prävention Gesundheitsförderung 7: 142–147

Cooper G (2004) Exploring and understanding online assistance for problem gamblers: The pathways disclosure model. Int J Ment Addiction 1: 32–38

Cunningham JA, Hodgins DC, Toneatto T (2008) Problem gamblers' interest in self-help services. Psychiatric Services (Washington, DC) 59 (6): 695–696

Cunningham JA, Hodgins DC, Toneatto T et al. (2009) Pilot study of a personalized feedback intervention for problem gamblers. Behav Therapy 40 (3): 219–224

Cunningham JA, Hodgins DC, Toneatto T, Murphy M (2012) A randomized controlled trial of a personalized feedback intervention for problem gamblers. PloS ONE 7(2): e31586

Delfabbro P, Borgas M, King D (2012) Venue staff knowledge of their patrons' gambling and problem gambling. J Gambl Stud 28 (2): 155–169

Dickson-Gillespie L, Rugle LJ, Rosenthal RJ, Fong T (2008) Preventing the incidence and harm of gambling problems. J Primary Prevent 29 (1): 37–55

Doiron JP, Nicki RM (2007) Prevention of pathological gambling: a randomized controlled trial. Cogn Behav Therapy 36: 74–84

Dufour J, Ladouceur R, Giroux I (2010) Training program on responsible gambling among video lottery employees. Int Gambl Stud 10 (1): 61–79

Evans L, Delfabbro PH (2005) Motivators for change and barriers to help-seeking in Australian problem gamblers. J Gambl Stud 21 (2): 133–155

Ferland F, Ladouceur R, Vitaro F (2005) Efficacite d'un programme de prevention des habitudes de jeu chez les jeunes: resultats de l'evaluation pilote. L'Encephale 31 (4): 427–436

Fortune EE, Goodie AS (2011) Cognitive distortions as a component and treatment focus of pathological gambling: a review. Psychol Addictive Behav 28: 1–13

Glass L, Williams M (2007) Dicey dealings. Responsible gambling education. A strategy for South Australian schools. Government of South Australia: Department of Education and Children´s Service

Götestam KG, Johansson A (2003) Characteristics of gambling and problematic gambling in the Norwegian context: a DSM-IV-based telephone interview study. Addictive Behav 28 (1): 189–197

Goudriaan, A E, Oosterland, J, De Beurs, E, Van den Brink, W (2004) Pathological gambling: a comprehensive review of biobehavioral findings. Neurosci Biobehav Rev 28 (2): 123–141

Grant JE, Kim SW (2003) Comorbidity of impulse control disorders in pathological gamblers. Acta Psychiatrica Scandin 108: 203–207

Gray KL, Oakley Browne MA, Prabhu V R (2007) Systematic review and meta-analysis of studies on early intervention and prevention for problem gambling. Gambling Research Australia

Grüsser SM, Plöntzke B, Albrecht U (2005) Pathologisches Glücksspiel. Nervenarzt 5: 592–596

Häfeli J, Lischer S (2010) Die Früherkennung von Problemspielern in Schweizer Kasinos: Eine repräsentative, quantitative Datenanalyse der ReGaTo-Daten 2006. Prävention Gesundheitsförderung 5 (2): 145–150

Häfeli J, Lischer S, Schwarz J (2011) Early detection items and responsible gambling features for online gambling. Int Gambl Stud 11 (3): 273–288

Hardoon KK, Gupta R, Derevensky JL (2004) Psychosocial variables associated with adolescent gambling. Psychol Addictive Behav 18 (2): 170–179

Hayer T, Kalke J, Buth S, Meyer G (2013) Die Früherkennung von Problemspielerinnen und Problemspielern in Spielhallen: Entwicklung und Validierung eines Screening-Instrumentes. Behörde für Gesundheit und Verbraucherschutz, Hamburg

Hodgins DC, El-Guebaly N (2000) Natural and treatment-assisted recovery from gambling problems: a comparison of resolved and active gamblers. Addiction 5: 777–789

Hodgins DC, Peden N, Cassidy E (2005) The association between comorbidity and outcome in pathological gambling: a prospective follow-up of recent quitters. J Gambl Stud 21 (3): 255–271

Hurrelmann K, Schmidt L, Kähnert H (2003) Konsum von Glücksspielen bei Kindern und Jugendlichen: Verbreitung und Prävention. Ministerium für Gesundheit, Soziales, Frauen und Familie des Landes Nordrhein-Wesfalen, Düsseldorf

Ibañez A, Blanco C, de Castro IP et al. (2003) Genetics of pathological gambling. J Gambl Stud 19 (1): 11–22

Jackson A, Thomason NR, Thomas S (2002) Longitudinal evaluation of the effectiveness of problem gambling counselling services, community education strategies and information produces-Volume 5: Natural recovery from problem gambling. Department of Human Services, Melbourne

Jimenez-Murcia S, Alvarez-Moya EM, Stinchfield R et al. (2010) Age of onset in pathological gambling: clinical, therapeutic and personality correlates. J Gambl Stud 26 (2): 235–248

Johansson A, Grant JE, Kim SW et al. (2009) Risk factors for problematic gambling: a critical literature review. J Gambl Stud 25: 67–92

Jonas B, Tossmann P, Leuschner et al. (2012) Check dein Spiel: Internetbasierte Prävention von problematischem Glücksspiel. Sucht 58 (1): 63–68

Kalke J, Verthein U, Buth S, Hiller P (2011) Glücksspielsucht-Prävention bei den staatlichen Lotterien: Evaluation der Schulungen des Annahmestellenpersonals. Suchttherapie 12 (04): 178–185

Kalke J, Buth S, Hayer T (2012) Indizierte Prävention im Glücksspielbereich. Wissenschaftlicher Kenntnisstand und zukünftige Herausforderungen. Sucht 58 (6): 359–368

Kessler RC, Hwang I, Labrie R et al. (2008) DSM-IV pathological gambling in the National Comorbidity Survey Replication. Psychological Med 38 (9): 1351–1360

Kraemer HC, Kazdin AE, Offord DR et al. (1997) Coming to terms with the terms of risk. Arch Gen Psych 54 (4): 337–343

Kraus L, Baumeister S (2008) Studiendesign und Methodik des Epidemiologischen Suchtsurveys 2006. Sucht 54 (Sonderheft 1): S6–S15

Kraus L, Pabst A (2010) Studiendesign und Methodik des Epidemiologischen Suchtsurveys 2009. Sucht 56 (5): 315–326

LaBrie RA, Peller AJ, LaPlante DA et al. (2012) A brief self-help toolkit intervention for gambling problems: a randomized multisite trial. Am J Orthopsychiatry 82 (2): 278–289

Ladouceur R, Jacques C, Giroux et al. (2000a) Analysis of a casino's self-exclusion program. Co-sponsored by the National Council On Problem Gambling And Institute For The Study Of Gambling And Commercial Gaming. J Gambl Stud 16 (4): 453–460

Ladouceur R, Vezina L, Jacques C, Ferland F (2000b) Does a brochure about pathological gambling provide new information? J Gambl Stud 16: 103–108

Ladouceur R, Boutin C, Doucet et al. (2004) Awareness promotion about excessive gambling among video lottery retailers J Gambl Stud 20 (2): 181–185

Ladouceur R, Sylvain C, Gosselin P (2007) Self-Exclusion Program: a longitudinal evaluation study. J GamblStud 23 (1): 85–94

Ladouceur R, Goulet A, Vitaro F (2013) Prevention programmes for youth gambling: a review of the empirical evidence. Int Gambl Stud 13 (2): 141–159

Laging M (2009) Die Inanspruchnahme formeller Hilfen durch Menschen mit problematischem oder pathologischem Glücksspielverhalten. Suchttherapie 10: 68–74

Langhinrichsen-Rohling J, Rohde P, Seeley et al. (2004) Individual, family, and peer correlates of adolescent gambling. J Gambl Stud 20 (1): 23–46

Liu W, Lee GP, Goldweber A, Petras H (2013) Impulsivity trajectories and gambling in adolescence among urban male youth. Addicition 108: 780–788

Lorains FK, Cowlishaw S, Thomas SA (2011) Prevalence of comorbid disorders in problem and pathological gambling: systematic review and meta-analysis of population surveys. Addiction 106 (3): 490–498

Lostutter TW (2010) A randomized clinical trial of a web-based prevention program for at-risk gambling college student. ProQuest Information, Learning, US

Ludwig M, Kraus L, Müller S et al. (2012) Has gambling changed after major amendments of gambling regulations in Germany? A propensity score analysis. J Behav Addictions 1 (4): 151–161

Mason K, Arnold R (2007) Problem gambling risk factors and associated behaviours and health status: results from the 2002/03 New Zealand Health Survey. New Zealand Med J 120 (1257): U2604

Messerlian C, Derevensky JL (2007) Evaluating the Role of Social Marketing Campaigns to Prevent Youth Gambling Problems. A Qualitative Study. Can J Public Health 98 (2): 101–104

Meyer C, Rumpf H-J, Kreuze A et al. (2011) Pathologisches Glücksspielen und Epidemiologie (PAGE): Entstehung, Komorbidität, Remission und Behandlung. Greifswald, Lübeck: Universitätsmedizin Greifswald, Institut für Epidemiologie und Sozialmedizin; Universität zu Lübeck, Forschungsgruppe S:TEP, Klinik für Psychiatrie und Psychotherapie

Meyer G, Hayer T (2008) Die Identifikation von Problemspielern in Spielstätten. Prävention Gesundheitsförderung 2: 67–74

Meyer G, Hayer T (2010) Die Effektivität der Spielsperre als Maßnahme des Spielerschutzes: eine empirische Untersuchung von gesperrten Spielern. Lang, Frankfurt a. M.

Mezzera M (2004) 1 * 1 des Glücksspiels-Glücksspielprävention für die Schule. SuchtMagazin 30: 23–28

Mrazek PB, Haggerty RJ (1994) Reducing risks for mental disorders: frontiers for preventive intervention research. National Academiy Press, Washington, DC

Najavits LM, Grymala LD, George B (2003) Can advertising increase awareness of problem gambling? A statewide survey of impact. Psychol Addict Behav 17: 324–327

National Research Council (2003) Pathological gambling: a critical review. National Academy Press, Washington DC

Nelson SE, Kleschinsky JH, LaBrie, RA et al. (2010) One decade of self exclusion: Missouri casino self-excluders four to ten years after enrollment. J Gambl Stud 26 (1): 129–144

Nelson SE, LaPlante DA, Peller AJ et al. (2008) Real limits in the virtual world: self-limiting behavior of Internet gamblers. J Gambl Stud 24 (4): 463–477

Petry NM (2006) Should the scope of addictive behaviors be broadened to include pathological gambling? Addiction 101 (Suppl 1): 152–160

Petry NM, Stinson FS, Grant BF (2005) Comorbidity of DSM-IV pathological gambling and other psychiatric disorders: Results from the national epidemiologic survey on alcohol and related conditions. J ClinPsychiatry 66 (5): 564–574

Premper V, Schulz W (2008) Komorbidität bei Pathologischem Glücksspiel. Sucht 54 (3):, 131–140

Raylu N, Oei TPS (2002) Pathological gambling. A comprehensive review. Clin Psychol Rev 22 (7): 1009–1061

Sassen M, Kraus L, Bühringer G et al. (2011a) Gambling among adults in Germany: prevalence, disorder and risk factors. Sucht 57 (4): 249–257

Sassen M, Kraus L, Bühringer G (2011b) Differences in pathological gambling prevalence estimates: Facts or artefacts? Int J Methods Psychiatric Res 20 (4): e83–e99

Shandley K, Moore S (2008) Evaluation of gambler's helpline: a consumer perspective. Int Gambl Stud 8 (3): 315–330

Sharpe L (2002) A reformulated cognitive-behavioral model of problem gambling. A biopsychosocial perspective. Clin Psychol Rev 22 (1): 1–25

Shenassa ED, Paradis AD, Dolan SL et al. (2012) Childhood impulsive behavior and problem gambling by adulthood: a 30-year prospective community-based study. Addiction 107 (1): 160–168

Sleczka P, Kraus L, Braun B, Bühringer G (2013) Komorbide Störungen bei pathologischen Glücksspielern: ein Überblick. Rausch Wiener Z Suchttherapie 3 (2): 171–177

Slutske WS, Caspi A, Moffitt TE, Poulton R (2005) Personality and problem gambling: a prospective study of a birth cohort of young adults. Arch Gen Psychiatry 62 (7): 769–775

Sobell MB, Sobell LC, Bogardis J et al. (1992) Problem drinkers' perceptions of whether treatment goals should be self-selected or therapist-selected. Behav Therapy 23: 43–52

Steenbergh TA, Whelan JP, Meyers AW et al. (2004). Impact of warning and brief intervention messages on knowledge of gambling risk, irrational beliefs and behaviour. Int GamStudies 4: 3–16

Turner NE, Macdonald J, Somerset M (2008) Life skills, mathematical reasoning and critical thinking: a curriculum for the prevention of problem gambling. J Gambl Studi 24: 367–380

Van Holst RJ, van den Brink W, Veltman DJ, Goudriaan AE (2010) Why gamblers fail to win: a review of cognitive and neuroimaging findings in pathological gambling. Neurosci Biobehav Rev 34 (1): 87–107

Verdejo-Garcia A, Lawrence AJ, Clark L (2008) Impulsivity as a vulnerability marker for substance-use disorders: review of findings from high-risk research, problem gamblers and genetic association studies. Neurosci Biobehav Rev 32 (4): 777–810

Vitaro F, Arseneault L, Tremblay RE (1997) Impulsivity predicts problem gambling in low SES adolescent males. Addiction 94 (4): 565–575

Vitaro F, Arseneault L, Tremblay RE (1997) Dispositional predictors of problem gambling in male adolescents. Am J Psychiatry 154 (12): 1769–1770

Vitaro F, Arseneault L, Tremblay RE (1999) Impulsivity predicts problem gambling in low SES adolescent males. Addiction 94 (4): 565–575

12

olberg RA, Abbott MW, Ronnberg S, Munck IM (2001) Prevalence and risks of pathological gambling in Sweden. Acta Psychiatrica Scandin 104 (4): 250–256

Valther B, Hanewinkel R, Morgenstern M (2013) Short-Term Effects of a School-Based Program on Gambling Prevention in Adolescents J Adolescent Health 52 (5): 599–605

Velte JW, Barnes GM, Wieczorek WF et al. (2004) Risk factors for pathological gambling. Addictive Behav 29 (2): 323–335

Vickwire EM, Whelan JP, Meyers AW, Murray D (2007) Environmental Correlates of Gambling Behavior in Urban Adolescents. J Abnormal Child Psychol 35: 179–190

Villiams RJ (2002) Prevention of problem gambling: a school-based intervention: Final report. Alberta Gaming Research Institute, Edmonton, Canada

Villiams RJ, Simpson RI (2008) Promising practices in the prevention of problem gambling. Ontario Problem Gambling Research Centre, Ontario, Canada

Villiams RJ, Connolly D, Wood RT, Currie S, Davis RM (2004) Program findings that inform curriculum development for the prevention of problem gambling. J Gambl Res 16 (1): 47–69

Villiams RJ, West BL, Simpson RI (2008) Prevention of problem/pathological gambling: a comprehensive review of the evidence. Guelph, Ontario, Canada

Villiams RJ, Wood RT, Currie S (2010) Stacked deck: an effective, school-based program for the prevention of problem gambling. J Primary Prevent 31: 109–125

Winters KC, Stinchfield RD, Botzet A, Anderson N (2002) A prospective study of youth gambling behaviors. Psychol Addict Behav 16 (1): 3–9

Wohl MJA, Christie K-L, Matheson K, Anisman H (2010) Animation-based education as a gambling prevention tool: correcting erroneous cognitions and reducing the frequency of exceeding limits among slots player. J Gambl Studi 26 (3): 469–486

Wood RT, Wood SA (2009) An evaluation of two United Kingdom online support forums designed to help people with gambling issues. J Gamb Issues 23: 5–30

Die Grenzen des Suchtbegriffs

A. Heinz

13.1   Einführung

Ist es sinnvoll, »Spielsucht«, »Kaufsucht« und »Sexsucht« als Süchte zu verstehen? Auf den ersten Blick könnte man das befürworten. Denn ähneln sich die genannten Verhaltensweisen nicht bezüglich des starken Verlangens nach der Tätigkeit und der Kontrollminderung im Umgang mit diesen Handlungen, und erfüllen sie damit nicht zentrale Kriterien des Abhängigkeitsbegriffs? Auch bezüglich der Einschränkung anderer Interessen und des erheblichen Zeitaufwands für die genannten Tätigkeiten lassen sich die thematisierten Verhaltenssüchte und stoffgebundene Suchterkrankungen vergleichen. Andererseits besteht bei jeder Ausweitung des Krankheitsbegriffs einerseits die Gefahr, dass dieser so weit wird, dass er für die Betroffen seinen Schutzcharakter verliert und letztendlich trivial wird, und andererseits, dass sozial unerwünschte Verhaltensweisen pathologisiert werden. Ein Beispiel dafür war die vermeintliche »Weglaufsucht«, die im vorletzten Jahrhundert noch bei amerikanischen Sklaven diagnostiziert wurde, die sich ihrem Status durch Flucht entziehen wollten. Kann also ein puritanisch gefärbtes Land beispielsweise mit »Sexsucht« all jene Bemühungen um einen freiheitlichen Umgang mit den eigenen Bedürfnissen pathologisieren, die zumindest in den westlichen Industrienationen seit der Studentenrevolte Ende der 1960er Jahre den öffentlichen Diskurs geprägt haben? Kann die Ausweitung des Suchtbegriffs Teil einer gesellschaftlichen Normierung werden, die die Freiheitsmöglichkeiten des Individuums einschränkt und den Inhalt einer individuell zu verantwortenden Lebensführung stigmatisiert, pathologisiert und ausgrenzt? Wenn man diese Fragen mit »ja« beantwortet, stellt sich die Frage nach den Grenzen des Suchtbegriffs.

13.2   Bereich der stoffgebundenen Süchte

Im Bereich der stoffgebundenen Süchte sind diese Grenzen dadurch gegeben, dass zu dem starken Verlangen und der Kontrollminderung im Umgang mit der abhängig machenden Substanz eine Toleranzentwicklung und Entzugssymptomatik im Sinne neuro-biologisch nachvollziehbarer Anpassungsvorgänge an den lang dauernden Drogenkonsum hinzu kommen müssen, damit eine Diagnose gestellt werden kann. Durch die Tendenz des Körpers, der zentralnervösen Drogenwirkung entgegen zu steuern und eine »Homöostase« aufrecht zu erhalten, kommt es zu gegenregulatorischen Veränderungen unter dem fortlaufenden Drogenkonsum, die der Wirkung der abhängig machenden Substanzen entgegengesetzt sind und dazu führen können, dass immer höhere Dosen benötig werden, um die ursprüngliche Substanzwirkung erneut zu erzielen. Beim plötzlichen Absetzen einer solchen Substanz kommt es dann zur Entzugssymptomatik, da die Homöostase jetzt akut gestört ist (Heinz u. Batra 2003).

Bekanntlich können solche vegetativen Entzugserscheinungen lebensbedrohlich sein, und ihr Vorliegen ist zumindest für Edwards (1990) zentrales Kennzeichen einer Abhängigkeitserkrankung im Sinne der »dependence«. Edwards hat dabei bewusst die Definition stoffgebundener Abhängigkeitserkrankungen vom Fokus auf das süchtige Verhalten zur Beschreibung der (sich auch somatisch manifestierenden) Entzugserscheinungen verschoben. Gerade diese treten bei Verhaltenssüchten aber nicht regelhaft auf. Denn solche Entzugserscheinungen sind meist Folge der sedierenden oder anderweitig inhibierenden Drogenwirkungen, die dazu führen, dass entsprechende Botenstoffsysteme wie das GABAerge System oder die opioiderge Inhibition neurovegetativer Zentren, die der Drogenwirkung entspricht, durch entsprechende gegenregulatorische Vorgänge verändert (adaptiert) werden, so dass es im Entzug zu plötzlichen Übererregungserscheinungen kommt. Stoffgebundene Suchterkrankungen werden somit von Drogen ausgelöst, die einerseits im Rahmen der genannten Vorgänge zu Entzugserscheinungen führen können, andererseits aber – und das scheint alle stoffgebundenen Süchte auszuzeichnen – auf das sog. dopaminerge Belohnungssystem einwirken und hier im Rahmen der Dopaminfreisetzung motivationale Prozesse auslösen, die zum erhöhten, oft als unkontrollierbar erlebten Drogenkonsum führen. Starkes Verlangen tritt dann auf, wenn sich die betroffene Person in Kontexte begibt, in denen der Drogenkonsum eigentlich zu erwarten wäre, der Effekt aber ausbleibt (Tiffany 1990, Heinz 2000). Im Beeich des dopaminergen Verstärkungssystems gibt s allerdings offenbar nur einen quantitativen, aber einen qualitativen Unterschied zwischen primären und sekundären Verstärkern einerseits (d. h. beispielsweise zwischen der Wirkung »natürlicher« Verstärker wie Sexualität oder Nahrungsaufnahme und sekundärer Verstärker wie sozialer Zuwendung oder eines Geldgewinns) und der Drogenwirkung andererseits. So setzen Drogen anders als natürliche sowie nichtdrogenassoziierte sekundäre Verstärker zwar deutlich mehr Dopamin frei (die Dopaminfreisetzung unter Amphetaminen ist etwa 10-mal so hoch wie die bei Nahrungsaufnahme), wie aber aus den genannten Zahlen schon deutlich wird, ist hier ein gradueller, numerisch fassbarer, kein qualitativer Unterschied bezeichnet (Heinz et al. 2012). Ein qualitativer Unterschied mag darin begründet sein, dass natürliche und die meisten sekundären Verstärker bezüglich der Dopaminfreisetzung habituieren, d. h. bei wiederholtem Nahrungskonsum, wiederholter sexueller Tätigkeit oder repetitiven, wichtigen sozialen Begegnungen nimmt die Dopaminfreisetzung ab, während dies aufgrund der pharmakologischen Eigenwirkung der Drogen auch bei deren wiederholter Einnahme offenbar nicht der Fall ist (Bassareo et al. 2011, Di Chiara u. Bassareo 2007). Allerdings fehlen hier weiterführende Studien bei Menschen, die vorliegenden Erkenntnisse stammen fast nur von tierexperimentellen Untersuchungen.

3.3 Bereich der nichtstoffgebundenen Süchte

Wie verorten sich die hier nichtstoffgebundenen Verhaltenssüchte? Offenbar kann beispielsweise bei einem Computerspiel, bei dem in rascher Folge Gewinn und Verlust auftreten, ebenfalls eine starke Wirkung auf das sog. dopaminerge Belohnungssystem ausgeübt werden, die zu gegenregulatorischen adaptiven Veränderungen führen kann und sich z. B. in einer verminderten Stimulierbarkeit bei Präsentation suchtspezifischer Reize zeigt, die an entsprechende Veränderungen bei stoffgebundenen Süchten erinnert (Beck et al. 2012, Reuter et al. 2005). Ob die diesen funktionellen Veränderungen unterliegenden neurobiologischen Prozes-

se allerdings tatsächlich bei stoffgebundenen wie nichtstoffgebundenen Suchterkrankungen gleichsinnig verlaufen, ist letztlich nicht geklärt. So zeigen Menschen mit stoffgebundenen Suchterkrankungen bei Präsentation suchtspezifischer Reize in der Regel eine erhöhte Aktivierung im Bereich von Hirnregionen, die für die Aufmerksamkeitszuwendung wesentlich sind (wie z. B. des anterioren zingulären Kortex), während Menschen, die unter Spielsucht leiden, dies nur in einzelnen Studien in ähnlicher Richtung aufwiesen, während andere Untersuchungen für eine verminderte Aktivierung aufmerksamkeitssteuernder Hirnregionen sowie des Belohnungssystems sprechen (Balodis et al. 2012, Reuter et al. 2005). Gänzlich unklar ist, ob solche bildgebend messbaren Unterschiede sich tatsächlich in unterschiedlichen Raten der Empfindlichkeit gegenüber Suchtreizen manifestieren, d. h. ob die rasche Wiederholung von suchtspezifischen Bildreizen, z. B. bei einer Spielsucht, tatsächlich zu einer immer wieder neu auftretenden Dopaminfreisetzung und damit zur Motivation beitragen kann, das süchtige Verhalten zu wiederholen, ähnlich wie dies für den wiederholten Alkoholkonsum im Tiermodell gezeigt werden konnte (Di Chiara u. Bassareo 2007).

Bei der Spielsucht und bei anderen Verhaltenssüchten sind also offenbar Symptome wie das starke Verlangen oder die Kontrollminderung im Umgang mir den Verhaltensmustern von entscheidender diagnostischer Bedeutung. Hier kann auch am ehesten ein neurobiologisches Korrelat vermutet werden, das dem der stoffgebundenen Suchterkrankungen ähnelt. Dies heißt nicht, dass es u. a. bei einer Glücksspielsucht nicht zu Entzugserscheinungen kommen kann, die z. B. dadurch erklärt werden können, dass auch das suchtartig durchgeführte Verhalten einen gewissen beruhigenden (oder zumindest von negativen Emotionen entlastenden) Charakter besitzt. Solche Wirkungen werden biologisch aber meist weitaus geringer ausgeprägt sein als beim Konsum einer per se sedierend wirkenden Droge. Dennoch haben viele erfahrene Suchttherapeuten berichtet, dass spielsüchtige Patienten, die z. B. vor einem laufenden Glücksspielautomaten stehen, den sie nicht bedienen dürfen, nicht nur Unruhe und Irritation sondern auch vegetative Erscheinungen im Sinne eines Tremors oder einer Schweißneigung zeigten, die offenbar durch den Entzug bzw. die Unterbrechung des suchtartigen Verhaltens in Anwesenheit suchtspezifischer Reize ausgelöst wurden. Die biologische Forschung zu den neurologischen Korrelaten solcher Erscheinungen steckt allerdings noch in den Anfängen.

13.4 Krankheitswertigkeit: Sucht oder Verhaltensauffälligkeit?

Theoretisch ist es also möglich, Grenzen des Suchtbegriffs zu definieren. Als Suchterkrankung kann, wie das Beispiel der Spielsucht zeigt, eine Verhaltensauffälligkeit immer dann benannt werden, wenn sie mit einem starken Verlangen nach dieser Tätigkeit auf Kosten anderer Interessen und einer Kontrollminderung im Umgang mit dieser Tätigkeit verbunden ist, und wenn dies zudem entweder zu ausgeprägtem psychischen Leid oder zu einer Beeinträchtigung von Alltagsfunktionen führt. Die letztgenannten Kriterien ergeben sich nicht aus empirischen, sondern aus theoretischen Überlegungen – das menschliche Verhalten ist so vielfältig, dass seine Bezeichnung als »krankheitswertig« nur dann erfolgen sollte, wenn es nicht einfach in seiner Ausprägung von einer Norm abweicht (d. h. also z. B. als weniger kontrollierbar erscheint als andere Verhaltensweisen), sondern wenn es zudem individuell subjektives Leid auslöst oder zu einer wesentlichen Beeinträchtigung der sozialen Teilhabe führt (Sartorius 2010, Heinz 2005). Demnach wäre eine Verhaltenssucht dann als Suchterkrankung zu klassifizieren, wenn sie zu vergleichbaren Veränderungen im Bereich wesentlicher Funktionen (z. B. durch eine ausgeprägte Kontrollminderung im Umgang mit dem suchtrelevanten Verhalten) führt, wie dies von stoffgebundenen Suchterkrankungen her bekannt ist, selbst wenn es nicht zum Auftreten von Leitsymptomen der Abhängigkeit wie einer Toleranzentwicklung oder Entzugserscheinungen kommt. Um eine unangemessene Pathologisierung vielfältiger menschlicher Verhaltensweisen zu vermeiden, müsste dann aber zudem entweder das Kriterium der erheblichen subjektiven Beeinträchtigung oder der ausgeprägten sozialen Teilhabestörung erfüllt sein.

Mit den genannten Überlegungen sind mögliche Grenzen des Suchtbegriffs aufgezeigt, sie eröffnen aber weitere Fragen. Denn psychisches Leid auf Grund einer wiederholt durchgeführten Tätigkeit, nach der die betroffene Person starkes Verlangen empfindet, kann ja auch bereits nur deshalb auftreten, weil die genannte Tätigkeit gesellschaftlich stigmatisiert wird. Ein Beispiel für eine solche unangemessene Pathologisierung, die in der Geschichte der Psychiatrie wirksam war, ist der Umgang mit Homosexualität. Diese gilt heute zur Recht nicht mehr als psychische Erkrankung; in früheren Zeiten und in vielen Gesellschaften weltweit wird das genannte Verhalten aber immer noch stigmatisiert und unterdrückt, und ein starkes Verlangen der Betroffenen nach der freien Manifestation ihrer homosexuellen Neigungen und Beziehungen kann unter den Bedingungen gesellschaftlicher Repression zu erheblichem subjektiven Leid führen, ohne dass hier von Krankheit gesprochen werden kann oder sollte. Auch die Frage der eingeschränkten gesellschaftlichen Teilhabe aufgrund der Manifestation sich immer wieder aufdrängender Verhaltensweisen ist solchen gesellschaftlichen Deformationsprozessen ausgesetzt. Man denke an die vermeintliche »Weglaufsucht« afroamerikanischer Sklaven, deren persistierender Drang zur Freiheit unter den gesellschaftlichen Bedingungen der Sklaverei pathologisiert und mit erheblichen sozialen Benachteiligungen und Einschränkungen verknüpft wurde. Die Kriterien des subjektiven Leidens und der gesellschaftlichen Teilhabestörung lassen sich also immer nur in gegebenen historischen und sozialen Kontexten definieren, wobei die Freiheit des Individuums in diesen Gesellschaften von entscheidender Bedeutung ist. Mit dem subjektiven Leid, dass nicht einfach durch soziale Ausschließung verursacht werden darf, und der schwerwiegenden Beeinträchtigung sozialer Teilhabe sind zwei entscheidende Kriterien für die Diagnose einer Erkrankung benannt, von denen demnach mindestens eines zu den »objektiv« benennbaren Krankheitssymptomen, in diesem Fall des Verlangens und der Kontrollminderung im Umgang mit der Verhaltensweise, hinzutreten muss, damit das entsprechende Störungsbild als »krankheitswertig« verstanden werden kann. Zu den objektivierbaren Zeichen der Erkrankung (»disease«) müssen also entweder ausgeprägte Hinweise auf subjektives Leid im Sinne des Sich-krank-Fühlens bzw. Krankeins (»illness«) oder eine ausgeprägte Beeinträchtigung der sozialen Teilhabe durch die genannten Symptome (im Sinne der »sickness«; Sartorius 2010) hinzutreten. Eine Krankheit ist demnach im Bereich der psychischen wie der körperorientierten Störungen nur dann gegeben, wenn wesentliche Funktionen bzw. Fähigkeiten des Menschen objektiv beeinträchtigt sind (in diesem Fall beispielsweise die Fähigkeit zur flexiblen Verhaltensänderung, die durch die Kontrollminderung im Umgang mit dem suchtartigen Verhalten beeinträchtigt ist) und die betroffenen Personen zusätzlich entweder unter den Veränderungen subjektiv stark leiden oder in ihrer sozialen Teilhabe nachhaltig beeinträchtigt sind.

Anthropologische Sichtweise

Eine weitere Möglichkeit zur Begrenzung des Suchtbegriffs ergibt sich, wenn einschlägige Ansätze philosophischer Anthropologien berücksichtigt werden. So versteht Immanuel **Kant** (1724–1804) in seiner »Anthropologie in pragmatischer Hinsicht« (1983, Erstveröffentlichung 1798) Leidenschaften wie Affekte als »schädlich für die reine praktische Vernunft« (1983, S. 11), weil es nicht vernünftig sei, nur »einer Neigung zu gefallen« anstatt sie »mit der Summe aller Neigungen zusammen bestehen« zu lassen. In der Trunksucht sah Kant aber nun gerade keine typische Suchterkrankung und keine Leidenschaft, denn diese liege eigentlich nur dann vor, wenn es einen »Missbrauch« gäbe, den »Menschen von ihrer Person und Freiheit untereinander machen, da ein Mensch den anderen bloß zum Mittel seiner Zwecke macht« (Kant 1983, S. 215). Herrschsucht und Habsucht sind dementsprechend Süchte, weil »Leidenschaften ... eigentlich nur auf Menschen [gehen] und auch nur durch diese befriedigt werden [können]«. Kants Begriff der Leidenschaften lässt sich also nicht auf jene Verhaltenssüchte anwenden, die nicht das Spekulieren mit Nahrungsmitteln auf Kosten des Hungers in der Welt beinhalten, sondern das einsame Glückspiel gegen den Computer oder im Internet, bei dem andere Menschen nicht zum »Mittel zum Zweck« degradiert werden. Allerdings liegt in diesem Leidenschaftsbegriff die Möglichkeit, von Verhaltenssüchten gerade dann zu sprechen, wenn diese tatsächlich auf Kosten vielfältiger, flexibler

Interaktions- und Handlungsmöglichkeiten gehen. Wiederum sieht man aber, dass es sich hier um einen graduellen, keinen kategorialen Unterschied handelt. Denn es wäre nicht zielführend, z. B. den leidenschaftlichen Einsatz eines Forschers, der zur Entdeckung eines lebenswichtigen Medikaments führt, als »Arbeitssucht« zu pathologisieren. Spezialisierte Tätigkeiten einzelner Menschen, die diese mit »großer Leidenschaft« bzw. großer Begeisterung durchführen, gehören zu den Möglichkeiten menschlichen Lebens, die nicht pathologisiert werden sollten. Ebenso verbietet sich eine Wertung der exzessiv durchgeführten Tätigkeiten in Abhängigkeit davon, ob sie gesellschaftlich geschätzt werden oder nicht – denn dann würde eine ganz unangemessene, normative Beschränkung menschlicher Diversität postuliert werden. Ob also ein Mensch seine Lebensfreude daraus zieht, Medikamente zu erforschen, Briefmarken zu sammeln oder Computer zu spielen, kann somit zwar gesellschaftlich mehr oder weniger positiv bewertet werden, es bildet aber keine Grundlage dafür, bestimmte Verhaltensweisen als krankheitswertig zu pathologisieren und andere nicht. Die Diversität menschlicher Verhaltensweisen, Interessen und Leidenschaften ist also zu respektieren.

Bei aller notwendigen Vorsicht kann allerdings mit der von Kant benannten Reduktion anderer Menschen zum »Mittel zum Zweck« ein Aspekt süchtigen Verhaltens benannt werden, der als »Verlust bisher gegebener Verhaltensoptionen« beschrieben werden kann. Sind also Menschen ursprünglich in der Lage, mit ihren Mitmenschen in vielfältige Interaktionsmuster zu treten, in denen sie sich manchmal überwiegend egoistisch, zu anderen Zeiten aber sozial orientiert verhalten, und verlieren sie diese Flexibilität und Vielfalt ihrer Handlungsmöglichkeiten im Rahmen eines suchtartigen Verhaltens, z. B. weil sie das Gegenüber nur noch als Mittel bzw. Mitspieler in einer Kette zunehmend habituierender Verhaltensabläufe dulden können, dann besteht eine wesentliche Verengung menschlicher Verhaltensspielräume. Dies ist offenbar auch intuitiv gemeint, wenn Sucht metaphorisch mit einem »Strudel« oder einer das Individuum »verschlingenden« Macht verglichen wird. Es ist aber wichtig, hier zwischen dem **Verlust** menschlicher

Verhaltensoptionen einerseits und der **individuellen Bandbreite** verschiedener Verhaltensoptionen andererseits zu unterscheiden: Keinesfalls sollten Menschen, die sich auf wenige Tätigkeitsbereiche beschränken und sich diesen auch über lange Zeit leidenschaftlich zuwenden, pathologisiert werden. Nur wenn eine solche Verhaltensvielfalt im Rahmen stereotyper, von starkem Verlangen getriebener und mit zunehmender Kontrollminderung einhergehender Verhaltensmuster auftritt, das die Verhaltensspielräume und insbesondere den Umgang mit den Mitmenschen auf ein rein zweckrationales Verhältnis im Rahmen der suchtartigen Abläufe reduziert, sollte von Suchterkrankungen gesprochen werden, gerade auch im Bereich der Verhaltenssüchte.

Eine Möglichkeit, zwischen dem »begeisterten Forscher« und dem »spielsüchtigen Manager« zu unterscheiden, bietet der Ansatz von Harry **Frankfurt** (1988). Frankfurt postuliert, dass eine Suchterkrankung eigentlich nur dann vorliegt, wenn ein Wunsch zweiter Ordnung sich gegen einen Wunsch erster Ordnung richtet, wenn sich die betroffene Person also (reflexiv bzw. bewusst) wünscht, ihren (primären) Wunsch erster Ordnung nach erneutem Drogenkonsum oder nach exzessiver Spieltätigkeit aufgeben bzw. kontrollieren zu können. Damit stünde eine Willensäußerung bzw. Volition (zweiter Ordnung) gegen einen Wunsch erster Ordnung, der sich beispielsweise im starken Verlangen nach dem Alkoholkonsum oder im Drang, immer weiter am Computer zu spielen, ausdrückt. So überzeugend dieser Ansatz auf den ersten Blick ist, so schwierig ist es allerdings, im tatsächlichen Verhalten lebender Menschen die genannte »Unterscheidung« zu treffen. Denn wie Arnold Gehlen (trotz seines befremdlichen Liebäugelns mit der vermeintlich notwendigen »Zucht« menschlichen Verhaltens) zu Recht feststellt, ist das Leben der Menschen durch vielfältige Bezugnahme auf Verhaltensweisen jeglicher Art gekennzeichnet. Gehlen lehnte es dementsprechend ab, den »Willen« für eine »besondere Art des Denkens oder für eine besondere Art des Triebes zu erklären« (Gehlen 1962, S. 362). Denn für Gehlen gibt es überall im Trieb- und Affekt-Leben »gewollte Vollzüge«, so dass auch »zufällig ablaufende ... Vorgänge jeder

Art« zum Motiv für den Menschen werden können, diese Handlungen zu wiederholen (Gehlen 1962, S. 363). Gehlen verweist damit auf die Vielfältigkeit menschlicher Handlungen und Antriebe, bei denen eine Handlung zum Motiv für ihre Wiederholung werden kann, so dass sich komplizierte Interaktionen anstelle der von Frankfurt postulierten klaren Hierarchisierung zwischen primären und sekundären Wünschen ergeben können. Praktisch ausgedrückt bedeutet dies, dass ein alkoholabhängiger Patient, der Verlangen nach dem Alkoholkonsum hat, sich aber gleichzeitig vor dem Rückfall fürchtet, nicht notwendigerweise einem Wunsch erster Ordnung (dem Verlangen nach dem Alkohol) erliegt, wenn er seinen Abstinenzwillen aufgibt. Vielmehr könnte es sein, dass dem betroffenen Menschen der Alkohol selbst gar nicht mehr schmeckt, dass die Wirkungen der Alkoholintoxikation also als enttäuschend erlebt wird, das er sich aber nach der Vorfreude und dem sozialen Kontext sehnt, in dem der Alkoholkonsum stattfindet. Damit wäre aber eine bewusste Bezugnahme (Wunsch zweiter Ordnung) auf den Drang gegeben, Alkohol zu konsumieren. Dann würde die stärkste Motivation für den Rückfall gerade nicht von einem einfachen oder auf den »hedonischen« Genuss der Suchtsubstanz gerichteten Wunsch (erster Ordnung) herrühren, sondern von einem Wunsch »zweiter Ordnung«, das heißt einem Verlangen nach der Vorfreude bzw. einem »Verlangen nach dem Verlangen« nach Alkohol. Ein solches »Verlangen nach dem Verlangen« kann sich gerade dann manifestieren, wenn die betroffene Person ihre stoffgebundene oder Verhaltenssucht nicht ausleben kann, sich depressiv und demotiviert fühlt, leer und beziehungslos, und sich in diesem qualvollen Zustand danach sehnt, eine Kneipe mit ihren warmen Lichtern und dem fröhlichen Gläserklingen und Reden der Freunde zu betreten. Der eigentliche Alkoholkonsum entspringt dann als Konsequenz aus dem Wunsch zweiter Ordnung, Verlangen zu spüren und Freude in der Gemeinschaft zu erleben, der mit anderen Wünschen zweiter Ordnung (z. B. nach Abstinenz) in Konflikt geraten kann, um Teil einer Gemeinschaft zu werden (wie dies einer meiner Patienten sehr plastisch schildern konnte). Betont man also die Vielfältigkeit menschlicher Wünsche und Handungsmöglichkeiten, dann überzeugt Frankfurts Ansatz nur in den Fällen, in denen ein Mensch trotz einer bewussten Entscheidung zur Abstinenz von einem starken Verlangen nach der Substanz oder Vorgehensweise selbst gequält wird. Hinzu kommt, dass gesellschaftlicher Druck Menschen dazu bewegen kann, zu proklamieren, dass sie eigentlich mit dem Drogenkonsum oder der Verhaltenssucht aufhören wollen, auch wenn dies nicht wirklich ihrer Motivationslage entspricht. Angesichts dieser Einschränkungen könnte man mit Frankfurt eine Verhaltenssucht, die das Leben der betroffenen Person dominiert, nur dann als »Sucht« bezeichnen, wenn sie einerseits mit einem starken Verlangen nach der Handlung und einer Kontrollminderung im Umgang mit der Handlung sowie andererseits dem bewussten Wunsch der Person verbunden ist, diese Einengung der eignen Verhaltensmöglichkeiten zu ändern.

Wiederum wäre ein zentrales Kennzeichen der Suchterkrankung der Verlust menschlicher Verhaltensvielfalt, die Verengung der Verhaltensabläufe im Rahmen des suchtartig »immer gleich« wiederholten Verhaltensmusters, das menschliche Handlungsvielfalt und die Diversität inter-individueller Interaktionen auf stereotype Verhaltensmuster reduziert, die von den betroffenen Personen selbst als Verlust wahrgenommen werden. Der sich aus dieser Einschätzung ergebende Wunsch, dass man eigentlich »anders sein« will, ist das zentrale Kennzeichen des Verlustes subjektiver Handlungsmöglichkeiten und damit ein Kriterium der Sucht, auch wenn ein solcher Wunsch anderen Wünschen (nach Gemeinschaft, Angstfreiheit durch Konsum etc.) widersprechen kann. Es ist diese subjektive Seite der eigenen Enttäuschung über die reduzierte Verhaltensflexibilität bzw. der Angst vor dem Verlust der eigenen Handlungsvielfalt und Steuerungsfähigkeit durch bewusst artikulierte Vorsätze, die dazu dienen kann, ein solches (dann zu Recht als »suchtartig« bezeichenbares) Verhalten von der leidenschaftlichen, monothematischen Verfolgung von Einzelinteressen zu unterscheiden, die ein »leidenschaftlicher Briefmarkensammler« oder ein begnadeter Wissenschaftler zeigen können.

Mit Helmut **Plessner** (1975) kann man zudem postulieren, dass Verhaltenssüchte dann gegeben sind, wenn die betroffene Person die Fähigkeit zur Distanzierung vom aktuellen Geschehen verliert, wenn sie also die Ereignisse nicht aus der exzentrischen »Positionalität« wahrnehmen kann, sondern stattdessen so in den Strudel der Ereignisse hineingezogen wird, dass sie sich beständig als in deren Mittelpunkt stehend erlebt. Wer also z. B. im Rahmen einer Spielsucht gebannt auf die Rückmeldungen aus dem Automaten oder dem Internet starrt und allenfalls noch in Spielpausen den distanzierenden Wunsch formulieren kann, dass dies anders sei, im Rahmen des Spiels aber jegliche Distanz zum Geschehen einbüßt, kann demnach als »verhaltenssüchtig« bezeichnet werden.

Lassen sich diese Überlegungen nun auf Phänomene wie Kaufsucht oder Sexsucht übertragen? Wie bereits diskutiert reichen hier Aspekte wie das starke Verlangen nach der Tätigkeit und die Kontrollminderung im Umgang damit nur in besonders ausgeprägten Einzelfällen aus, um die genannten Verhaltensweisen als Süchte zu klassifizieren. Denn sonst würde man sich eine Pathologisierung weiter Bereiche menschlicher Handlungsfelder einhandeln, die gesellschaftlich leicht missbraucht werden kann. Entscheidend für die Diagnose einer Kauf- oder Spielsucht müsste also einerseits sein, dass sich die Verhaltensvielfalt der betroffenen Personen radikal einengt, sodass sie z. B. im Sinne Kants andere Menschen nur noch als »Mittel zum Zweck« wahrnehmen können, und dass die betroffene Person gleichzeitig den bewussten Vorsatz formuliert, dies zu ändern. Wenn sie sich zudem bei Durchführung dieser Handlungen so sehr in den »Strudel des Geschehens« hineingezogen fühlt, dass eine distanzierende Betrachtungsweise (auch ansatzweise) misslingt, und massives Leiden unter der Verhaltensweise oder eine Einschränkung basaler Fähigkeiten zur sozialen Teilhabe eintritt (z. B. weil die betroffene Person immense Zeit mit den suchtbezogene Verhaltensweisen verbringt), kann eine solche Verhaltensauffälligkeit sinnvollerweise als Suchterkrankung bezeichnet werden. Auch hier zeigt sich als zentrales Kennzeichen der »Sucht« wiederum ein Verlust an Verhaltensvariabilität, in diesem Fall der Fähigkeit zur distanzierenden Betrachtung der eigenen Handlungen und zu ihrer subjektiv erlebten Beeinflussbarkeit durch bewusst artikulierte Vorsätze, Haltungen und Wertungen. An dieser Stelle wird aber erneut die Gefahr einer unzulässigen Pathologisierung von leidenschaftlichen Gefühlen und Bestrebungen deutlich, die dann stattfinden kann, wenn in einer starren, gesellschaftlich vorgegebenen Moral bestimmte Gefühle oder sexuelle Orientierungen tabuisiert werden. Ein suchtrelevanter »Verlust der Verhaltensvielfalt« wäre also gerade dann nicht gegeben, wenn betroffene Personen z. B. zu einer gesellschaftlich tabuisierten homosexuellen Strebung stehen, auch wenn dies gesellschaftliche Sanktionen und Ausschließungsmechanismen nach sich zieht. Denn das »Coming out« ist als Steigerung der Verhaltensvielfalt gerade das Gegenteil einer Einengung interaktiver Fähigkeiten des Individualismus. Entscheidend für die Diagnose einer Suchterkrankung wäre also nur ein Verlust der Verhaltensvielfalt durch Unterdrückung der sexuellen Orientierung, keinesfalls ein Verlust gesellschaftlicher »Normalität«.

13.5   Zusammenfassung

Aus den genannten Überlegungen wird deutlich, dass mit ihnen kein »wahrer Kern« der Verhaltenssüchte entdeckt wird, dass es also nicht um eine Reifizierung bzw. Verdinglichung des Suchtbegriffes geht, sondern dass sich die Frage stellt, ob der an stoffgebundenen Süchten entwickelte Suchtbegriff auf weitere Verhaltensmuster sinnvoll angewendet werden kann. Entscheidend ist also, ob die Anwendung des Suchtbegriffes auf weitere Verhaltensauffälligkeiten Ähnlichkeiten bzw. Gemeinsamkeiten mit Verhaltensmustern zeigt, die sich im Rahmen stoffgebundener Suchterkrankungen entwickeln, und ob sich aus der Beschreibung solcher Ähnlichkeiten therapeutische Hinweise darauf ergeben, wie die betroffene Person am besten mit der leidvollen Einschränkung ihres Verhaltens umgehen kann. An dieser Stelle sei noch einmal vermerkt, dass die Begrenzung des Suchtbegriffs helfen soll, gesellschaftliche Missbrauchsmöglichkeiten der Pathologisierung individueller Verhaltensmuster zu vermeiden. Gerade deshalb wird in dem hier formulierten Ansatz explizit davor gewarnt, ubiquitäre Verhaltensweisen, wie das Verlangen nach Liebe oder nach einer Erhöhung des gesellschaftlichen Status (wie es sich in der vermeintlichen Sex- oder Kaufsucht ausdrücken kann), tatsächlich

außerhalb differenziert betrachteter Einzelfälle mit dem Begriff der Suchterkrankung zu belegen. Einzelnen Menschen mag es helfen, hier ein süchtiges Verhalten festzustellen, da es ihnen Zugang zu psychotherapeutischen und psychosozialen Hilfsmöglichkeiten bietet. Die große Gefahr der gesellschaftlichen Stigmatisierung diverser menschlicher Verhaltensweisen mahnt aber zur Vorsicht, den Suchtbegriff jenseits stoffgebundener Erkrankungen allzu freizügig anzuwenden. Dies sollte nur dann der Fall sein, wenn dies im Interesse der Betroffenen ist, wenn sie selbst eine Einschränkung ihrer bisherigen Verhandlungsvielfalt durch das suchtartige Verhalten erleben und wenn die gesellschaftlichen Auswirkungen einer solchen Vorgehensweise im öffentlichen Diskurs frei erörtert werden können.

Literatur

Balodis IM, Kober H, Worhunsky PDet al. (2012) Diminished frontostriatal activity during processing of monetary rewards and losses in pathological gambling. Biol Psychiatry 71: 749–757

Bassareo V, Musio P, Di Chiara G (2011) Reciprocal responsiveness of nucleus accumbens shell and core dopamine to food- and drug-conditioned stimuli. Psychopharmacol 214 (3): 687–697

Beck A, Wüstenberg T, Genauck A et al. (2012) Relapse in alcohol dependence: the impact of brain structure, brain function and brain connectivity. Arch Gen Psychiatry 69 (8): 842–852

Di Chiara G, Bassareo V (2007) Reward system and addiction: what dopamine does and doesn't do. Curr Opin Pharmacol 7: 69–76

Edwards G (1990) Withdrawal symptoms and alcohol dependence: fruitful mysteries. Br J Addict 85: 447–461

Frankfurt H (1988) Freedom of the will and the concept of a person. In: Frankfurt H (ed) The importance of what we care about. University Press, Cambridge, MA, pp 11–25

Gehlen A (1962) Der Mensch. Seine Natur und seine Stellung in der Welt. Athenäum, Frankfurt/M. Bonn

Heinz A (2000) Das dopaminerge Verstärkungssystem. Funktion, Interaktion mit anderen Neurotransmittersystemen und psychopathologische Korrelate (Monographien aus dem Gesamtgebiete der Psychiatrie Bd. 100). Steinkopff, Darmstadt

Heinz A, Batra A (2003) Neurobiologie der Alkohol- und Nikotinabhängigkeit. Kohlhammer, Stuttgart

Heinz A (2005) Gesunder Geist – krankes Hirn? In: Hermann CS, Pauen M, Rieger JW, Schicktanz S (Hrsg) Bewusstsein. Fink, München, pp 407–425

13

einz A, Kipke R, Heimann H, Wiesing U (2012) Cognitive neuroenhancement: false assumptions in the ethical debate. J Med Ethics 38 (6): 372–375

ant I (¹1798, 1983) Anthropologie in pragmatischer Hinsicht. Reclam, Stuttgart

lessner H (1975) Die Stufen des Organischen und der Mensch. de Gruyter, Berlin New York

euter J, Raedler T, Rose M et al. (2005) Pathological gambling is linked to reduced activation of the mesolimbic reward system. Nature Neurosci 8 (2): 147–148

artorius N (2010) Meta-effects of classifying mental disorders. In: Regier DA, Narrow WE, Kuhl GA und Kupfer DJ (eds) The conceptual evolution of DSM 5. American Psychiatric Association, Airlington VA, pp 59–77

iffany ST (1990) A cognitive model of drug urges and drug-use behavior – role of automatic and nonautomatic processes. Psychol Rev 97 (2): 147–168

Stichwortverzeichnis

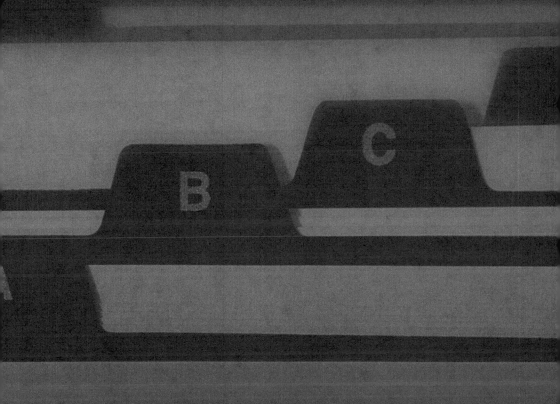

Glücksspielpolitik 25
Glücksspielprodukt 149
Glücksspielspielangebot 23
Glücksspielsucht 12
– affektive Störung 111
– bildgebende Verfahren 108
– Diagnostik 13, 15
– EEG-Studie 113
– Epidemiologie 17
– Fragebogen 14
– Früherkennung 158
– Impulsivität 111
– internationale Befunde 20
– Komorbidität 5, 22, 179
– Persönlichkeitsstruktur 131
– pharmakologische Therapie 132
– Prävalenz 5, 157
– Prävention 24, 158
– Psychotherapie 128
– Risiko 19
– Verhaltensprävention 178
– Verlaufscharakteristik 181
Glücksspielwerbung 147
Glukosemetabolismus 123
Glukoseverbrauch
– PET-Studie 112
graue Substanz
– Computerspielsucht 122
Grenzen des Suchtbegriffs 196
Gruppensetting 130
– Internetsucht 137
Gruppentherapie
– Internetsucht 135
– Sexsucht 89
Gruppentherapie, kognitiv-beha-
viorale 63
Gruppenzusammensetzung 109
Gyrus cinguli 108

H

Habituation 2
Habituierung 197
Handy-Blocker 159
Hemisphärenlateralisierung 113
Hilfesystem 183
Hintergrundproblematik 129
Hirnfunktion 110
Hirnsubstanz 121
Hoarding Disorder 62
Hyperaktivität 52, 55
Hypersensitivität 114
Hypersexual Behavior Invento-
ry 85
Hypersexual Disorder Screening
Inventory 86
Hypersexual Disorder\

– Current Assessment Scale 86
Hypersexualität 73
hypersexuelle Störung 72, 80
– Kriterien 76
– nosologische Zuordnung 88
Hypothalamus
– Adipositas 101

I

imaginative Desensibilisie-
rung 185
impulsive Persönlichkeitsstruk-
tur 131
Impulsivität 54, 110, 131, 189
– EEG 114
– Glücksspielsucht 180
Impulskontrolle 115
– EEG-Studie 123
Impulskontrollstörung 4, 34, 47, 65
– Sexsucht 81
Information 147
Informationsmaterial 158
Inhibitionsaufgabe 123
Inhibitionsprozess 111
inhibitorische Kontrollfunk-
tion 124
innere Leere 83
Insularegion 63
Interaktionsmuster 199
Interessenverlust 160
International Composite Diagno-
stic Interview 17
Internet Addiction Test 46
Internet Gaming Disorder 39
Internet- oder Computerspielsucht
– Risikokorrelat 54
Internet- und Computerspiel-
sucht 6
– Magnetresonanztomogra-
fie 120
Internet-Forum 183
Internetglücksspiel
– Verbot 159
Internetnutzung
– Diagnostik 36
Internetnutzungsform 124
Internet-Pokerspiel 23
Internetsucht 34
– Beeinträchtigung 37
– Diagnose 34, 43
– dopaminerge Dysfunktion 123
– Genetik 124
– im Jugendalter 36
– Kernkriterien 40
– Klassifikation 39
– Komorbidität 7, 52

– Kontrollverlust 37
– Neurobiologie 124
– PET-Studie 123
– Prävalenz 7, 42
– psychometrischer Test 38
– Psychotherapie 135
– Screening 38
– strukturelle Gehirnverände-
rung 122
– Studien 45
Internetsuchtmessung 48
Internetsuchtskala 38, 46
Intimität, sexuelle 89
Intimitätsdefizit 90
Iowa Gambling Task 62, 110

J

Jackpot 150
jugendliche Problemspieler 19
Jugendmedienschutz 161
Jugendschutz 24

K

Kandidatengen 115
Kategorienfehler 28
Kategorisierung
– Sexsucht 90
Kaufattacke 60
Kaufdrang 60
Kaufsucht 60
– Diagnostik 61
– Genetik 62
– Klassifikation 64
– Komorbidität 62
– medikamentöse Therapie 64
– Prävalenz 61
– Psychotherapie 64
– Studien 61
KFN-Schülerbefragung 41, 50
Kick-Situation 186
Klassifikation
– Verhaltenssucht 4
Klassifikationssystem 12
Kleingewinn 151
kognitiv-behaviorales Modell 64
kognitive Impulsivität 110
kognitive Umstrukturierung 185
kognitive Verhaltenstherapie
– Glücksspielsucht 129
– Internetsucht 135
– Sexsucht 89
kognitive Verzerrung 179
kognitives Kontrolldefizit 180

Printed in the United States
By Bookmasters